Petra Kolip (Hrsg.)
Weiblichkeit ist keine Krankheit

Petra Kolip (Hrsg.)

Weiblichkeit ist keine Krankheit

Die Medikalisierung körperlicher
Umbruchphasen im Leben von Frauen

Juventa Verlag Weinheim und München 2000

Die Deutsche Bibliothek - CIP-Einheitsaufnahme
Ein Titeldatensatz für diese Publikation ist bei
Der Deutschen Bibliothek erhältlich.

© 2000 Juventa Verlag Weinheim und München
Umschlaggestaltung: Atelier Warminski, 63654 Büdingen
Umschlagabbildung: E. L. Kirchner, Akt auf blauem Grund.
Printed in Germany

ISBN 3-7799-1068-3

Vorwort

Körperliche Umbruchphasen im Leben von Frauen sind keine „normalen" Prozesse mehr, sondern sie werden von der Medizin normiert, pathologisiert und reguliert. Der Band beschreibt anhand der markanten Umbruchphasen Pubertät, Schwangerschaft, Geburt und Wechseljahre das Wechselspiel zwischen Medizin, Pharmaindustrie und den beteiligten Frauen. Auch ungeplante oder unplanmässig nicht eintretende Umbruchphasen wie Abtreibung und ungewollte Kinderlosigkeit werden betrachtet und hinsichtlich der ihnen zugrunde liegenden Medikalisierungsprozesse analysiert

Der Band zeichnet mit Blick auf die verschiedenen Umbruchphasen die Interaktion der drei MedikalisierungsakteurInnen - ÄrztInnen, Pharmaindustrie und Frauen - nach, er nimmt historische Entwicklungen in den Blick und betrachtet kulturelle Unterschiede. Die ökonomischen Interessen werden ebenso beleuchtet wie die Professionalisierungsstrategien der Medizin und die alternativen Versorgungsangebote, die im Rahmen der Frauengesundheitsbewegung entstanden sind. Die Beiträge des Buches zeigen, dass die Medikalisierung kein zwangsläufiger Prozess ist. Vielmehr sind Ansätze zu erkennen, die Frauen im Umgang mit ihrem Körper, in ihrer Eigenverantwortung für Gesundheit und in ihrem körperlichen Selbstbestimmungsrecht stärken, auch wenn die Medizin nach wie vor das Monopol zur Begleitung weiblicher Umbruchphasen beansprucht.

Das Buch fasst Diskussionen und Arbeitsergebnisse des Arbeitskreises Frauengesundheitsforschung zusammen, der 1996 an der Fakultät für Gesundheitswissenschaften der Universität Bielefeld von engagierten und interessierten Studentinnen und Wissenschaftlerinnen als kritisches Diskussionsforum gegründet wurde. Im Arbeitskreis entstand der Wunsch, gemeinsam zum Thema Medikalisierung weiblicher Umbruchphasen zu arbeiten und dabei neue und lustvollere Formen der akademischen Zusammenarbeit auszuprobieren. Während der Arbeit an dem Buch sind dann weitere Autorinnen und ein Autor zu der Gruppe gestossen. Ich danke allen AutorInnen für ihre Bereitschaft, nicht nur einen Beitrag zu verfassen, sondern diesen auch zur kritischen Diskussion zu stellen. Die Redaktionsrunden haben gezeigt, wie anregend, humorvoll und in kulinarischer Hinsicht köstlich die Arbeit an einem solchen Buch sein kann. Dank deshalb auch an alle AutorInnen für die konstruktiven Diskussions- und leckeren Buffetbeiträge.

Dank gebührt auch Herrn Lothar Schweim vom Juventa Verlag für seine wohlwollende Unterstützung und die in jeder Hinsicht unkomplizierte Zusammenarbeit.

Möge die Leserin, der Leser sich von unseren kritischen Blicken auf die Medikalisierung anregen lassen und den eigenen Blickwinkel erweitern.

Petra Kolip
Bielefeld/Zürich im Sommer 1999

Inhaltsverzeichnis

Petra Kolip

Frauenleben in Ärztehand

Die Medikalisierung weiblicher Umbruchphasen

Die Frage, welche Körpermerkmale und -prozesse noch „normal", welche bereits „krankhaft" sind, bestimmt nicht nur die medizinische Forschung und Praxis, sondern auch die alltägliche Wahrnehmung und Bewertung des Körpers. Die Definitionsmacht für die Bewertung biologischer Prozesse liegt bei der medizinischen Profession, auch wenn es in den letzten 50 Jahren, nicht zuletzt angestossen durch die Gesundheitsdefinition der WHO mit ihrem Fokus auf das Wohlbefinden, einige gegenläufige Tendenzen gegeben hat. Die Frauengesundheitsbewegung hat Anfang der 80er Jahre eine Vorreiterinnenrolle übernommen, indem sie Frauen ermutigt hat, ihre Gesundheit selbst in die Hand zu nehmen und ein eigenes Gespür für ihren Körper und seine Bedürfnisse zu entwickeln (siehe den Beitrag von Stolzenberg in diesem Band). Allerdings stiessen und stossen diese Bemühungen nicht nur bei Ärztinnen und Ärzten auf Widerstand - diese fürchten um ihre Monopolstellung -, sondern auch die Mehrheit der weiblichen Bevölkerung ignoriert die Angebote der Frauengesundheitsbewegung oder lehnt sie sogar ab. Dies hat seinen Grund nicht zuletzt darin, dass wesentliche Elemente der Interaktion zwischen Arzt/Ärztin und Patientin in Frage gestellt werden: der Wissensvorsprung der Ärztinnen und Ärzte, die damit einhergehende Definitionsmacht der medizinischen Profession und die daraus resultierende Hierarchie. Für viele PatientInnen ist diese Hierarchie ein solch selbstverständlicher Bestandteil der Arzt-PatientIn-Interaktion, dass der Ruf nach mehr Selbstbewusstsein und Selbstbestimmung auf grosses Unverständnis stösst.

Im folgenden wird die zunehmende Medikalisierung natürlicher Körpervorgänge durch eine gesundheitswissenschaftlich-kritische Brille betrachtet. Unter Medikalisierung wird in dem folgenden Zusammenhang verstanden, dass Bereiche des Umgangs mit dem Körper, die bis dahin dem oder der einzelnen überlassen waren, durch die professionelle Medizin übernommen werden. Die Anfänge der Medikalisierung finden sich im ausgehenden 18. Jahrhundert, einer Zeit, da sich die Medizin als Profession formierte und einen umfassenden Definitions- und Behandlungsanspruch formulierte und durchsetzte. Seit dieser Zeit lässt sich eine Durchdringung der Wahrnehmung, des Denkens und des Alltagshandelns von medizinischen Kategorien und Normen beobachten. Medikalisierung umfasst alle Versuche der ärztlichen Profession, ihr Definitionsmonopol auszuschöpfen, normale Körperprozesse aus einer medizinischen Perspektive zu betrachten, sie zu pathologisieren und anschliessend mit dem medizinischen Instrumentarium zu „behandeln". Sie betrifft ganz unterschiedliche Bereiche des Umgangs mit dem Körper, von der Sexualität und der Hygiene bis zur Schwangerschaft und Geburt (Illich, 1995) und zeigt sich am deutlichsten bei natürlichen somatischen Veränderungsprozessen. Zwar erleben auch Männer Zeiten des Wechsels, gleichwohl sind Frauen einem weitaus grösseren Medikalisierungsrisiko ausgesetzt. Aufgrund ihrer sich wandelnden reproduktiven Fähigkeiten sind körperliche Umbruchphasen bei ihnen offensichtlicher. Bis vor einigen Jahrzehnten waren es ausschliesslich Schwangerschaft und Geburt, die in ärztliche Obhut gegeben bzw. die von der medizinischen Profession als in ihren Zuständigkeitsbereich gehörig definiert wurden. Heute hingegen unterliegt jede körperliche Umbruchphase von Mädchen und Frauen, die im Zusammenhang mit ihrer Gebärfähigkeit steht, dem medizinischen Blick. Die technikorientierte Betreuung von Schwangeren und die Konstruktion von „Risikoschwangerschaften" können ebenso unter dem Stichwort Medikalisierung diskutiert werden wie die Etablierung der Mädchengynäkologie oder die routinemässige Verschreibung von Hormonpräparaten in den Wechseljahren. Und auch normwidrig nicht eintretende Umbruchphasen wie die ungewollte Kinderlosigkeit werden als vorrangig medizinisches Problem definiert, für das immer aufwendigere technische Lösungen entwickelt werden.

Die Medikalisierung ist aus gesundheitswissenschaftlicher Perspektive aus drei Gründen bedeutsam. Zum einen ist sie relevant, weil durch die Diagnostik und Therapie neue gesundheitliche Probleme geschaffen werden, für deren Beseitigung wiederum die Medizin zuständig ist (Illich, 1995). So zeigte sich Mitte der 70er Jahre, dass durch die „Behandlung" von Wechseljahrsbeschwerden mit Östrogenen das Risiko für eine Krebserkrankung der Gebärmutterschleimhaut gravierend ansteigt. Auch viele Techniken der Pränataldiagnostik produzieren gesundheitliche Gefahren. So liegt das Risiko einer 35jährigen, ein Kind mit Down-Syndrom zu gebären, bei 1:385; das Risiko, durch eine Fruchtwasserpunktion den Fötus zu verlieren, ist aber viermal höher (Schindele, 1995).

Zweitens ist mit der Medikalisierung auch eine Stigmatisierung verbunden, die ihrerseits zu einer Verunsicherung bei der einzelnen Frau führt und medizinische Folgeschäden verursachen kann. So löst die Beurteilung einer Schwangerschaft als „Risikoschwangerschaft" Ängste aus, die sich im Sinne einer selbsterfüllenden Prophezeiung negativ auf den Verlauf der Schwangerschaft und/oder der Geburt auswirken können.

Und schliesslich ist die Medikalisierung problematisch, weil die medizinische Betreuung normaler körperlicher Umbruchphasen immense Kosten verursacht. So hat sich die Verordnung von Hormonpräparaten in den Wechseljahren in einem Zeitraum von zehn Jahren mehr als verzehnfacht: Selbst in den Jahren, in denen andere Indikationsgruppen aufgrund der Sparpolitik im Gesundheitswesen Umsatzeinbussen verkraften mussten, konnten Sexualhormone mehrstellige Zuwachsraten verbuchen. Dies ist auch deshalb erstaunlich, weil der medizinische Nutzen aufgrund fehlender kontrollierter Studien noch immer als unklar beurteilt werden muss (siehe den Beitrag von Lademann in diesem Band). Die steigenden Verordnungszahlen geben einen Hinweis darauf, dass die pharmazeutische Industrie älter werdende Frauen als Markt entdeckt hat und sehr erfolgreich die Medikalisierung der Wechseljahre voranzutreiben weiss. Der entscheidende Punkt ist dabei nicht, dass Patientinnen zur Behandlung von Krankheiten oder zur Linderung von Beschwerden Medikamente verschrieben bekommen, sondern dass sich die Grenzen der Definition von gesund und krank so verschoben haben, dass ehemals als „normal" definierte Körperprozesse nun als pathologisch gelten und damit der Interventionsbereich der Medizin ausgeweitet wird - nicht immer zum Nutzen der Patientinnen.

Historische Aspekte der Medikalisierung weiblicher Umbruchphasen

Historisch betrachtet werden im Prozess der Medikalisierung weiblicher Umbruchphasen zwei Entwicklungen miteinander verschränkt: Zum einen ist sie Ausdruck der jahrhundertelangen Abwertung von Frauen und Weiblichkeit, die sich aus der christlichen Tradition speist. Sie wird in der Gleichsetzung von Frau=schwach=krank deutlich und lässt sich auch heute noch an einer Definition von Gesundheit und Normalität nachweisen, die sich am männlichen Standard orientiert (siehe auch den Beitrag von Müller in diesem Band). Die Gleichsetzung von Frauen mit Krankheit gilt in dieser Schärfe sicherlich nicht mehr. Gleichwohl lassen sich auch heute noch Spuren identifizieren, etwa in der Beschreibung der Wechseljahre als „Hormonmangelkrankheit" oder in der Fokussierung auf weibliche Ursachen der ungewollten Kinderlosigkeit, obwohl andrologische Faktoren einen gleich grossen Anteil haben. Einige Frauengesundheitsforscherinnen wie Ulrike Maschewsky-Schneider und ihre Kolleginnen (1992) haben zudem die These aufgestellt, dass selbst fortschrittlich anmutende Gesundheitsförderungsprogramme ihren Ausgangspunkt in einem pathologisierenden und psychologisierenden Frauenbild nehmen, indem Frauen als empfindsam und emotional und ihre Beschwerden als psychisch (mit-)verursacht wahrgenommen werden. Nicht nur die Medizin, auch die Gesundheitsförderung, so eine jüngst von Ute Wülfing (1998) provokativ formulierte These, bedient die Geschlechtsstereotype und schreibt so kulturelle Vorstellungen von Weiblichkeit und Männlichkeit fest.

Zum anderen ist die Medikalisierung als Teil der Professionalisierungsstrategie der Medizin zu verstehen, die sich auch - aber nicht nur - in der Frauenheilkunde und Geburtshilfe aufzeigen lässt. Der Begriff Professionalisierung umschreibt den Prozess, in dem es einer Gruppe gelingt, ein Tätigkeitsmonopol im Dienstleistungsbereich zu definieren und gesellschaftlich durchzusetzen. Elemente der Professionalisierung sind berufliche Autonomie, die Formulierung von Zugangsberechtigungen und die Etablierung von Standards der Ausbildung und Ausübung. Die Medizin gilt als Paradebeispiel für Professionalisierungsstrategien: Sie hat in langen Kämpfen eine umfassende Definitionsmacht erzielt und ein Behandlungsmonopol errungen. Hierzu gehört auch, dass sie die Arbeitsteilung im medizinischen Bereich bestimmt und das Expertenwissen beherrscht. Die Medikalisierung ist Teil der Professionalisierung, denn sie ist die Voraussetzung für die Ausweitung der Monopolstellung, indem „normale" Körperprozesse als potentiell pathologisch angesehen und unter ärztliche Obhut gehörend definiert werden.

Dieser Professionalisierungsprozess kann am Beispiel der Geburtshilfe und ihrem Wandel zur Geburts*medizin* besonders deutlich nachgezeichnet werden, daher soll diese im folgenden als Beispiel im Mittelpunkt stehen.

Medikalisierung als Professionalisierungsstrategie: Von der Geburtshilfe zur Geburtsmedizin

Die Heilkunde basierte im Mittelalter auf Erfahrungswissen, das in einem langen und konfliktträchtigen Prozess in die wissenschaftliche Medizin integriert wurde. Die Geburtshilfe lag bis weit ins 18. Jahrhundert hinein überwiegend in den Händen von Frauen. Hebammen stellten die einzige Berufsgruppe dar, die praktische Geburtshilfe professionell betrieb. Wie Claudia Huerkamp (1980) ausgeführt hat, waren Hebammen Teil eines ausdifferenzierten Systems heilkundlicher Praktiker: Stadt- und Landphysici, Chirurgen, Apotheker, Wundärzte, Bader und Hebammen waren handwerklich ausgebildet und agierten in unterschiedlichen Bereichen. Gelehrte Ärzte, die ein Medizinstudium absolviert hatten, waren hingegen selten praktisch tätig: Das Medizinstudium war in dieser Zeit ein rein akademisches Studium, eine „Buch-Medizin" (Sperling, 1994).

Die seit Ende des 17. Jahrhunderts erlassenen Medizinalordnungen versuchten, Mindeststandards für die Ausbildung der heilkundlich Tätigen und für die Ausübung ihrer Tätigkeit zu definieren, um die Bevölkerung vor Pfuschern zu bewahren. Ausser den Ausbildungsstandards wurden auch die Bezahlung und die Zahl

der Niederlassungen geregelt (Huerkamp, 1980). Bevölkerungs-
politisch sprach man den Hebammen eine grosse Bedeutung zu,
weshalb es ein Ziel der Medizinalreformen des 17. und 18. Jahrhunderts wurde, das Hebammenwesen zu verbessern. Hierzu gehörte auch die Einrichtung von Hebammenschulen, denen zunächst Oberhebammen vorstanden, ehe sie unter die Leitung von
Ärzten und Medizinalräten gerieten. Die Einrichtung von geburtshilflichen Lehranstalten war u.a. deshalb notwendig, weil
zur Ausübung der Hebammentätigkeit nicht mehr nur die praktische Anleitung durch eine erfahrene Hebamme gehörte, sondern
die Medizinalordnungen auch anatomische Basiskenntnisse vor-
schrieben, die nur durch Ärzte vermittelt werden durften. Die
Ärzteschaft erhielt so einen massgeblichen Einfluss auf die Heb-
ammenausbildung und die geburtshilfliche Tätigkeit. Hinter dieser Regelung standen berufsständische Interessen der Ärzteschaft, die im Zuge ihrer Professionalisierung an einer hierarchischen, auf Wissensunterschieden basierenden Arbeitsteilung interessiert waren.

Die Gründung von Hebammenlehranstalten wurde durch die Einrichtung von Gebärhäusern, sogenannten Accouchieranstalten,
ergänzt. Diese haben wenig gemeinsam mit den heutigen Geburtshäusern, in denen eine selbstbestimmte Geburt und das
Wohlbefinden von Mutter und Kind im Vordergrund stehen (siehe den Beitrag von Stolzenberg in diesem Band). Sie waren
vielmehr vorrangig Forschungsanstalten, die vor allem von Frau-
en aus der städtischen Unterschicht - Geburten auf dem Land er-
folgten nach wie vor mit der Hilfe von Hebammen - mangels
Alternativen aufgesucht wurden (Sperling, 1994; siehe auch Alte-
Teigeler und Reichard in diesem Band). Die Geburten in solchen
Accouchieranstalten und Gebärkliniken waren bis Ende des 19.
Jahrhunderts mit zahlreichen Risiken verbunden. So schätzt Zander (1986), dass zeitweise jede vierte Frau an den Folgen des
Kindbettfiebers starb. Die Erkenntnisse Semmelweis' zu den Ursachen des Kindbettfiebers wurden von der eigenen Zunft ignoriert, zum Teil sogar bekämpft, und fanden erst 30 Jahre später
Eingang in geburtshilfliches Handeln. So zeigt die Geschichte der
ältesten deutschen Gebärklinik, die 1751 in Göttingen als Lehranstalt für Geburtshilfe gegründet wurde, dass die dort Gebärenden oftmals als Versuchspersonen und Untersuchungsobjekte

herhalten mussten. Die Risiken, die für die Frauen mit einer Anstaltsniederkunft verbunden waren, waren hoch:

> „Nur 54 Prozent der Entbindungen an der Osianderschen Klinik verliefen spontan, 40 Prozent wurden dagegen mit der Zange, weitere 6 Prozent mit anderen Kunsthilfen wie Hebel, Wendung usw. beendet" (Kuhn & Teichmann, 1986, S. 367).

Die Folge dieser Experimente waren selbst für damalige Verhältnisse überdurchschnittlich hohe Mortalitätsraten.

Die Verdrängung der Frauen als Heilkundige und Geburtshelferinnen verstärkte sich im 19. Jahrhundert und erfolgte in engem Zusammenhang mit der Professionalisierung der Medizin, die sich nicht mehr nur als rein akademische Disziplin verstand, sondern sich zunehmend praktischen heilkundlichen Tätigkeiten zuwandte. In der ersten Hälfte des 19. Jahrhunderts gelang es der Medizin, sich als Profession zu formieren: Ärzte setzten, befördert durch die Reorganisation des Medizinalwesens, ihren Anspruch auf die alleinige Behandlung von Kranken durch. Die Qualifikationsanforderungen für eine praktische heilkundliche Tätigkeit wurden erhöht, und andere Berufsgruppen - so auch die Hebammen - wurden in ihren Kompetenzen beschnitten.[1] Diese durften nur unter ärztlicher Oberaufsicht tätig werden. Der Tätigkeitsbereich der Hebammen wurde auf die Unterstützung von Normalgeburten eingegrenzt.

Ihr praktisches geburtshilfliches Wissen sammelten die Ärzte in den Accouchieranstalten, nachdem männliche Medizinstudenten sich den Zugang zu den Gebärkliniken zu Ausbildungszwecken erstritten hatten. Ende des 19. Jahrhunderts entwickelten sich Gynäkologie und Geburtshilfe dann schliesslich zu eigenständigen medizinischen Disziplinen: 1885 wurde die Deutsche Gesellschaft für Gynäkologie gegründet, die sich nicht nur akademischen, sondern auch gynäkologisch-praktischen Fragen widmete und sich als Hauptzuständige für die Geburtshilfe definierte.

---

1 So war Hebammen die Benutzung von Instrumenten untersagt; zuvor von ihnen durchgeführte Eingriffe durften sie damit nicht mehr übernehmen. Auch heute noch dürfen Hebammen zwar einen Dammschnitt machen, er muss aber von einem Arzt oder einer Ärztin genäht werden.

Das Spannungsverhältnis von Hebammen und medizinischen Geburtshelfern

Rückblickend lässt sich festhalten, dass die Professionalisierungsbemühungen der Geburtsmedizin sehr erfolgreich waren. Trotz des jahrhundertelangen Erfahrungsvorsprungs der Hebammen ist es der Ärzteschaft gelungen, sich als die für Geburten zuständige Berufsgruppe zu definieren. Dieser Prozess verlief sehr konfliktreich und prägt auch heute noch das Verhältnis zwischen Hebammen und ÄrztInnen. Im Vergleich zu anderen Heilhilfsberufen nehmen Hebammen eine besondere Stellung ein, denn laut Gesetz ist bei ihnen eine *gleichberechtigte* Zusammenarbeit mit ÄrztInnen vorgesehen. Hebammen können eigenverantwortlich normal verlaufende Geburten leiten, bei pathologischen Geburten müssen sie allerdings aus zivil- und strafrechtlichen Gründen einen Arzt oder eine Ärztin hinzuziehen. In diesem Fall obliegt dem Arzt bzw. der Ärztin die Leitung der Geburt. ÄrztInnen hingegen sind verpflichtet, bei jeder Geburt eine Hebamme hinzuzuziehen; gegen diese Hinzuziehungspflicht haben sie sich - interessanterweise erfolglos - letztmalig bei der Verabschiedung des Hebammengesetzes im Jahre 1985 zu wehren versucht. Trotz dieser scheinbar klaren Aufteilung der Verantwortlichkeiten sind Konflikte vorprogrammiert, weil die Grenze zwischen „normal" und „pathologisch" fliessend ist. Da 99 % der Frauen in Kliniken gebären[2] (bzw. aus Ärztesicht: „entbunden werden"), liegt aufgrund der hierarchischen Strukturen die Beurteilung des Geburtsverlaufs in der Regel in ärztlicher Hand. Hebammen werden - wenn nicht de jure, so doch de facto - auf die Rolle der Helferin, Zuarbeiterin und Pflegerin verwiesen.

Die Konkurrenz zwischen ÄrztInnen und Hebammen zeigt sich nicht nur bei der Betreuung von Geburten, sondern auch im Bereich der Schwangerenvorsorge. Hebammen sind berechtigt, alle Vorsorgeuntersuchungen (mit Ausnahme der Ultraschalluntersu-

---

2 Nach dem zweiten Weltkrieg nahmen die Hausgeburten rapide ab, 1954 überstieg erstmals die Zahl der Klinikgeburten die der Hausgeburten (Schmitz, 1994). Seit 1968 übernimmt die Gesetzliche Krankenversicherung die Kosten für eine Klinikgeburt auch dann, wenn keine Risikoindikation vorliegt. Mit dieser Änderung der Reichsversicherungsordnung konnten Ärzte die Klinik endgültig als Geburtsort durchsetzen.

16

chungen und der Blutgruppenbestimmung) durchzuführen. Dass diese Möglichkeit der Betreuung durch Hebammen von Schwangeren nur selten genutzt wird, liegt u.a. daran, dass GynäkologInnen kein Interesse daran haben, diesen Aufgabenbereich an Hebammen abzutreten.

Bei der Frage, wer in der Betreuung Gebärender kompetenter ist, prallen nicht nur professionelle Hierarchien, sondern auch unterschiedliche Leitbilder aufeinander. Während Hebammen Geburten als natürlichen Prozess betrachten, der in jeweils eigenem Rhythmus und Tempo abläuft und den es zu unterstützen gilt, sehen GeburtsmedizinerInnen die Geburt vor allem als Risiko für Mutter und Kind an. Dementsprechend ist das medizinische Leitbild von Kontrolle und Technisierung geprägt. Freiberufliche Hebammen formulieren diesen Unterschied als Grund, weshalb sie nicht als angestellte Hebammen in einer Klinik arbeiten wollen:

„Ja, im Krankenhaus würde ich wahrscheinlich viel frustrierter sein, weil die Geburtshilfe im Krankenhaus mit sehr vielen Kämpfen verbunden ist. (...) Ich muss (...) immer wieder für kleine Rechte kämpfen, damit die Frau ihre normale Geburt ablaufen lassen kann. Und es werden ja in sehr vielen Kliniken Sachen gemacht, wie Tropf an den Arm, die den normalen Ablauf schon ein bisschen verändern, ohne erst mal abzuwarten, wie es normal verläuft" (Schmitz, 1994, S. 105).

Diese Diskrepanz der Perspektiven wurde besonders deutlich, als in den 80er Jahren Hausgeburten einen - wenn auch geringen, so doch spürbaren - Aufschwung erlebten. Dieser Trend wurde von Medizinerseite vehement bekämpft. Hausgeburtswilligen Schwangeren wurde ebenso wie den Hebammen und ÄrztInnen, die zu einer Hausgeburt bereit waren, grobe Fahrlässigkeit vorgeworfen, weil sie die medizinisch-technische Ausstattung einer Klinik nicht nutzen wollten und so das Kind einem aus ihrer Sicht erhöhten Risiko eines geburtsbedingten Schadens oder eines Todes aussetzten. Die Kontroverse gipfelte in einer scharfen Auseinandersetzung um die Sterblichkeit in der Hausgeburtshilfe, die zwischen den Protagonisten - den Professoren Berg und Süss (1994) als erbitterte Gegner und den Befürwortern Neumeyer und Korporal (1996) - ausgetragen wurde. Der Vorstoss der Deutschen Gesellschaft für Gynäkologie und Geburtshilfe im Jahre 1991,

Hausgeburten gänzlich zu verbieten, ist aber interessanterweise gescheitert.

Facetten der Medikalisierung weiblicher Umbruchphasen

Nachdem die historische Entwicklung der Medikalisierung am Beispiel der Geburtshilfe nachgezeichnet wurde, sollen im folgenden die Etappen im Medikalisierungsprozess beleuchtet werden. Die Medikalisierung umfasst verschiedene Aspekte, die eng miteinander zusammenhängen: Normierung, Pathologisierung und Regulierung.

Normierung

Die Normierung ist ein zentrales Element medizinischen Handelns. Körperliche Erscheinungen und Entwicklungsprozesse werden unter medizinischer Perspektive dabei in zwei Varianten normiert. Zum einen wird der statistische Durchschnitt ermittelt und dieser als zu erreichende Norm aufgestellt. Diese Facette der Normierung zeigt sich z.b. in den Mythen über den 28 Tage dauernden Menstruationszyklus (wobei offenbleiben muss, ob diese Dauer tatsächlich als empirischer Durchschnittswert ermittelt wurde oder eine mythologische Vorstellung über die Korrespondenz zwischen weiblichem Zyklus und Mondzyklus widerspiegelt). Obwohl empirisch nur der geringere Teil der Frauen eine Zyklusdauer von exakt 28 Tagen hat, gilt diese Vier-Wochen-Dauer als das anzustrebende (und z.B. mittels hormoneller Empfängnisverhütungsmittel regulierbare) Ideal. Besonders erschreckend ist, dass diese Bemühungen einer Normierung mittlerweile auch junge Mädchen trifft. Die Vertreter und Vertreterinnen der Kindergynäkologie, die eine „prophylaktische gynäkologische Betreuung von Geburt an" (Heinz & Hoyme, 1974, S. 13) anstreben, zumindest aber regelmässige gynäkologische Vorsorgeuntersuchungen für Mädchen ab 10 Jahren etablieren wollen, argumentieren u.a. damit, Normen für die „gesunde" gynäkologische Entwicklung zu bestimmen und Normabweichungen definieren zu können. So werden Uteri und Klitorides vermessen und Hormonspiegel bestimmt, um anschliessend Normkurven erstellen zu können (siehe hierzu den Beitrag von Schmidt in diesem Band sowie Schüssler & Bode, 1992).

Nicht immer erfolgt die Normierung allerdings mit Blick auf die statistische Normalverteilung biologisch-medizinischer Parameter. Die zweite Normierungsvariante greift vielmehr auf eine am Risikofaktorenmodell orientierte Logik zurück und legt mit dem Argument einer - wie auch immer ermittelten - medizinischen Gefährdung Grenzwerte fest. Anders als in der ersten Variante geht es hier nicht darum, dem statistischen Durchschnitt zu entsprechen, sondern es gilt, mehr oder weniger willkürlich festgelegte Idealwerte zu erreichen. Ein Beispiel hierfür ist die Beurteilung hormoneller Parameter in den Wechseljahren. Nicht die statistische Verteilung der postmenopausalen hormonellen Parameter wird als „normal" definiert, sondern der Hormonspiegel *vor* der Menopause gilt als normal und der postmenopausale Hormonspiegel wird als normabweichend definiert. Dies ist der erste Schritt zu einer Pathologisierung, die ihrerseits wieder einen Behandlungsbedarf hervorruft (siehe hierzu auch Lademann in diesem Band).

Pathologisierung

Mit der Normierung hängt unmittelbar ein zweiter Aspekt zusammen: die Pathologisierung. Hiermit ist zum einen gemeint, dass Abweichungen von den aufgestellten medizinischen Normen als krankhaft und damit behandlungsbedürftig definiert werden. Zum anderen meint Pathologisierung aber auch, dass normale körperliche Vorgänge an sich als krankhaft beurteilt werden. Ein typisches Beispiel ist das Klimakterium, das keine normale körperliche Umbruchphase mehr darstellt. Vielmehr wird die hormonelle Umstellung als „Hormonmangelkrankheit" definiert, die Mangelzustände und Ausfallerscheinungen zur Folge haben kann. Auch für andere Umbruchphasen gilt, dass Frauen in diesem Lebensabschnitt (z.B. als Gebärende) per definitionem zu Kranken werden. Allen Versuchen, sich gegen die individuelle Pathologisierung zu wehren, begegnen behandelnde Ärzte und Ärztinnen mit Unverständnis oder Verharmlosung. Bestenfalls bleibt der Frau übrig, sich alternativen Versorgungsangeboten zuzuwenden, im Falle von Schwangerschaft und Geburt sich z.B. ausschliesslich von Hebammen betreuen zu lassen und/oder ihr

Kind in einem Geburtshaus zur Welt zu bringen, um dem pathologisierenden Blick der Medizin zu entgehen.

Regulierung

Ist erst einmal der Schritt zur Pathologisierung erfolgt, bietet sich die Medizin als die Institution an, die die Abweichung von der Norm mit ihren Techniken und Möglichkeiten beheben kann, sei es über die Verschreibung von Medikamenten, über die operative Korrektur oder über andere medizinische Massnahmen. „Behandlung" ist in diesem Fall der Versuch, etwas zu regulieren, das in vielen Fällen keiner Regulierung bedarf. Durch die Normierung und Pathologisierung wird vielmehr erst ein Behandlungsbedarf geschaffen, den die Medizin zu befriedigen weiss. Um kein Missverständnis aufkommen zu lassen: Kritisiert wird hier nicht, dass behandlungsbedürftigen Frauen medizinische Interventionen zur Heilung oder Linderung angeboten werden, denn sicherlich gibt es eine Vielzahl von Frauen, die z.B. unter Menstruations- oder Wechseljahrsbeschwerden leiden und denen durch Medikamente oder andere Therapien geholfen werden kann. Kritisiert wird vielmehr, dass 1. die Medizin ein Behandlungsmonopol beansprucht und ausschliesslich ihre Techniken anbietet, obwohl andere Massnahmen denkbar wären (z.B. psychotherapeutische Gespräche bei Frauen in der Lebensmitte), dass 2. überhaupt keine Intervention notwendig wäre, wenn nicht vorher eine Definition als pathologisch erfolgt wäre und dass 3. die Medizin ständig darum bemüht ist, ihren Normierungs- und Regulierungsanspruch auszudehnen.

Die Regulierung der vermeintlichen Normabweichung erfolgt mit immer grösserem technischem Aufwand. Besonders deutlich wird diese Technisierung am Beispiel von Schwangerschaft und Geburt. Mit dem Erlass von Mutterschaftsrichtlinien im Jahre 1966, die eine Reihe von Vorsorgeuntersuchungen und die Dokumentation ihrer Ergebnisse im sogenannten „Mutter-Pass" festschrieb, war eine durchgreifende Medikalisierung von Schwangerschaft und Geburt verbunden, auch weil zu dieser Zeit eine Klinikgeburt bereits der Regelfall war (vgl. Fussnote 2). In Deutschland werden - anders als in anderen europäischen Ländern - bis zu 80 % der Schwangerschaften als „Risikoschwangerschaften" definiert, dabei liegt eine sehr weite Fassung des Risikobegriffs zugrunde (Schindele, 1995). Im Zentrum der Risiko-definition steht in erster Linie das *Ergebnis*, nämlich ein wohlbe-haltenes Kind, erst in zweiter Linie interessiert das Wohlergehen der werdenden Mutter. In kaum einem Land werden so viele technikorientierte Kontrolluntersuchungen durchgeführt wie in Deutschland, ohne dass die Frequenz der Untersuchungen einen nennenswerten Einfluss auf die Rate der Geburtskomplikationen hätte. Auch die steigenden Kaiserschnittraten, die mittlerweile bei bis zu 20 % liegen, sind ein Hinweis auf die Technisierung der Geburt.[3]

Kulturelle Rahmenbedingungen der Medikalisierung

Die Medikalisierung ist vom jeweiligen historischen und kultu-rellen Kontext geprägt. Sie knüpft an kulturelle Vorstellungen vom Umgang mit dem Körper, von Körperbildern und Körper-wahrnehmungen an. Hiervon ist nicht nur das ärztliche Handeln geprägt, sondern sie ist auch die Grundlage weiblicher Körper-wahrnehmung. Medizinisches Denken durchdringt unsere All-tagswahrnehmung:

> „Die Medizin ist (...) ein kultureller Bereich, dessen Ideen und Praktiken die allgemeine Volkskultur durchdringen und an dem wir deshalb alle in gewissem Umfang teilhaben" (Martin, 1989, S. 29).

So zeigt Emily Martin (1989) in ihrer Interviewstudie, dass Frau-en, die z.B. die Menstruation erklären sollen, auf die biologisch-medizinische Sprache zurückgreifen und nur selten Bezug auf das eigene Körperempfinden nehmen. Diesem medizinisch-technischen Sprachgebrauch in der Beschreibung erlebter Kör-pervorgänge liegt ein historischer Prozess zugrunde, wie die Stu-dien von Barbara Duden belegen. Nicht nur, dass vor 250 Jahren

---

3 Der Anstieg der Kaiserschnittraten wird u.a. darauf zurückgeführt, dass bei sog. Beckenendlagen mittlerweile zu über 80 % ein Kaiser-schnitt durchgeführt wird, während noch in den 70er Jahren das Kind gewendet wurde. Die wenigsten ÄrztInnen beherrschen heute diese Wendetechnik, da sie in der medizinischen Ausbildung nur noch sel-ten gelehrt wird.

gänzlich andere Vokabeln zur Beschreibung von Körperprozessen üblich waren, auch die Körperwahrnehmung selbst hat sich dadurch verändert, dass ein Blick in das Körperinnere möglich und Unsichtbares sichtbar gemacht wurde (Duden, 1987, 1994). In unserer Zeit ist eine Schwangerschaft nicht erst dann real, wenn eine Frau Kindsregungen spürt, sondern sobald eine verfärbte Marke des Schwangerschaftstests das Vorhandensein von Schwangerschaftshormonen anzeigt.

Die spezifische kulturelle Prägung der Medikalisierung wird auch bei einem Kulturvergleich deutlich. Anthropologische Studien haben gezeigt, dass das individuelle Erleben der Wechseljahre vom gesellschaftlichen und kulturellen Kontext - das heisst auch: von den gesellschaftlichen Regeln im Umgang mit dem Alter und dem Älterwerden von Frauen - beeinflusst ist. In den Kulturen, in denen der gesellschaftliche Status von Frauen nach Beendigung der reproduktiven Phase steigt, sind Wechseljahrsbeschwerden fast unbekannt. Die kulturellen Rahmenbedingungen schlagen sich aber auch auf der Ebene des individuellen Körpererlebens nieder, wie Regina Röring (1994) aufzeigt. Während in unserer Kultur z.B. Hitzewallungen als typische Wechseljahrsbeschwerden gelten (und dies wird medizinisch auch mit vasomotorischen Prozessen erklärt), sind sie in Japan weitgehend unbekannt. Hier gelten Kopfschmerzen und Steifheit der Schultern als typische Beschwerden der Menopause (siehe auch Lademann in diesem Band).

Medikalisierung lässt sich nicht losgelöst von der Arzt-Patientin-Beziehung betrachten. Auch sie wird von spezifischen kulturellen Rahmenbedingungen geprägt. ÄrztInnen und Patientinnen haben unterschiedliche Rollen, die eine Hierarchie implizieren: ÄrztInnen bestätigen Patientinnen in ihrer Krankenrolle, sie begutachten den Körper und definieren körperliche Erscheinungen als normal oder pathologisch, und sie üben Kontrolle über einige Aspekte der Fruchtbarkeit von Frauen aus. So sind einige Verhütungsmittel nur verfügbar, wenn eine ärztliche Verordnung vorliegt, und auch bei Abtreibungen haben ÄrztInnen ein Behandlungsmonopol (siehe den Beitrag von Bornhäuser in diesem Band).

Neben dieser professionellen Hierarchie lässt sich eine Geschlechterhierarchie ausmachen. Wie andere Professionen auch ist die Medizin von einem eindeutigen Geschlechterungleichgewicht geprägt: Je höher die berufliche Position, desto geringer der Frauenanteil. Da die Gynäkologie als operatives Fach gilt, zeigt sich das Ungleichgewicht besonders ausgeprägt. Bei den niedergelassenen GynäkologInnen beträgt das Geschlechterverhältnis 1 : 2; auf eine Gynäkologin kommen zwei Gynäkologen. Bei den GynäkologInnen im Krankenhaus, also auf potentiellen Karrierepositionen, ist das Geschlechterverhältnis etwas ungünstiger; unter leitenden KlinikärztInnen beträgt der Frauenanteil dann nur noch knapp 5 %. Dies heisst selbstverständlich nicht, dass auf gynäkologischen Stationen keine Frauen arbeiten. Als Krankenschwester, Krankengymnastin oder Hebamme kommt ihnen die Rolle der weiblichen Zuarbeiterin zu.

Dass sich an der Geschlechterhierarchie auf absehbare Zeit etwas ändert, ist unwahrscheinlich, gilt doch die Medizin als Fach mit hohem Beharrungsvermögen. Der Frauenanteil an den Habilitationen im Fach Gynäkologie beträgt zudem noch nicht einmal 2 %, und keiner der Gynäkologielehrstühle ist bislang mit einer Frau besetzt. Da der Frauenanteil in anderen Fachgebieten, wie z.B. der Psychosomatik oder der Kinderheilkunde, auf allen Hierarchiestufen durchaus höher ist, lässt sich der Schluss ziehen, dass männliche Gynäkologen ungern die Kontrolle über den Frauenkörper abgeben.

Diese quantitative Schräglage spiegelt sich in qualitativen Schwerpunktsetzungen in Lehre und Forschung wider: Gerade die Gynäkologie ist von einem männlichen Blick auf den weiblichen Körper geprägt. Die Beispiele in diesem Band werden zeigen, wie sich dieser androzentrische Blick äussert und welche Schlussfolgerungen sich daraus ergeben.

AkteurInnen im Medikalisierungsprozess

Im Medikalisierungsprozess treffen mindestens drei AkteurInnen aufeinander, die jeweils durch spezifische Motivlagen und Interessen gekennzeichnet sind: die pharmazeutische bzw. medizintechnische Industrie, der Arzt/die Ärztin und die Frau als potentielle Patientin. Diese drei AkteurInnen stehen in einem komplexen Wechselverhältnis zueinander.

Die pharmazeutische und medizintechnische Industrie versucht, ihre Produkte am Markt zu plazieren und den Absatz ihrer Produkte zu steigern. Sie nimmt zu diesem Zweck Einfluss auf den verschreibenden Arzt, die Ärztin und - allerdings deutlich schwächer und eher indirekt - auf die Frau als potentielle Patientin. Die Bedürfnisse und Motive der beteiligten Ärzte/Ärztinnen und Frauen sind hingegen vielschichtiger und sollen in diesem Band eingehend untersucht werden. Im Arzt-Patientin-Verhältnis wird eine komplizierte Interaktion deutlich: Zum Wohle der Patientin greifen Ärztinnen und Ärzte - sei es bewusst oder unbewusst - zu Medikalisierungsstrategien. Um auch hier Missverständnissen vorzubeugen: Es soll und kann nicht darum gehen, einseitige Schuldzuweisungen vorzunehmen und ÄrztInnen die alleinige Verantwortung für die Medikalisierung zuzuschreiben. Dieser Prozess ist viel zu komplex, als dass einfache Antworten auf die Frage nach den Ursachen und Mechanismen gegeben werden könnten. Die Arzt-Patientin-Interaktion ist allerdings ein Kernstück der Problematik und verdient deshalb besondere Aufmerksamkeit. Dabei ist von einer komplexen Wechselwirkung auszugehen, denn die ärztlichen Versorgungsangebote sind von Medikalisierung geprägt, sie stossen aber zugleich auf eine hohe Akzeptanz bei den Frauen bzw. werden von diesen sogar aktiv nachgefragt, was wiederum die Ärzte und Ärztinnen in ihrem Handeln bestätigt.

Im folgenden seien die Motivlagen der drei AkteurInnen kurz beleuchtet, um das Spannungsgefüge aufzuzeigen. Die genannten Aspekte werden in den anschliessenden Kapiteln mit Bezug auf die einzelnen körperlichen Umbruchphasen spezifiziert und konkretisiert.

Die pharmazeutische und medizintechnische Industrie

Die Interessen der pharmazeutischen und medizintechnischen Industrie sind noch am eindeutigsten zu benennen. Ihnen geht es um die Sicherung bestehender und die Erschliessung neuer Absatzmärkte und den Absatz ihrer Produkte. Den ökonomischen Prinzipien ist ein eigenes Kapitel gewidmet (vgl. v. Reibnitz und List in diesem Band), deshalb wird hier auf diesen Akteur nicht im Detail eingegangen. Es kann aber davon ausgegangen werden, dass die pharmazeutische und medizintechnische Industrie über ausgefeilte Marketinginstrumente verfügt, um ihre Produkte am Markt zu plazieren. Immerhin ein Drittel des Umsatzes der pharmazeutischen Industrie wird für das Marketing ausgegeben (Becker, 1992), und der Selbstmedikationsmarkt ist mittlerweile zur fünftgrössten Werbebranche aufgestiegen (Glaeske, 1995). Die Werbemassnahmen, die sich direkt an die Kundin wenden, machen dabei nur den geringeren Teil aus, nicht zuletzt deshalb, weil für verschreibungspflichtige Medikamente in Publikumsmedien (Zeitschriften, Fernsehen, Radio) nicht geworben werden darf. Wichtiger sind Marketingstrategien, die das Verschreibungsverhalten von Ärztinnen und Ärzten beeinflussen sollen: Besuche von PharmareferentInnen in Arztpraxen und Kliniken, Werbeanzeigen in Fachzeitschriften und Sponsoring. Frauen und ihre Umbruchphasen sind ein Markt, der zunehmend das Interesse der pharmazeutischen und medizintechnischen Industrie gewinnt. Dies lässt sich nicht nur an den steigenden Werbeausgaben ablesen, sondern zeigt sich auch an den Forschungs- und Investitionsinteressen der Industrie. So ist es nicht verwunderlich, dass sich allein zehn Forschungsprojekte der Arzneimittelunternehmen mit Osteoporose beschäftigen, verspricht doch dieses Krankheitsbild, auch wegen des steigenden Anteils älterer Frauen an der Bevölkerung und der gestiegenen Lebenserwartung, einen wachsenden Markt für Mittel zur Vorbeugung und Behandlung der Osteoporose (siehe hierzu auch den Beitrag von v. Reibnitz und List in diesem Band).

Der Arzt/die Ärztin

Die ärztlichen Interventionen geschehen, davon kann ausgegangen werden, in der Regel zum Wohle der Patientin. Jeder Arzt, jede Ärztin handelt nach bestem Wissen und Gewissen. Dennoch spielen in die Arzt-Patientin-Interaktion „medizinfremde" Faktoren hinein, die den Hintergrund für die Medikalisierung liefern. Einige dieser Faktoren seien im folgenden benannt.

Informationsflut
Ärztliches Handeln ist eine nicht zu unterschätzende Kunst und verlangt nach Eindeutigkeit. Im Zuge des exponentiell wachsenden Wissens über Ursachen, Entwicklung und Behandlung spezifischer Krankheiten ist es für den einzelnen Arzt, die einzelne

Ärztin kaum zu leisten, sich einen aktuellen, detaillierten und fundierten Überblick über jeden relevanten Bereich zu verschaffen. Wie Beer (1996) zeigt, ist der Informationsstand der ÄrztInnen z.b. bezüglich Hormonsubstitution eher mässig. Dieses Handicap nutzt die pharmazeutische Industrie, indem sie Teilinformationen geschickt aufbereitet und z.b. im Rahmen von Praxisbesuchen als eindeutig präsentiert (siehe hierzu z.b. Langbein et al., 1983). So ist die Mehrheit der niedergelassenen GynäkologInnen davon überzeugt, dass möglichst alle Frauen in und nach den Wechseljahren Hormonpräparate zur Osteoporoseprophylaxe einnehmen sollten (und zwar - zur Freude der Pharmaindustrie - bis an ihr Lebensende), obwohl bislang kontrollierte prospektive Langzeitstudien zur Wirkung von postmenopausalen Hormonpräparaten fehlen und die vorliegenden empirischen Befunde zur sorgfältigen Abwägung einer Verordnung gemahnen (vgl. den Beitrag von Lademann in diesem Band).

Rechtliche Rahmenbedingungen
Fehler in der ärztlichen Behandlung müssen von den BehandlerInnen verantwortet werden. Spektakuläre Kunstfehlerprozesse haben den Blick auf die ärztliche Fehlbarkeit gelenkt. Auch aus rechtlichen Gründen sichern sich behandelnde Ärzte und Ärztinnen dadurch ab, dass sie die „sicherste" Behandlungsart wählen. Das Beispiel der zunehmenden Kaiserschnittraten zeigt, dass die „sichere" Behandlungsart oft die invasivere Option ist. Gleichwohl sehen viele Ärzte und Ärztinnen keine andere Möglichkeit, sich gegen Schadensersatzforderungen abzusichern.

Ökonomische Zwänge
Ein weiterer Grund für die Medikalisierung ist darin zu sehen, dass medizinische Entscheidungen ökonomischen Zwängen unterliegen. Nicht erst seit den gesundheitspolitischen Spargesetzen folgen ÄrztInnen ökonomischer Rationalität, wenn sie ihre Klientel als behandlungsbedürftig erklären und ihr eine Vielzahl diagnostischer und therapeutischer Massnahmen angedeihen lassen. Diese Zwänge werden sich in Zukunft wahrscheinlich noch verstärken.

Machbarkeitsvorstellungen

Die Arzt-Patientin-Interaktion ist durch eine sich verstärkende Technikorientierung geprägt. Diese Technikfixierung ist - vor allem vor dem Hintergrund der sogenannten Kostenexplosion - kritisiert worden. Die Vorstellung, vieles am Körper sei regulier- und machbar (wenn auch mit z.t. grossem Aufwand) hat Eingang in medizinisches und alltagsweltliches Denken gefunden. Besonders deutlich wird dieser Aspekt in der Reproduktionsmedizin. Galt bis vor wenigen Jahren die ungewollte Schwangerschaft als unabwendbares Schicksal, können unfruchtbare Paare heute dank immer ausgefeilterer reproduktionsmedizinischer Techniken auf ein eigenes Kind hoffen.

Kulturelle Einflüsse

Auf die Bedeutung der kulturellen und historischen Rahmenbedingungen wurde bereits hingewiesen. Es sind aber gerade in der Interaktion zwischen Arzt bzw. Ärztin und Patientin weitere Aspekte von Bedeutung. Ärztliches Handeln knüpft an Bilder von Weiblichkeit, an Geschlechtsstereotype, an gesellschaftliche Regeln des Umgangs mit Risiken und an Vorstellungen über körperliche Entwicklungen an. Der Einfluss der Geschlechtsstereotype ist von diesen genannten Faktoren noch vergleichsweise am besten untersucht, auch wenn dieser Einfluss von ÄrztInnen in der Regel unterschätzt und z.T. vehement abgestritten wird. Das Wissen darum, ob unser Gegenüber ein Mann oder eine Frau, ein Junge oder ein Mädchen ist, beeinflusst - ohne das wir es merken, geschweige denn wollen - tiefgreifend unser soziales Handeln. Es gibt keine Hinweise darauf, dass dies in der Interaktion zwischen einem Arzt/einer Ärztin und den PatientInnen anders ist. Im Gegenteil: Medizinsoziologische Studien weisen nach, dass Frauen und Männer trotz mitunter gleicher Symptomatik unterschiedlich behandelt werden. Dies gilt selbst für vergleichsweise schwere Krankheiten wie einem Herzinfarkt (Ayanian et al., 1991; Wenger et al., 1993). Erwachsene Frauen bekommen eher Diagnosen gestellt, die psychische Aspekte von Krankheiten berücksichtigen oder es wird bei ihnen, anders als bei Männern, nach emotionalen oder psychischen Verursachungsfaktoren gesucht. Es ist somit anzunehmen, dass Geschlechtsstereotype und kulturelle Vorstellungen von Weiblichkeit die Medikalisierung speisen.

Die Frauen

Frauen sind nicht bloss Opfer der Medikalisierung, sie tragen vielmehr aktiv dazu bei. Eine der interessantesten Fragen ist deshalb, weshalb sich Frauen der Medikalisierung nicht nur unterwerfen, sondern oftmals selber den Wunsch danach äussern. Es ist zudem danach zu fragen, welche Bedürfnisse durch die Medikalisierung befriedigt werden.

Die kulturellen Rahmenbedingungen, in denen sich ÄrztInnen und potentielle Patientinnen bewegen, sind identisch. Auch Frauen unterliegen den Machbarkeitsvorstellungen und dem Wunsch nach der Gestaltbarkeit des eigenen Körpers und der eigenen Gesundheit, wie sie auch Geschlechtsstereotype verinnerlicht haben und in ihrem Handeln die Vorannahmen ihres Gegenübers über einen geschlechtsspezifisch adäquaten Umgang mit dem Körper bestätigen. Darüber hinaus sind weitere Aspekte bedeutsam, die dazu führen, dass Frauen eine aktive Rolle im Medikalisierungsprozess übernehmen.

Wunsch nach Bestätigung von Normalität
Die Frage nach der Definition von Normalität ist keine rein akademische, sondern sie betrifft ebenso das individuelle Erleben. Der Wunsch, mit dem eigenen Körper innerhalb der Normalitätsgrenzen zu liegen, ist tief verwurzelt. Ausserhalb der Norm zu stehen geht mit Diskriminierungsbefürchtungen und -erfahrungen einher. Da die individuelle Wahrnehmung täuschen kann, greifen viele Frauen auf das Angebot zurück, anhand vermeintlich objektiver Kriterien durch ExpertInnen die eigene Normalität bestätigt zu bekommen. So wird dieser Aspekt auch als expliziter Grund für einen ersten Besuch beim Frauenarzt genannt:

> „Du bist normal. (...) Trotzdem kann ich mir vorstellen, dass es Dich sehr erleichtern würde, wenn Dir ein Arzt oder eine Ärztin nach einer Untersuchung bestätigt, dass alles 'ganz normal' verläuft" (aus einer Informationsbroschüre für junge Mädchen, zitiert nach Schüssler & Bode, 1992, S. 146).

Fehlende Rituale
Im Zusammenhang mit dem ersten Besuch beim Frauenarzt ist die These aufgestellt worden, dass dieser als Initiationsritual zu begreifen ist. In unserer Kultur fehlen Rituale, die den Übergang

von einer Lebensphase in eine andere markieren. Diese werden möglicherweise auch subjektiv vermisst, so dass dem ersten Besuch beim Frauenarzt, bei der Frauenärztin eine Ersatzfunktion zukommt.

Suche nach Sicherheit

Der Umgang mit dem eigenen Körper ist von Unsicherheiten geprägt, die im Zusammenhang mit den körperlichen Umbruchphasen besonders deutlich werden. Dies zeigt sich z.b. bei der Pränataldiagnostik, die zwar von einigen Frauen kritisch beurteilt, von den meisten aber dankbar angenommen wird. Hierfür gibt es vielfältige Gründe: Paare wollen in jedem Fall ein gesundes Kind, weil ein behindertes Kind eine persönliche Katastrophe und die Zerstörung der individuellen Lebenspläne bedeuten würde, weil sie an die Machbarkeit gesunder Kinder glauben und kein Risiko eingehen wollen und weil die Lasten eines behinderten Kindes gesellschaftlich auf sie abgewälzt werden. Die Pränataldiagnostik verspricht Sicherheit und spiegelt die kulturell geprägten Vorstellungen von der Zumutbarkeit von Risiken wider.

Aufrechterhaltung gesellschaftlicher Weiblichkeitsbilder

Die Suche nach Sicherheit ist ein Aspekt, der vor allem im Kontext von Schwangerschaft und Geburt sichtbar wird. Für die Wechseljahre ist ein weiterer Aspekt bedeutsam: In den Anfangsjahren ist für die Hormonsubstitution als „Jungbrunnen" geworben worden, da Frauen durch die Hormone „für immer weiblich" bleiben könnten (so der Titel des Hormonsubstitutionsklassikers von Wilson, 1966). Auch aktuelle Ratgeber heben hervor, dass der Alterungsprozess verlangsamt und die Schönheit erhalten wird:

„Ab den Wechseljahren wird die Haut durch den Hormonmangel dünner und faltiger, sie verliert an Spannkraft, sie wird trockener, rissiger, schrumpft und juckt. Wenn Sie nun Ihrer armen Haut etwas Gutes tun möchten, dann sollten Sie ihr unbedingt aus kosmetischen Gründen und auch durchaus aus erlaubter Eitelkeit natürliche Hormone zukommen lassen" (Struben, 1995, S. 37).

Die Medikalisierung verspricht so ewige Jugend in einer Gesellschaft, in der Schönheit von Frauen mit Jugendlichkeit gleichgesetzt wird und die älter werdende Frau gesellschaftlich an Ansehen verliert.

Abgeben von Verantwortung

Der Umgang von Frauen mit ihrem Körper hat sich verändert und ist instrumentalisierter geworden. Körperliche Umbruchphasen werden von vielen Frauen als lästig wahrgenommen, da sie das Gefühl des reibungslosen Funktionierens stören. Viele Frauen fordern deshalb die Medikalisierung ein und geben die Verantwortung für den eigenen Körper absichtlich in die Hände medizinischer ExpertInnen. So äussern viele GynäkologInnen, dass Frauen mit dem Wunsch nach Hormonsubstitution in die Praxis kommen, dem sie sich als BehandlerIn nicht verschliessen können. Dass dem aber auch eine andere Dynamik gegenübersteht - Frauen, die Hormonsubstitution ablehnen, treffen auf ÄrztInnen, die ihnen um jeden Preis Hormone verschreiben wollen -, zeigt sich z.b. darin, dass in zahlreichen Ratgebern Frauen empfohlen wird, im Falle der Ablehnung der Hormonsubstitution vor dem Praxisbesuch zunächst Argumente zu sammeln und ein selbstsicheres Auftreten zu üben.

Ausblick

Die genannten Faktoren zeigen, dass der Medikalisierung körperlicher Umbruchphasen ein kompliziertes Bedingungsgefüge zugrunde liegt. Sicherlich gibt es Aspekte der Medikalisierung, die positiv zu bewerten sind, z.B. wenn unnötiges Leiden durch Eingriffe der Medizin gelindert werden können. Es steht aber ausser Frage, dass körperliche Umbruchphasen von Frauen heute an vielen Punkten unnötig normiert, pathologisiert und reguliert werden. Frauen wird dadurch die Veranwortung für den eigenen Körper abgenommen - und sie geben die Verantwortung auch aus verschiedenen Gründen nur zu bereitwillig ab. Medikalisierung ist tiefgreifend verankert; die Wurzeln freizulegen und die dahinterliegenden Prozesse in den Blick zu nehmen, ist eine vorrangige Aufgabe der Gesundheitswissenschaften. Darüber hinaus müssen Lernprozesse in Gang gesetzt werden, um Frauen bei der Entwicklung von Selbstbewusstsein und Eigenverantwortung im Gesundheitswesen zu stärken. Die Beiträge dieses Buches werden die Ansatzpunkte hierfür differenziert aufzeigen.

Bettina Schmidt

Mädchen als neue Klientel

Die Medikalisierung der Pubertät durch die Mädchengynäkologie

In den letzten Jahrzehnten ist durch die Etablierung der Jugend-medizin, die sich eindeutig von der Pädiatrie und der Erwachse-nenmedizin abgrenzt, die stärkere Einbindung von Jugendlichen in das medizinische System deutlich erkennbar. Insbesondere ju-gendliche Mädchen gelten bei zahlreichen medizinischen Exper-ten und Expertinnen als offenbar bislang sträflich vernachlässigte Zielgruppe. Gynäkologische Aspekte bei weiblichen Kindern und Jugendlichen sind nach Ansicht zahlreicher PädiaterInnen und GynäkologInnen lange Zeit zu wenig beachtet worden, folglich sei die Versorgung gynäkologischer Störungen derzeit nicht aus-reichend gewährleistet.

Schon im 19. Jahrhundert wurden in wissenschaftlichen Zeit-schriften Artikel zu mädchengynäkologischen Themen veröffent-licht. Yordan und Yordan (1997) berichten, dass insbesondere in der zweiten Hälfte des 19. Jahrhunderts das Interesse an gynä-kologischen Fragestellungen bei Mädchen und Frauen zuzuneh-men schien.[1] In US-amerikanischen Gynäkologie-Fachzeit-schriften wurden spätestens seit 1870 mädchengynäkologische Artikel publiziert, in denen vorwiegend in Form von Einzelfall-studien genitale Störungen beschrieben wurden. Der Begriff

---

1 Yordan und Yordan (1997) erklären diese Entwicklung u.a. mit der zunehmenden Bildung von Nationalstaaten und dem wachsenden Na-tionalismus, welche das Interesse an reproduktiven Fertigkeiten er-höht, die Bedeutsamkeit von Frauen und Mädchen gestärkt haben und von einer gesellschaftlichen Atmosphäre erhöhten sozialen Bewusst-seins, auch Frauen und Kindern gegenüber begleitet werden.

„Kindergynäkologie"[2] wurde in den 30er Jahren des 20. Jahrhunderts geprägt. 1939 veröffentlichte der ungarische Pädiater Doszay seine „Beiträge zur Physiologie und Klinik der weiblichen Geschlechtsorgane im Kindesalter" (Heinz, 1994a). Rudolph Peter hatte seit 1940 in Prag den ersten Lehrstuhl für Kinder- und Jugendgynäkologie inne. Parallel zu der Entwicklung in den osteuropäischen Ländern war auch in den USA die Etablierung der Mädchengynäkologie zu verzeichnen.

Trotz dieser Entwicklungen fehlen nach Meinung zahlreicher MedizinerInnen dennoch das notwendige Bewusstsein sowie die fachlichen Kenntnisse über gynäkologische Störungen bei weiblichen Kindern und Jugendlichen. Dies führt laut Grünberger und Fischl (1994) dazu, dass Mädchen, unabhängig von ihrem sozialen und ökonomischen Status, die vergleichsweise schlechteste gynäkologische Betreuung erhalten. Während der Pubertät werden die Mädchen im „Niemandsland zwischen Pädiater und Gynäkologen" (Esser Mittag, 1995, S. 736) allein gelassen. Das derzeit von zahlreichen MedizinerInnen als unzureichend erachtete mädchengynäkologische Leistungsspektrum wird von Esser Mittag mit einer soziokulturell und geschlechtsspezifisch begründeten Benachteiligung von Mädchen erklärt. Mädchen sind offenbar u.a. darum unterversorgt, weil das weibliche Genitale in der Gesellschaft weitgehend ignoriert wird. Die Geschlechtsorgane von Mädchen gelten sowohl für die Mädchen und deren Eltern als auch für die klinisch tätigen GynäkologInnen und PädiaterInnen als Tabuzone, die bis zum Erwachsenwerden keinerlei Aufmerksamkeit bedarf. Nach Esser Mittag ist die mangelnde Bewusstheit über die Geschlechtsorgane z.B. daran zu erkennen, dass Mädchen und Frauen auch in heutiger Zeit nur über mangelhafte anatomische Kenntnisse bezüglich ihrer Geschlechtsorgane verfügen und keine adäquaten Begriffe für ihre Genitalien haben. Um zukünftig die gynäkologische Versorgung von Mädchen si-

---

2 Der Begriff „Mädchengynäkologie" wird in der medizinischen Fachsprache nicht verwendet. In Abgrenzung zu Erwachsenengynäkologie wird vielmehr der Begriff Kindergynäkologie benutzt, obwohl der Begriff Mädchengynäkologie als Abgrenzung zur Frauengynäkologie sehr viel plausibler erscheint. Auch im angloamerikanischen Sprachraum gilt der Begriff „adolescent gynecology". In diesem Kapitel wird der Klarheit und Eindeutigkeit halber durchgehend der Begriff „Mädchengynäkologie" verwendet.

cherzustellen, ist anscheinend neben der Installierung von Versorgungsangeboten zunächst eine Sensibilisierung der Mädchen, der Eltern sowie auch der Ärzte und Ärztinnen notwendig, da die Untersuchung der Genitalien „ebenso wichtig und harmlos ist wie die Untersuchung von Nase oder Ohr" (Grünberger & Fischl, 1994, S. 617).

Die Mädchengynäkologie als Spezialdisziplin: Entwicklungen und Diskussionen in Deutschland

1978 wurde in Deutschland die „Arbeitsgemeinschaft Kinder- und Jugendgynäkologie e.V." gegründet, deren Vorstand pädiatrisch und gynäkologisch paritätisch besetzt wurde, um die Mädchengynäkologie interdisziplinär zu etablieren. Doch obwohl zunächst beide Fachdisziplinen die Versorgung von mädchengynäkologischen Störungen für sich in Anspruch nahmen, scheint mittlerweile bei den meisten Autoren und Autorinnen eine Präferenz für die mädchengynäkologische Versorgung durch die klassische Gynäkologie zu bestehen.

Für die Ankoppelung des mädchengynäkologischen Versorgungsbereichs an die pädiatrische Versorgung spricht nach Meinung vor allem der KinderärztInnen (z.B. Lagrange, 1992) zunächst einmal die grosse Anzahl der bereits im Rahmen der pädiatrischen Tätigkeit erreichten Patientinnen. Das Vertrauen, das Kinderärzte und Kinderärztinnen in langjährigem Kontakt zu den Kindern bzw. Jugendlichen und deren Eltern aufbauen und pflegen konnten, spielt ebenfalls eine bedeutsame Rolle. Die seit dem Säuglingsalter üblichen Routineuntersuchungen, die auch die Geschlechtsorgane einschliessen sollten, bewirken, so argumentiert z.B. Weissenrieder (1995), eine grössere Unbefangenheit und Vertrautheit während der gynäkologischen Untersuchung. Vor allem die Regelleistung der genitalen Untersuchung von Mädchen und Jungen innerhalb aller Kindervorsorgeuntersuchungen sowie die seit 1.10.1998 im Sozialgesetzbuch V als kassenärztliche Regelleistung verankerte Jugendgesundheitsuntersuchung, die auch die Anamnese der Geschlechtsentwicklung und Inspektion der Geschlechtsorgane einschliesst, führen zur systematischen gynäkologischen Überwachung ab der Neugeborenenperiode. Esser Mittag (1990) argumentiert, dass Mädchen mit Unterstützung der KinderärztInnen frühzeitig den Umgang mit den eigenen Geschlechtsorganen erlernen und erkennen können, dass alle Körperbereiche gleicher Aufmerksamkeit bedürfen, dass das Geschlechtsorgan ein Organ unter vielen ist und nicht aus Scham ignoriert werden sollte. Für die kinderärztliche Praxis lohnt sich die Behandlung heranwachsender Mädchen insofern, als so der „Anschluss an die nächste Generation, die ‚Öffnung nach oben'" (Lagrange, 1992, S. 876) möglich wird, nicht zuletzt dadurch, dass die Mädchen als junge Mütter mit ihren Kindern wieder zum eigenen, immer noch vertrauten Kinderarzt gehen.

Diese Argumente haben sich aber offenbar nicht durchsetzen können. Die meisten Experten und Expertinnen sprechen sich vielmehr dafür aus, die Mädchengynäkologie den herkömmlichen GynäkologInnen mit Erfahrungen im Bereich der Mädchengynäkologie zu überlassen. Terrhun (1990) weist darauf hin, dass Pädiater und Pädiaterinnen zum Teil wenig geeignet oder geneigt sind, Mädchen gynäkologisch zu behandeln. Dies wird seiner Ansicht nach z.B. dadurch deutlich, dass zahlreiche Mädchen bei gynäkologischen Beschwerden ohne eine vorherige körperliche Untersuchung pädiatrisch behandelt werden, was sich möglicherweise durch die fehlende Kompetenz sowie bestehende Ängste, „etwas" (nämlich das gesellschaftlich überhöhte „intakte Jungfernhäutchen") zu verletzen, erklärt. Sehr eindeutig sprechen sich auch Grünberger und Fischl (1994) für eine gynäkologische Verantwortlichkeit aus:

„Bislang zeigen alle gewonnenen Erfahrungen, dass die Kindergynäkologie ein Teilgebiet der allgemeinen Frauenheilkunde bleiben soll" (S. 614).

Sie fordern eine klare Abgrenzung zwischen den Disziplinen der Pädiatrie und der Gynäkologie. Sie schlagen vor, dass die Inspektion des äusseren Genitales auch im Rahmen kinderärztlicher, hausärztlicher und schulärztlicher Untersuchungen vorgenommen werden sollte, während die Untersuchung des inneren Genitales sowie die Behandlung spezieller gynäkologischer Störungen den Gynäkologen und Gynäkologinnen vorbehalten bleiben sollte.

Allerdings wird nicht davon ausgegangen, dass die Gynäkolog-Innen, die ausschliesslich in der Versorgung von erwachsenen Frauen tätig sind, das nötige Fachwissen und die erforderlichen Erfahrungen im Umgang mit weiblichen Säuglingen, Kindern und Jugendlichen haben. Nach Ansicht der BefürworterInnen spezifischer mädchengynäkologischer Angebote sollte die Qualifikation von MädchengynäkologInnen eine andere als die der herkömmlichen GynäkologInnen sein, da allgemein-gynäkologische Kenntnisse für die Versorgung von Mädchen nicht ausreichend sind. Sowohl die Ätiologie und die Symptome als auch die Therapie von gynäkologischen Erkrankungen sind z.b. häufig abhängig vom endokrinologischen Entwicklungsstand. Diese Zusammenhänge machen ein Spezialwissen erforderlich, über das GynäkologInnen in der Regel nicht verfügen. Nur durch eine zusätzliche Qualifikation im Bereich der Mädchengynäkologie kann die Gefahr vermindert werden, dass gynäkologische Auffälligkeiten bei Mädchen nicht fälschlicherweise als pathologisch bzw. fälschlicherweise als regelgerecht interpretiert werden.

Es zeigt sich also, dass die BefürworterInnen der Etablierung einer Spezialdisziplin „Mädchengynäkologie" sowohl die Pädiatrie als auch die herkömmliche Gynäkologie offenbar nicht dafür geeignet halten, die mädchengynäkologische Versorgung zu übernehmen. Erst die Einrichtung und Anbindung einer mädchengynäkologischen Subdisziplin an die klassische Frauenheilkunde gewährleistet, den BefürworterInnen dieser Spezialrichtung zufolge, dass eine optimale Versorgung für Mädchen sichergestellt werden kann.

Das aktuelle Angebot: Mädchengynäkologische Sprechstunden

Spezielle mädchengynäkologische Sprechstunden in gynäkologischen Praxen gelten als ideales Angebot, um weibliche Kinder und Jugendliche angemessen und kompetent versorgen zu können (Heinz, 1998). Wie Schüssler und Bode (1992) dokumentieren, öffnete in Deutschland die erste mädchengynäkologische Ambulanz 1970 ihre Pforten. Die positive Bewertung der Teenager-Sprechstunden ist nicht zuletzt auf die Aktivitäten der Pharmaindustrie zurückzuführen, die GynäkologInnen z.B. in Broschüren empfiehlt, eine solche einzurichten.

Bislang existieren in Deutschland nur sporadisch mädchengynäkologische Schwerpunktpraxen oder mädchengynäkologische Sprechstunden innerhalb der normalen gynäkologischen Praxis. Eine typische mädchengynäkologische Sprechstunde zeichnet sich u.a. dadurch aus, dass sie ausserhalb der regulären Sprechstunden etabliert ist und ohne Voranmeldung besucht werden kann, dass für Konsultationen von Mädchen viel Zeit anberaumt wird und dass die Praxen darauf eingestellt sind, dass Mädchen häufig in Begleitung kommen oder beim Erstgespräch häufig keine körperliche Untersuchung wünschen. Allerdings sind Kinder- und JugendgynäkologInnen „noch immer dünn gesät, trotz eifriger Werbung der gynäkologischen Verbände und dem reichen Angebot an Einführungs- und Fortbildungsveranstaltungen" (Lagrange, 1992, S. 875). Das ist insofern erstaunlich, als, wie Kastendieck (1996) zu bedenken gibt, offenbar einige KollegInnen vor allem aufgrund wirtschaftlicher Argumente die Einrichtung einer Mädchensprechstunde befürworten. Hintergrund dieser Einschätzung ist die Überlegung, dass Mädchen, die in ihrer gynäkologischen Praxis zufriedenstellend betreut werden, erfahrungsgemäss auch im Erwachsenenalter dort bleiben. Für die Zukunft wird die flächendeckende Bereitstellung mädchengynäkologischer Sprechstunden und die Etablierung eines mädchentypischen gynäkologischen Krankenkassen-Vorsorgescheins als notwendig erachtet (Lauritzen, 1994). Durch die Verstärkung des mädchengynäkologischen Angebots soll die Lücke im bestehenden Versorgungssystem geschlossen und eine kontinuierliche gynäkologische Betreuung von der Neugeborenenperiode bis ins hohe Alter ermöglicht werden, so Terrhun (1990). Durchaus schlüssig kritisiert Kastendieck (1996) die Teenagersprechstunde deshalb auch als „sanften Wegbereiter für die Bindung der Frauen an eine medizinische Überwachung" (S. 14).

Es zeigt sich, dass die BefürworterInnen einer mädchengynäkologischen Spezialdisziplin die Etablierung mädchengynäkologischer Sprechstunden sehr engagiert forcieren. Die Bereitstellung solcher Anbote wird jedoch auch von den betreffenden Mädchen und ihren Eltern gewünscht. Als primäres Motiv ist sicherlich die Diagnostik und Behandlung gynäkologischer Störungen zu nennen. Eher selten nutzen Mädchen gynäkologische Sprechstunden, um Informationen und Beratung über körperliche Funktionen, Menstruation und Menstruationshygiene, über Sexualität und über Verhütung zu erhalten (Weissenrieder, 1995). Von vielen klinisch tätigen Gynäkologen und Gynäkologinnen wird als weiteres zentrales Motiv zur Inanspruchnahme mädchengynäkologischer Leistungen das Bedürfnis der Mädchen und auch ihrer Mütter genannt, Normalität und Gesundheit bestätigt zu bekommen. Der Wunsch, dass die Frauenärztin oder der Frauenarzt attestiert, dass „alles in Ordnung" ist, ist offenbar sehr weit verbreitet (Kastendieck, 1996). Mädchen nehmen gynäkologische Leistungen in Anspruch, weil sie befürchten, nicht „normal" zu sein oder einen Nachweis ihrer Normalität wünschen (Buck, 1997). Durch das „ärztliche Attest" über die eigene Gesundheit können laut Lagrange (1992) die bestehenden Ängste und Unsicherheiten beseitigt werden.

In der Literatur wird der erste Besuch in der gynäkologischen Praxis und seine Bedeutung als Initiationsritus diskutiert. Die erste Menstruation symbolisiert Fruchtbarkeit und die Aufnahme der Mädchen in die Gemeinschaft der Frauen. Im westlichen Kulturkreis wird dieses Ereignis Schindele (1996) zufolge zu wenig beachtet und gewürdigt. Statt diese Zäsur als besonderes Ereignis zu feiern, sind die Aktivitäten darauf gerichtet, potentielle Hygieneprobleme zu lösen. Erst der Besuch bei dem/der FrauenärztIn ist das Ereignis, das den Eintritt in das Erwachsenenleben, die Zugehörigkeit zur Gruppe der erwachsenen Frauen, den Beginn sexueller Aktivität und den Anfang der reproduktiven Lebensphase demonstriert und dokumentiert. Schindele (1996) bezeichnet den ersten Besuch von Mädchen bei der/dem FrauenärztIn darüber hinaus als „Einführung in eine Kultur, in der ihre Weiblichkeit von Männern definiert und geprüft wird" (S. 113).

Auch Mütter bringen ihre Töchter mit zu ihrem Frauenarzt oder ihrer Frauenärztin, um deren Gesundheit oder Normalität bestätigen zu lassen. Nach Schüssler und Bode (1992) lassen Mütter teilweise bereits ihre kleinen Mädchen von ihrem Frauenarzt oder ihrer Frauenärztin gynäkologisch untersuchen, um pathologische Entwicklungen ausschliessen zu können. Auch die körperlichen Veränderungen in der Pubertät werden von Eltern aufmerksam beobachtet. Viele Mütter halten es offenbar für notwendig, ihre Töchter beim Eintritt in die Pubertät oder spätestens nach Eintreten der Menarche in der gynäkologischen Praxis zum Checkup vorzustellen. Auch diese Mütter wünschen, dass die Regelgerechtigkeit pubertärer Entwicklungsprozesse, z.B. der Menstruation, überprüft wird (Schüssler & Bode, 1992). Hierin spiegelt sich u.a. auch die Unsicherheit und Unwissenheit vieler Mütter über die normalen weiblichen Körperprozesse wider, die in dem Bedürfnis münden, einen „Fachmann" einzuschalten. Für viele Mütter bedeutet die Einbeziehung des eigenen Gynäkologen bzw. der Gynäkologin in die Versorgung des pubertierenden Mädchens vermutlich eine Entlastung von Verantwortung. Die Pubertät und die damit einhergehende Fähigkeit, Kinder zu bekommen, kann von Eltern als belastendes Ereignis erlebt werden. Die reproduktiven Fähigkeiten der Töchter werden einerseits gewünscht, denn die Mädchen sollen später traditionellerweise Kinder bekommen. Sie werden andererseits gefürchtet, da von nun an die Gefahr einer unerwünschten Schwangerschaft besteht. Die Abgabe von Verantwortung durch die Delegation an den Frauenarzt oder die Frauenärztin kann darum zu Entlastung und ausserdem zur Vermeidung möglicherweise peinlich empfundener Gespräche und Fragen über tabuisierte Themen führen.

Die Gynäkologie ist anscheinend nicht länger nur die Instanz, die Krankheit therapiert, sondern eine Art TÜV, der Gesundheit, Normgerechtigkeit, Funktionsfähigkeit und Erwachsenwerden bescheinigt. Offenbar kann heutzutage nur ein medizinischer Profi festellen, ob „alles ok" ist. Dass damit die Selbstwahrnehmung und Selbstbestimmung der Mädchen beschränkt und die Abhängigkeit vom medizinischen System erhöht wird, wird hierbei häufig zu wenig bedacht.

Normierung, Pathologisierung und Regulierung in der Mädchengynäkologie

Aus Sicht von Ärztinnen und Ärzten besteht in Deutschland eine massive Unterversorgung mit mädchengynäkologischen Leistungen, die nur durch die Etablierung mädchenspezifischer Sprechstunden im Rahmen des regulären gynäkologischen Versorgungssystems beseitigt werden kann. Nur die qualifizierte Behandlung durch mädchengynäkologisch versierte Frauenärzte und Frauenärztinnen gewährleistet offenbar eine hinreichende Versorgung dieser speziellen Personengruppe. Um zu beurteilen, wie gross der Bedarf an spezifisch mädchengynäkologischen Leistungen ist, sollte überprüft werden, wie häufig bei Mädchen pathologische Störungen diagnostiziert werden und welche sonstigen Aufgaben von der Mädchengynäkologie übernommen werden können und sollen.

Eine Mädchen- oder Teenagersprechstunde ist nach Ansicht von Grünberger und Fischl (1994) für Mädchen im Alter von 0 bis 16 Jahren geeignet. Der Bedarf an mädchengynäkologischen Angeboten lässt sich nur schätzen. Eine Wiener Spezialambulanz für Gynäkologie wird pro Jahr von über 600 Mädchen bis zum Alter von 16 Jahren in Anspruch genommen (Grünberger, 1998). Darüber, ob dies ein Merkmal des bestehenden grossen Bedarfs oder ein Kennzeichen angebotsinduzierter Nachfrage ist, lässt sich nur spekulieren. Erfahrungen aus Finnland zeigen, dass etwa 1 % aller weiblichen Personen, die gynäkologische Leistungen (einer speziellen Ambulanz) in Anspruch nehmen, unter 16 Jahre alt sind (Piippo, Lenko & Laippala, 1998). Rothe (1993) schätzt, dass junge Mädchen etwa 1 bis 5 % der Besucherinnen von gynäkologischen Praxen ausmachen.

Im folgenden werden spezifische Arbeitsgebiete der Mädchengynäkologie betrachtet. Besondere Aufmerksamkeit gilt der Frage, inwieweit sich Aspekte der Medikalisierung beobachten lassen.

Normierungen in der Mädchengynäkologie

Pubertät im heutigen Verständnis bezeichnet den körperlichen und sexuellen Reifungsprozess in einem Zeitraum von etwa acht Jahren, der bei Mädchen und bei Jungen mit deutlichen körperlichen, psychischen und sozialen Veränderungen einhergeht. Ein wesentliches Bestreben innerhalb der Jugendmedizin und auch der Mädchengynäkologie liegt darin, die physiologischen Entwicklungs- und Reifestadien in irgendeiner Weise messbar zu machen sowie typische puberale Reifemuster beschreiben und auffällige oder krankhafte Entwicklungsverläufe erkennen zu können (Heald, 1992).

Zu allen puberalen Entwicklungsprozessen wurden mittlerweile Normwerte und Normbereiche festgelegt, die in der Regel auf Durchschnittswerten beruhen. Bei Jugendlichen stellt sich hierbei das Problem, dass die Parameter der körperlichen Entwicklung mit dem Zeitpunkt des Eintritts in die Pubertät stark variieren können. Bei zahlreichen Entwicklungsprozessen besteht darum eine grosse Bandbreite des „Normalen", was die Festlegung von Normwerten schwierig macht. Ausserdem beruhen die heute im deutschsprachigen Raum genutzten Standards, z.B. zum Längenwachstum, zum Teil auf Messungen aus den 50er und 60er Jahren, obwohl durch die Akzeleration (Vorverlegung von Reifeprozessen) von einer Veränderung solcher Werte ausgegangen werden muss.

Die weibliche Pubertät beginnt mit der Ausbildung der sekundären Geschlechtsmerkmale im Lebensalter von etwa 8 bis 10 Jahren und endet mit dem Abschluss der Wachstumsphase etwa im 16. bis 17. Lebensjahr (Terrhun, 1990). Bereits zum Zeitpunkt der Geburt existieren Normwerte für die weiblichen Genitalien, z.B. ist die durchschnittliche Vagina eines neugeborenen Mädchens offenbar etwa 5 cm und der Uterus 3 bis 4 cm lang (Distler, 1994b). Bei der Menarche wiegt der Uterus bereits rund 15 g, und die Ovarien erreichen ein Endgewicht von 6 bis10 g. Die Vagina erreicht eine Endlänge von 7 bis 10 cm. Zur Grösse der Klitoris gibt es nur wenige zuverlässige Daten, dennoch lassen sich Studien zitieren, die eine mittlere Klitorisgrösse von 15,1 mm bei der Geburt und eine durchschnittliche Endgrösse von 20,7 mm angeben (Distler, 1994b). Für männliche Genitalien existieren entsprechende Normwerte. Aus Sicht medizinischer Laien ist nur schwer nachzuvollziehen, ob solche normierten Millimeter-Werte tatsächlich die diagnostische Befundung von pathologischen Entwicklungen ermöglichen oder ob hierbei üblicherweise nicht auf andere klinische Indikatoren zurückgegriffen wird.

Zentral für die Erfassung des sexuellen Reifestadiums sind Brustwachstum und Schambehaarung bei Mädchen bzw. Peniswachstum und Schambehaarung bei Jungen. Diese sekundären Geschlechtsmerkmale werden anhand von fünf Reifestadien kategorisiert (Reiter & Kulin, 1992). Brustentwicklungsstadien wurden erstmalig im Jahre 1909 vorgestellt (Heald, 1992). Die Grundlage für die derzeitige Beurteilung des sexuellen Reifegrads, gemessen an Brust- und Peniswachstum sowie Pubesbehaarung, bildet ein Stadienmodell aus den 40er Jahren, das von Tanner in den 50er und 60er Jahren modifiziert wurde und bis heute als sogenannte „Tanner-Stadieneinteilung" allgemeine Gültigkeit besitzt. Die Schambehaarung bei Mädchen und Jungen verläuft diesem Stadienmodell zufolge von „Nicht-Behaarung", über „spärliche", „glatte", „flaumige" bis hin zu „dunkler, dichter und gekräuselter" Behaarung (Neinstein & Ratner Kaufman, 1996). Die Stadien weiblicher Brustentwicklung reichen von der „Brust ohne" oder „mit leichter Vorwölbung" über „Knospenbrust" bis hin zur „vollentwickelten Brust" (Remschmidt, 1992).

Pathologisierung und Regulierung in der Mädchengynäkologie

Die Normwerte bilden die Grundlage für die Klassifizierungen von abnormen Entwicklungsverläufen und pathologischen Befunden. In Deutschland existieren zur Zeit keine repräsentativen Daten über die Arten und Häufigkeiten gynäkologischer Störungen im Jugendalter. Aus der kombinierten Betrachtung einzelner Studien lassen sich jedoch Schätzwerte und Trends ableiten: Nach Distler (1994a) sind entzündliche Veränderungen des Vaginalbereichs sowie Zyklusstörungen die am häufigsten auftretenden Störungen und die häufigsten Ursachen für die Inanspruchnahme mädchengynäkologischer Leistungen. Fehlbildungen oder Tumoren an den Fortpflanzungsorganen treten vergleichsweise selten auf, z.B. ist in der Wiener mädchengynäkologischen Ambulanz in einem Zeitraum von fünf Jahren kein solcher Fall (bei rund 3.700 behandelten Fällen) gemeldet (Grünberger, 1998). Die häufigste Diagnose bei 600 untersuchten Mädchen im Alter von durchschnittlich 7,5 Jahren war Grünberger und Fischl (1994) zufolge die Vulvovaginitis (Entzündung der äusseren Geschlechtsorgane) mit rund 43 % aller Diagnosen. An zweiter und dritter Stelle rangierten pathologische vaginale Blutungen und Zyklusbeschwerden (12 %) sowie Vulvaveränderungen (6 %). Jüngere Mädchen werden eher aufgrund lokaler Entzündungen, Entwicklungsauffälligkeiten oder bei Verdacht auf sexuellen Missbrauch mädchengynäkologisch behandelt. Ältere Mädchen nehmen vor allem aufgrund einer vorliegenden Schwangerschaft bzw. beim Wunsch nach Schwangerschaftsabbruch sowie aufgrund hormoneller Störungen und Menstruationsbeschwerden ein mädchengynäkologisches Angebot in Anspruch (Piippo et al., 1998). Allerdings sagen solche Zahlen nichts über die Häufigkeit oder Seltenheit der Verbreitung einer gynäkologischen Störung in der Bevölkerung aus, d.h. ob beispielsweise bei einem von 100 oder bei einem von 100.000 Mädchen eine spezifische Erkrankung vorliegt. Solche Zahlen wären jedoch notwendig, um den Bedarf an spezifischen mädchengynäkologischen Einrichtungen korrekt einschätzen zu können.

Für mädchengynäkologische Untersuchungen werden absolute und erweiterte Indikationen unterschieden (Grünberger & Fischl, 1994). Zu den absoluten Indikationen im Säuglings- und Kindesalter gehören Blutungen, Infektionen, Verletzungen, Entwicklungsanomalien, Geschwülste und Reifungsstörungen. Zu den absoluten Indikationen im Jugendalter gehören Entwicklungs- und Zyklusstörungen. Zu den erweiterten Indikationen, d.h. Indikationen, bei denen eine mädchengynäkologische Konsultation nicht zwingend erforderlich ist, gehören pädiatrische, chirurgische und urologische Grenzfälle, Vorsorge- oder Routineuntersuchungen sowie ein bestehender Kontrazeptionswunsch.

Auf Störungsbilder, die eine absolute Indikation für eine mädchengynäkologische Behandlung bilden, soll mit einer Ausnahme nicht näher eingegangen werden. Hingegen werden im folgenden Zyklusbeschwerden, einige Brustentwicklungsvarianten und Kontrazeptiva (Schwangerschaftsverhütungsmittel) und dazugehörige Medikalisierungsprozesse genauer untersucht.

Zyklusstörungen

Zyklusstörungen gehören zu den am weitesten verbreiteten gynäkologischen Beschwerdebildern bei jugendlichen Mädchen. Eine Befragung von über 1.200 Schülerinnen in Deutschland ergab, dass fast 40 % aller befragten Mädchen an Menstruationsbeschwerden leiden und mehr als 8 % der Mädchen aus diesem Grund im letzten Jahr einen Arzt oder Ärztin aufsuchten (Kolip, 1997). Zu den Zyklusstörungen gehören Störungen, die von einer normalen Menstruation im Hinblick auf Zeit (Amenorrhoe), Frequenz (Oligo-; Polymenorrhoe) und Stärke (Hypo-; Hypermenorrhoe) abweichen sowie die Dysmenorrhoe (schmerzhafte Regel), die Zusatzblutungen (prä- und postmenstruelle Blutungen) und die dysfunktionellen Blutungen (Distler, 1994c). Nach Ansicht verschiedener Autorinnen und Autoren sollte eine Intervention stattfinden bei Menstruationsintervallen, die grösser als 35 Tage (Oligomenorrhoe) oder kleiner als 25 Tage sind (Polymenorrhoe) sowie bei Blutungen von mindestens 14 Tagen Dauer. Auch die Therapie des Ausbleibens der Menarche oder Regelblutung (primäre und sekundäre Amenorrhoe) bis zum 16. oder 18. Lebensjahr ist offenbar notwendig. Zusatzblutungen können bei Bedarf behandelt werden, zu starke oder zu schwache Blutungen gelten bei jungen Patientinnen nicht als behandlungsbedürftig (Distler, 1994c; Lauritzen, 1994).

In den USA werden deutlich flexiblere menstruationsbezogene Normbereiche angegeben und folglich viel seltener Störungen diagnostiziert und therapiert, wie ein Blick in die dortigen Lehrbücher zeigt (z.B. McArnanay et al., 1992). Eine Oligomenorrhoe beispielsweise wird in amerikanischen Lehrbüchern generell erst zwei Jahre nach der Menarche und dann erst ab dem Vorliegen von Menstruationsintervallen von mehr als 45 Tagen (10 Tage mehr als in der deutschsprachigen Literatur) diagnostiziert. Die in deutschen Publikationen existente Polymenorrhoe mit Zyklusintervallen von weniger als 25 Tagen wird gar nicht aufgeführt, erst ein Zyklus von weniger als 21 Tagen gilt als auffällige und interventionsbedürftige Blutung.

Die unterschiedliche Definition von regelgerechter und abnormer Menstruation macht sehr deutlich, dass es schwierig ist, die „gesunde, normale" Häufigkeit, Stärke und Dauer von Regelblutungen zu bestimmen. Auch der standardmässig angegebene Menstruationszyklus von 28 Tagen liegt nur bei einem Bruchteil aller Mädchen und Frauen vor. Möglicherweise spielen hier weniger statistische Häufigkeitsverteilungen, sondern vielmehr die konventionelle Verknüpfung von Weiblichkeit, Natur und Mondphasen eine Rolle.

Unter Medikalisierungsaspekten ist zu wünschen, dass sich eine möglichst flexible Definition von Zyklusvariationen durchsetzt, die folgerichtig zu einer per Definition geringeren Häufigkeit von Zyklusstörungen führt und damit möglicherweise zur Reduzierung der Inanspruchnahme gynäkologischer Leistungen bei Phänomenen ohne Krankheitswert beiträgt. Hier soll nicht einer Bagatellisierung von Zyklusbeschwerden das Wort geredet werden, sondern ein Unterscheidungsversuch zwischen unauffälligen, nicht behandlungsbedürftigen Normvarianten und interventionsbedürftigen Zyklusstörungen gemacht werden. Denn zum Teil ist die Regulierung von Zyklusstörungen sicherlich gerechtfertigt, andererseits kann damit jedoch einer Pathologisierung unauffälliger Körperprozesse der Weg bereitet werden.

Brustentwicklungsvarianten

Brustentwicklungsvarianten und ihre Therapiemöglichkeiten werden innerhalb der Mädchengynäkologie breit diskutiert. Sie können entweder organisch oder ohne feststellbare Ursache konstitutionell bedingt sein. Gerade die Literatur zu Brustfehlbildungen und Brustentwicklungsvarianten fällt durch eine extreme Abkehr von der sonst in der medizinischen Fachliteratur typischen sachlichen und fachbetonten zugunsten einer dramatisierenden und soziopsychologistischen Sprache auf. Exemplarisch hierfür:

> „Die Patientin kann in tiefste Verzweiflung gestürzt werden, wenn (...) das Einführen eines Tampons bei der Menstruationshygiene (...) auf Schwierigkeiten stösst" (Terrhun, 1990, S. 134).[3]

Beispielhaft ist etwa die Formulierung von Matthiessen et al., die darauf hinweisen, dass

> „... Störungen der Brustentwicklung (...) in der Adoleszenz bei den Betroffenen grosse Besorgnis (auslösen) (...) und wie dankbar ihre Behandlung ist" (v. Matthiessen, Deeb & Lauwers, 1994, S. 81).

Sie demonstrieren die Fokussierung auf die psychische Belastung, und ausserdem signalisieren sie deutlich eine Abkehr von der medizinischen Neutralität sowie eine extrem positive Be-

---

3 Neben der Sprache fällt auch die teilweise wenig wissenschaftliche, reich bebilderte Aufmachung der jugendmedizinischen Fachbücher auf. Interessanterweise sind die angloamerikanischen jugendmedizinischen Lehrbücher nur sehr spärlich und häufig mit Schwarz-Weiss-Zeichnungen bebildert (z.B. Neinstein, 1996; McAnarney et al., 1992), während die deutschsprachigen Lehrbücher umfangreich, vor allem mit Photos, illustriert sind, wobei zum Teil bereits auf dem Einband mit Etiketten wie „Neu – aktuell und farbig" geworben wird. Oftmals stellt sich die Frage der Notwendigkeit solcher Bilder, die möglicherweise weniger dazu dienen, sachliche Aufklärung zu leisten, als spektakuläre Fälle zu demonstrieren oder einen intimen Blick auf die blossgelegten Geschlechtsorgane von Mädchen zu ermöglichen.

wertung plastischer Brustchirurgie, die in dem zitierten Artikel als massgebliche Methode der „dankbaren Behandlung" gemeint ist. Die Komplikationen, die mit der operativen Brustverkleinerung und -vergrösserung einhergehen können, zu denen u.a. Infektionen oder Deformierungen zählen, sind hierbei vermutlich nicht mitgemeint. Der Artikel von Peters (1998) ist ein wohltuendes Gegenbeispiel, in dem umfassend die verschiedenen Brustentwicklungsstörungen definiert, epidemiologisch und ätiologisch eingebettet und unter therapeutischen Gesichtspunkten betrachtet werden, ohne dabei die klinisch-sachliche Sprachebene zu verlassen.

Von den pathologischen Brustfehlbildungen, z.B. Aplasie (Fehlen) der Brustanlage oder Poland-Syndrom, sollen hier nur die Hohlwarzen diskutiert werden. Bei Hohlwarzen bleiben die Brustwarzen aufgrund unzureichenden Wachstums der Milchgänge unter dem Hautniveau zurück.

„Zu den Problemen, die sich aus Hohlwarzen für die Patientinnen ergeben, gehören Schwierigkeiten beim Stillen, die Anfälligkeit für wiederkehrende Infektionen und die unvollkommene Brustkontur. Gegen diese Massnahmen [Durchtrennung der Milchgänge als operative Korrektur; BS] wird immer wieder eingewandt, dass durch sie die Stillfähigkeit unwiederbringlich verloren ginge. Tatsächlich können Frauen mit Hohlwarzen auch präoperativ nicht stillen, so dass durch die Operation kein Schaden eintritt, der nicht schon vorher vorhanden wäre" (v. Matthiessen et al., 1994, S. 87).

Dann stellt sich jedoch die Frage, welchen Sinn ein operativer Eingriff hat, dessen primäre Indikation u.a. die Schwierigkeit beim Stillen ist, dessen Konsequenz jedoch die Unmöglichkeit zu stillen ist. Ist das Ziel des operativen Eingriffs, Schwierigkeiten zu beheben und durch Unfähigkeiten zu ersetzen?

Zu den konstitutionellen Brustentwicklungsvarianten gehören die asymmetrische Brust sowie die „zu grosse" und die „zu kleine" Brust. In der Regel sind solche Brustentwicklungsvarianten nicht pathologischer Natur, sondern Ausdruck einer breiten Variabilität bei den Brustformen. Interventionsmassnahmen werden konsequenterweise nicht aufgrund somatischer Aspekte, sondern einzig über die offenbar immer auftretenden psychischen Begleit-

Belastungen gerechtfertigt. Es zeigt sich, dass bei den verschiedenen Brustentwicklungsvarianten, die klinisch-pathologisch völlig unauffällig sind, sehr unkritisch invasive Interventionen befürwortet werden. Die Aufgaben der KindergynäkologInnen liegen hierbei offenbar, neben der chirurgischen Behandlung bzw. Überweisung in eine Spezialeinrichtung, in der Begleitung, die gekennzeichnet sein sollte von Aufklärung, psychischer Betreuung und der grosszügigen Verordnung von Hilfsmitteln, z.b. BH-Einlagen (Seitzer, 1996).

Die Brustasymmetrie wird in gynäkologischen Fachbüchern als klinische Diagnose aufgeführt. Asymmetrien der Brustanlage werden in vier Schweregrade unterteilt, die sich vor allem darin unterschieden, ob neben der Brustasymmetrie noch andere Körperbereiche, z.b. das Muskelgewebe oder Skelettsystem, fehlgebildet sind. Während leichte Brustasymmetrien in der Pubertät häufig als unauffällige Normvarianten gelten, können schwerergradige Brustasymmetrien entweder anlagebedingt oder aber das Resultat von Entzündungen, Traumen, Bestrahlungen oder Operationen sein. Die operative Korrektur der Brust ist die therapeutische Methode der Wahl, die jedoch möglichst nicht vor dem 18. Lebensjahr unternommen werden soll (Peters, 1998). Andere Autoren zeichnen ein weniger differenziertes Bild: Bei Brustasymmetrien, die ein nicht näher spezifiziertes tolerables Ausmass überschreiten, kann aufgrund der Bedrohungswirkung für die psychische Entwicklung bereits bei Heranwachsenden mit nicht abgeschlossenem Brustwachstum eine operative Korrektur angeraten sein (v. Matthiessen et al., 1994).

„Zu grosse" Brüste werden als Brusthyperplasie oder Makromastie sowie als Gigantomastie (bei extremer Brustzunahme einer oder beider Brüste) bezeichnet (v. Matthiessen et al., 1994). Für diese Form der Brustentwicklungsvariante existiert keine international anerkannte Krankheitsdefinition. Es hat sich eingebürgert, Brustvolumina von mehr als 400 ccm je nach Ausprägung als leichte bis schwere Hypertrophie zu bezeichnen. Verbreitungszahlen sind nicht bekannt, geschätzt wird, so z.B. Peters (1998), dass bei etwa 1 bis 5 % der weiblichen Bevölkerung Makromastien beobachtet werden können, wobei 80 % während des Jugendalters auftreten.

Die therapeutische Methode der Wahl bei Makromastie ist offenbar die chirurgische Brustverkleinerung. Ohne Ursachen oder klinische Begleitstörungen vergrösserter Brustbildungen zu benennen, werden im deutschsprachigen Raum z.B. in dem Kapitel von v. Matthiessen und Mitarbeitern (1994) nur die Methoden zur Brustverkleinerung, die zeitliche Bestimmung des Eingriffs sowie die möglicherweise auftretenden Komplikationen diskutiert. Bei der Makromastie gilt auch bei Heinz (1994b) „neben der psychischen Führung" (S. 122) nur die Reduktionsplastik als erfolgversprechendes Therapiekonzept. Erstaunlich ist insbesondere, dass bei Eingriffen zur Brustverkleinerung nicht zwingend der physiologische Wachstums-Abschluss angeraten wird, sondern eine Verkleinerung der Brust vor Abschluss der Maturation aufgrund des gestörten ästhetischen Empfindens und der Gefahr von Haltungsschäden auch auf Kosten von notwendigen Folgeoperationen angeraten wird. Das bedeutet, dass bei jungen Patientinnen fast immer Nachoperationen erforderlich sind.

„Hier muss jedoch abgewogen werden, ob der physiologische Abschluss des Brustwachstums unter Inkaufnahme der psychischen Beeinträchtigung der Heranwachsenden abgewartet werden soll. Bei dieser Entscheidung muss berücksichtigt werden, dass auch nach erfolgter Reduktionsplastik und anschliessend aufgetretener Grössenzunahme der Brust weitere Verkleinerungen möglich sind" (v. Matthiessen et al., 1994, S. 83).

Auch bei der konstitutionell bedingten, anscheinend unzureichenden Brustgrösse der „zu kleinen" Brust, der Hypoplasie oder Mikromastie, ist im klinischen Sinne nicht von einer pathologischen Störung auszugehen. Die Symptomklassifikation ist an willkürlich festgelegten, ästhetischen und nicht medizinischen, Idealformen orientiert und lässt sich aufgrund der grossen Variationsbreite nur schwer in Normwerten fassen. Darum wird der Hypoplasie bei ansonsten fehlender Begleitsymptomatik auch kein Krankheitswert im eigentlichen Sinne zugeschrieben. Bei dem Vorliegen einer Hypoplasie wird dem operativem Eingriff eher kritisch gegenübergestanden. Peters (1998) sieht die optimale Behandlung der Hypoplasie in beratenden Gesprächen, in denen deutlich auf die begrenzten therapeutischen Möglichkeiten hingewiesen wird. Nur in Extremfällen kann eine chirurgischkosmetische Operation hilfreich sein, denn der chirurgische Brustaufbau gilt als einzige erfolgreiche Therapie. Eine hormonelle Behandlung wird aufgrund der Nebenwirkungen und Kurzfristigkeit des Erfolgs abgelehnt.

Die individuellen Belastungen, unter denen Mädchen mit einer untypischen Brustentwicklung leiden, dürfen auf keinen Fall unterschätzt werden. Gerade während der Pubertät sind Mädchen hinsichtlich ihrer äusseren Erscheinung sensibilisiert und reagieren auf Abweichungen von der Norm möglicherweise mit deutlichen Selbstwertschwächen. Jedoch ist zu bezweifeln, dass die notfalls chirurgische Anpassung aller Mädchen an eine wie und von wem auch immer definierte idealtypische Norm die geeignete Methode ist, um solche Belastungen zu reduzieren.

Insgesamt existiert eine kritische Auseinandersetzung über die Rechtfertigung operativer Korrekturen von Brustentwicklungsvarianten in zahlreichen deutschsprachigen Lehrbüchern nur in Ansätzen. Obwohl zwar darauf hingewiesen wird, dass

„... sich die *präoperative Anfertigung eines psychiatrischen Gutachtens* bewährt [hat], mit der sich die Gefahr mindern lässt, psychische Probleme mit dem Skalpell anzugehen" (v. Matthiessen et al., 1994, S. 87),

legen bei diesem Beispiel der Nachsatz und auch die Hervorhebungen durch die Autoren nahe, dass es dabei weniger um ethische als um finanzielle Aspekte geht:

„Zahlreiche Krankenkassen fordern in jüngster Zeit zudem die Vorlage eines entsprechenden Gutachtens vor *Zusage der Kostenerstattung*" (v. Matthiessen et al., 1994, S. 87).

Sexualität und Verhütung

Zusätzlich zum diagnostischen und therapeutischen Bereich hat sich der Bereich der Schwangerschaftsverhütung innerhalb der Mädchengynäkologie fest etabliert. Nach Bitzer (1998) ist das wichtigste Ziel der Mädchengynäkologie die Verhütung ungewollter Schwangerschaften.

„Die Anwendung einer sicheren Kontrazeptionsmethode sollte immer nach einer ärztlichen Untersuchung und Beratung stattfinden. Zu viele Faktoren, welche die Jugendliche, sich selbst überlassen, nicht kennt, beeinflussen diese Wahl" (Mall-Haefeli, 1994, S. 90).

Bei der innerhalb der Medizin geführten Diskussion um Sexualität in Kombination mit Schwangerschaft und Verhütung wird die Begrenzung von Sexualität auf ihre reproduktive Bedeutung durch die Betonung der heterosexuellen Formen von Sexualität einschliesslich Penetration deutlich (Schüssler & Bode, 1992). Andere Formen der Sexualität, z.B. Homosexualität, werden in der deutschsprachigen Literatur, anders als in der angloamerikanischen Literatur, weitgehend nicht zur Kenntnis genommen. Ausserdem scheint die Schwangerschaftsverhütung nach wie vor Frauensache zu sein, die wie selbstverständlich der mädchengynäkologischen Fachdisziplin zugeordnet wird.

Die Dominanz der ärztlichen Profession bei Fragen der Verhütung ist nicht zuletzt darauf zurückzuführen, dass die ovulationshemmende Antikonzeption (Pille) heute die zentrale Methode zur Verhütung ungewollter Schwangerschaften ist. Die breite Akzeptanz der Pille in der Bevölkerung, bei den Frauenärztinnen und Frauenärzten sowie die einfache Anwendung und die hohe konzeptive Sicherheit führen dazu, dass die Pille die am weitesten verbreitete Verhütungsmethode bereits bei jungen Mädchen ist. Trotz ihrer Nebenwirkungen und der erforderlichen Disziplin bei der Einnahme wird vor allem für die Zielgruppe der jüngeren Mädchen ausschliesslich die Pille als adäquate Methode zur Empfängnisverhütung erachtet.

Zusätzlich zu ihrer verhütenden Funktion wird der Pille ein enormes präventives und therapeutisches Wirkungspotential bei zahlreichen weiteren Störungen zugebilligt, neben den Zyklusstörungen werden z.B. von Wenderlein (1988) auch die präventiven Wirkungen der Pille bei Entzündungen des kleinen Beckens aufgeführt. Ausserdem soll die Pille das „Pubertätsproblem Nr. 1: Pickel" (Schüssler & Bode, 1992, S. 61) lösen. Lauritzen (1994) ergänzt diese Liste der Wirkfaktoren um den „deutlichen" (S. 170) Schutz vor sexuell übertragbaren Krankheiten (z.B. einer Entzündungen der Eierstöcke und Eileiter), wohingegen Präservative

„... hoch gelobt und voll akzeptiert, vor allem durch die Anti-AIDS-Kampagnen (...) eine Pseudosicherheit [vermitteln]. Sie schützen nur, solange sie auch grundsätzlich angewendet werden, (...) und wenn sie methodisch richtig angewendet werden" (Lauritzen, 1994, S. 170).

Obwohl dies offensichtlich in gleichem Masse auch für die Pille gilt, findet eine kritische Auseinandersetzung über die Pille zumindest in der deutschsprachigen gynäkologischen Standard-Literatur nur selten statt. Eine Ausnahme bildet der Artikel von Bitzer (1998), der mehrmals auf den fehlenden Schutz vor sexuell übertragbaren Krankheiten bei Pilleneinnahme hinweist und die Nachteile, z.B. das erhöhte Risiko für Herzkreislauferkrankungen oder die kontinuierliche Einnahme, auflistet.

Während Gynäkologen und Gynäkologinnen in früheren Zeiten der Verschreibung der Pille bei ganz jungen Mädchen offenbar eher skeptisch gegenüberstanden, entsteht heutzutage der Eindruck, dass eine starke Fokussierung der FrauenärztInnen auf die Pille besteht. Neben verhütungstechnischen Aspekten lässt sich dies möglicherweise auch durch finanzielle Erwägungen erklären. Mit der Pille verhütende Frauen und Mädchen nehmen sehr beständig gynäkologische Leistungen in Anspruch und gewährleisten damit einen Teil des regelmässigen ärztlichen Einkommens. Die enge Anbindung der Mädchen an die gynäkologische Praxis erklärt sich zum einen durch die Rezeptpflichtigkeit der Pille und zum anderen durch die die Pilleneinnahme begleitenden Kontrolluntersuchungen. Denn um die Gefahren, die mit der regelmässigen Pilleneinnahme einhergehen können, zu minimieren, gelten häufige medizinische Untersuchungen durch die/den GynäkologIn als dringend notwendig:

„Aus medizinischen und pädagogischen Gründen sind ½jährliche Kontrollen erforderlich" (Lauritzen, 1994, S. 170).

Die Rahmenbedingungen machen die Pille für ÄrztInnen zu einer profitablen Versorgungsleistung und erklären dadurch zweifellos einen Teil der unkritisch positiven Einstellungen gegenüber der Pille und die gleichzeitig deutlich sichtbare Ablehnung aller übrigen Verhütungsmethoden.

Die weite Verbreitung der Pille ist sicher nicht zuletzt auch auf die Aktivitäten der Pharmaindustrie zurückzuführen. Es ist plausibel, dass die pharmazeutische Industrie grosses Interesse an der möglichst weiten Verbreitung ihrer kontrazeptiven Mittel hat. In der Roten Liste (Arzneimittelverzeichnis) von 1997 sind 57 verschiedene Hormonpräparate aufgeführt, deren primäre Zielsetzung die Verhütung einer Schwangerschaft ist. Seit 1992 darf die Pille Mädchen und jungen Frauen bis zum Alter von 20 Jahren auf Kassenrezept verordnet werden. Die Möglichkeit der kassenärztlichen Verordnung hat zur weiteren Attraktivität und Verbreitung der für Jugendliche eher teuren Präparate beigetragen. Laut Arzneiverordnungsreport (Schwabe & Rabe, 1997) fanden sich 1997 bei den 15- bis 19jährigen in der Rangliste der meistverordneten Medikamente auf Rang 2 (Valette) und auf Rang 4 (Microgyon) hormonale Kontrazeptiva (und dies, obwohl die Rangliste für beide Geschlechter gemeinsam erstellt wurde!). Vor allem die jungen Erstanwenderinnen sind für Pharmafirmen attraktive Kundinnen. Wenn sie das eigene Produkt anwenden und zufrieden sind, besteht zunächst keinerlei Veranlassung für einen Wechsel des Präparats, was, da die Pille den Status eines Langzeit„medikaments" hat, ökonomisch durchaus interessant sein kann. Von verschiedenen pharmazeutischen Firmen wird darum intensiv um Mädchen geworben. Es werden z.B. kostenlose Aufklärungsbroschüren erstellt, in denen Mädchen informiert werden über Veränderungen in der Pubertät, über Menarche und Menstruation oder über Brustwachstum und Schambehaarung. Ausserdem werden der Besuch bei der Frauenärztin bzw. dem Frauenarzt vorbereitet sowie Informationen über Schwangerschaftsverhütungsmethoden gegeben.

Es zeigt sich, dass der Hormonpräparate-Markt ein finanziell attraktiver Markt ist und dass Bestrebungen, ihn zu erweitern, bislang weitgehend erfolgreich waren. Die pharmazeutische Industrie hat natürlich ein berechtigtes Interesse daran, ihre Gewinne zu maximieren und wird vermutlich alle verfügbaren Marketingstrategien anwenden, um Gynäkologen und Gynäkologinnen zur häufigen Verschreibung und Mädchen zur häufigen Einnahme von hormonellen Kontrazeptiva zu motiveren und damit die langfristige Verbreitung der Pille sichern.

Resümierend kann also davon ausgegangen werden, dass neben den Mädchen, für die die Pille ein sicheres und bequemes Verhütungsmittel ist, und den Eltern, die vermutlich ebenfalls die hohe Sicherheit der hormonellen Verhütung zu schätzen wissen, auch Ärzte und Ärztinnen sowie die pharmazeutische Industrie ein grosses Interesse daran haben, die Pille frühzeitig und langfristig zu verwenden bzw. zu verbreiten. Alle Akteure und Akteurinnen gemeinsam sind demnach beteiligt an der weiten Verbreitung der Pille und der gleichzeitigen Vernachlässigung der übrigen Kontrazeptiva.

Nicht nur die präventive Verhütung von Schwangerschaften, sondern auch die Schwangerschaftsverhinderung nach dem Geschlechtsverkehr, beispielsweise durch die Verschreibung der sogenannten „Pille danach", fällt in den Aufgabenbereich mädchengynäkologischer Praxen. Die Abtreibung als Methode zum Schwangerschaftsabbruch wird in den gängigen deutschen mädchengynäkologischen Lehrbüchern hingegen nur am Rande thematisiert, obwohl 1996 von den 130.899 Schwangerschaftsabbrüchen fast 4 % bei unter 18jährigen vorgenommen wurden (Statistisches Bundesamt, 1998). In angloamerikanischen Lehrbüchern wird der Abtreibung mehr Raum gegeben, u.a. werden verschiedene Abtreibungsmethoden, die in deutschen Lehrbüchern gar nicht erwähnt werden, in jugendmedizinischen Lehrbüchern diskutiert (Stevens-Simon & McAnarney, 1992), was sicher auch auf die in den USA weiter verbreiteten Teenager-Schwangerschaften zurückzuführen ist.

Psychosoziale Aufgaben der Mädchengynäkologie

Für alle oben genannten Bereiche ist eine Tendenz zur Medikalisierung zu verzeichnen. Die weibliche Entwicklung, der weibliche Zyklus und der weibliche körperliche Reifungsprozess werden normiert, bestimmte Abweichungen von der Norm pathologisiert und mit Hilfe medizinischer Massnahmen reguliert. Dennoch gehen die meisten MedizinerInnen nicht davon aus, dass bei Mädchen häufig pathologische Befunde zu verzeichnen sind. Rothe (1993) z.B. weist darauf hin, dass es in der mädchengynäkologischen Sprechstunde „fast nie um Pathologie, sondern überwiegend um Physiologie, um funktionelle Störungen und um psychogene Adoleszentenprobleme" (S. 82) geht. Gille (1990) bemängelt, dass zahlreiche Mädchen medizinische Hilfe nicht in Anspruch nehmen, denn:

> „Das Klischee, dass man mit einem Arzt nur reden kann, wenn einem etwas fehlt, ist auch heute noch in vielen Köpfen verankert" (S. 462),

was nichts anderes heisst, als dass Mädchen medizinische Hilfe auch dann in Anspruch nehmen können und sollen, wenn keine Beschwerden oder Störungen vorliegen. „Der Kindergynäkologe ist der Anwalt des Kindes", wie Lauritzen (1996) es in einem einschlägigen Lehrbuch zur Kinder- und Jugendgynäkologie formuliert. Deutlicher kann kaum gesagt werden, dass die Aufgaben der KindergynäkologInnen weit über die der Medizin hinausgehen.

Da zahlreiche Normvarianten ohne biomedizinisch-organischen Krankheitswert sind, wird der Blickpunkt einerseits auf die psychosozialen Entwicklungsprozesse während der Pubertät und andererseits auf die mit Normvarianten einhergehenden psychosozialen Belastungen gelegt, um die Einbindung der gynäkologisch gesunden Mädchen in das medizinische System zu sichern und die Zuständigkeit der Ärzteschaft zu legitimieren.

> „Die Kindergynäkologie funktionalisiert die psychischen Probleme der Mädchen für ihre eigenen Interessen" (Schüssler & Bode, 1992, S. 111).

Vor dem Hintergrund, dass der Übergang vom Kindes- zum Erwachsenenalter und die damit einhergehenden biologischen Reifeprozesse zu psychosozialen Veränderungen und Belastungen führen können, wird die Tätigkeit von PädiaterInnen und MädchengynäkologInnen als präventive Unterstützungsaufgabe bei der Bewältigung des Erwachsenwerdens definiert. Aufgabe der Mädchengynäkologie ist es,

> „... junge Mädchen auf dem schwierigen und komplizierten, für ihren individuellen Reifungsprozess aber notwendigen Weg der Ablösung von den Eltern (...) Begleitung zu sein" (Lauritzen, 1994, S. 164).

Die Tätigkeiten der GynäkologInnen sollten nach Esser Mittag (1994) vor allem darauf ausgerichtet sein, Unwissenheit und Unsicherheiten zu reduzieren. MädchengynäkologInnen sollten u.a.

Unterstützung leisten bei der Wahl der Hygienemethode während der Menstruation, Hilfestellung geben bei der Entscheidung für oder gegen eine Empfängnisverhütungsmethode, Informationen geben zur Sterilitätsprophylaxe und auch beratend tätig sein u.a. bei Fragen der Partnerschaft und Sexualität einschliesslich sexueller Tabus, sexueller Praktiken und Risiken sowie bei Befürchtungen über individuelle Entwicklungsvarianten. Weiteres Ziel der Beratungsangebote ist nach Bitzer (1998) die Schulung der Fähigkeiten zur Selbstwahrnehmung, Selbstbestimmung, Autonomie und Durchsetzungsfähigkeit sowie zur Kontakt- und Beziehungsaufnahme, zu Empathie und zur Entwicklung von Respekt und Toleranz. Auch in pädiatrischen Jugendsprechstunden nehmen Ärzte und Ärztinnen für sich in Anspruch, psychische und soziale Problematiken, etwa Leistungsstörungen, auffälliges Sozialverhalten, Drogenkonsum oder Schulprobleme, therapeutisch zu behandeln. Hier können alle Fragen der sexuellen und soziokulturellen Aufklärung; z.B. die Erziehung zur Liebesfähigkeit und die Auseinandersetzung mit Autorität, Tradition oder gesellschaftlichen Normen, in der pädiatrischen Jugendsprechstunde bearbeitet werden (Weissenrieder, 1995).

Neben der ärztlichen Aufgabe der Begleitung dieses Entwicklungsabschnitts ist offenbar die gynäkologische Unterstützung bei Belastungen, die durch das Auftreten körperlicher Normvarianten entstehen, notwendig. Bei den in der Literatur diskutierten Störungsbildern ohne organischen Krankheitsbefund stehen weniger die somatischen, sondern vor allem die psychosozialen Aspekte bestimmter Symptomatiken im Vordergrund. Zwar werden Variationen der physiologischen Entwicklung von den meisten MädchengynäkologInnen als somatisch unbedenklich beschrieben, unter Berufung auf die anscheinend extreme Belastung von Mädchen bei Auftreten von Normabweichungen jedoch dennoch als behandlungsbedürftig klassifiziert. Beispielsweise wird einer Menstruation, die bis ins Jugendalter hinein nur unregelmässig auftritt, psychologisches Konfliktpotential zugeschrieben.

„Auch das Selbstwertgefühl der Jugendlichen hängt von der Ungestörtheit der menstruellen Blutungen ab. Die Normalität dieser Funktionen gilt ja schliesslich auch als Prognostikum für die Erfüllung der späteren Rolle als Frau und Mutter. (...) Psychologische und soziologische Untersuchungen [ohne Beleg, Anmerkung BS] haben gezeigt, dass junge Mädchen mit später Pubertät und Menarche oder mit primärer oder langandauernder sekundärer Amenorrhoe oft Minderwertigkeitskomplexe entwickeln und im späteren Leben als Frau Probleme mit dem sozialen Status und sexuellen Partnerschaften haben. Eine frühzeitige Behandlung ist daher als eine sozial- und sexualmedizinische Prophylaxe anzusehen und fördert zudem die geistig-sexuelle Reifung" (Lauritzen, 1994, S. 57 und 74).

Die Psychopathologisierung solcher weitgehend unauffälliger somatischer Befunde wirkt wie eine praktikable Methode zur Sicherstellung des medizinischen Leistungsanspruchs in der Mädchengynäkologie.

Resümee

Die gründliche Betrachtung mädchengynäkologischer Fachliteratur legt teilweise den Verdacht nahe, dass die Etablierung der Mädchengynäkologie weniger medizinischen Erwägungen geschuldet ist, sondern vielmehr ein Versuch der Rekrutierung einer zusätzlichen „behandlungsbedürftigen" Zielgruppe ist. Trotz der von Seiten der Medizin dargestellten Notwendigkeit von mädchengynäkologischen Versorgungsstrukturen ist oft nur schwer nachzuvollziehen, ob ein tatsächlicher Bedarf an solchen Leistungen besteht. Es stellt sich die Frage, ob die Häufigkeit gynäkologischer Störungen bei Mädchen wirklich gross genug und die Relevanz mädchengynäkologischer Störungen wirklich gravierend genug ist, dass sie die Konstituierung einer eigenen Fachdisziplin rechtfertigen.

Nachdem bereits die Bereiche Schwangerschaft und Geburt sowie die Wechseljahre als anscheinend krankhafte Zustände in die medizinische Disziplin übernommen wurden, wird mit der Mädchengynäkologie nun ein neues Feld für die medizinische Forschung und Anwendung besetzt. Die Bestrebungen der weiträumigen Implementierung mädchengynäkologischer Einrichtungen ist scheinbar insbesondere darauf ausgerichtet, Reife-Variationen zu pathologisieren und somit einen neuen Markt an Massnahmen der Prävention und Kuration zu erschliessen sowie ausserdem darauf angelegt, medizinfremde Leistungen in das Angebot aufzunehmen.[4]

Neben der Diagnostik und Therapie von mehr oder weniger pathologischen Störungen nehmen vor allem psychosoziale Aufgaben in der mädchengynäkologischen Praxis viel Raum ein, wobei die Schwerpunkte der Arbeit eher sozialpädagogischer als medizinischer Natur sind. Zusätzlich zu den wissensvermittelnden Beratungsleistungen sollen in mädchengynäkologischen Sprechstunden Angebote zur psychosozialen Kompetenzsteigerung sowie Unterstützungsleistungen zur allgemeinen Lebensbewältigung bereitgestellt werden. Nicht zuletzt werden alle Aspekte von Sexualität, Schwangerschaft und Verhütung als gynäkologische Themenbereiche klassifiziert.

Die Betonung der Notwendigkeit psychosozialer Arbeit in der Mädchengynäkologie erscheint aufgrund der teilweise fehlenden medizinischen Indikation bei zahlreichen puberalen Fragestellungen weniger wie eine Massnahme zur Versorgungsoptimierung, sondern als eine zur Versorgungsmaximierung. Das zusätzliche Angebot an psychosozialer Prävention erlaubt es, die klassischen medizinischen, doch möglicherweise nicht ausreichend nachgefragten, prophylaktisch, diagnostisch und therapeutisch orientierten Aufgabenfelder der Gynäkologie zu erweitern. Mit dem Geltendmachen der im weitesten Sinne psychosozialen gynäkologischen Prävention als ärztliche Aufgabe kann der bestehende Leistungskatalog um das psychosoziale Arbeitsfeld ausgebaut werden.

Der angestrebte, extrem breitgefächerte Leistungskatalog der Mädchengynäkologie, der neben der Diagnostik und Behandlung somatischer Störungen ausserdem die Normierung, Pathologisierung und Regulierung unauffälliger Befunde sowie die Medizinisierung medizinfremder, psychologischer und sozialpädagogischer Aufgaben und Leistungen einschliesst, erscheint nur aus

---

4 Vergleichbare Tendenzen lassen sich auch für die Gynäkologie bei älteren Frauen feststellen. Auch hier entsteht der Eindruck, dass ältere Frauen als neue Zielgruppe rekrutiert werden sollen, für die die „Altersgynäkologie", nur wenig überspitzt formuliert, Hormonpräparate und Lebenstilberatung vorhält (Lauritzen, 1998). Interessanterweise ist der genannte Befürworter der Altersgynäkologie gleichzeitig einer der führenden Vertreter der Mädchengynäkologie.

berufspolitischen Erwägungen sinnvoll und verständlich, ist jedoch ansonsten kaum zu rechtfertigen. Es ist zu bezweifeln, dass Mädchen bei allen gynäkologischen, sexuellen, partnerschaftlichen und sonstigen Fragestellungen gynäkologische Unterstützung benötigen. In Deutschland ist ein hochspezialisiertes Netz an PädagogInnen, SozialarbeiterInnen, ErzieherInnen, SozialpädagogInnen und PsychologInnen speziell für diese Arbeit ausgebildet und im Vergleich zur Ärzteschaft in der Regel sehr viel besser qualifiziert. Durch die Ausweitung der explizit mädchengynäkologischen Leistungen besteht zusätzlich die Gefahr, dass durch die Etablierung einer solchen Subdisziplin und einer daraus erwachsenden angebotsinduzierten Nachfrage zahlreiche ehemals nicht notwendigerweise medizinisch betreute Leistungen in die gynäkologische Regelversorgung aufgenommen werden. Auf dem Hintergrund der in Deutschland geführten Debatten um Rationalisierung und Rationierung im Gesundheitswesen erscheinen diese Bestrebungen als geradezu absurd. Aber auch aus sozialpsychologischer und gesellschaftspolitischer Perspektive ist eine Ausweitung des medizinischen Leistungsspektrums auf nichtmedizinische Bereiche nicht anzustreben, da damit die verringerte Selbstwahrnehmung für die eigenen körperlichen Prozesse, die Entwicklung eines Selbstbildes als „krank" sowie die vermehrte Abhängigkeit von einem normierenden und regulierenden Medizinsystem einhergehen können. Die Etablierung einer spezialisierten Fachrichtung erscheint unter der Voraussetzung, dass Mediziner und Medizinerinnen in ihrem eigentlichen Tätigkeitsbereich bleiben wollen, wenig schlüssig. Pädiatrische und gynäkologische Störungen mit eindeutiger medizinischer Indikation sollten auch zukünftig von den hierin kompetenten und erfahrenen FrauenärztInnen und KinderärztInnen betreut werden, alle übrigen Aufgaben der mädchengynäkologischen Spezialdisziplin sind entweder als Überangebot zu bewerten oder sollten von speziell qualifizierten, psychosozialen Fachkräften geleistet werden.

Antje Brockman & Daria Reichard

Schwangerschaft und Geburt im „Zangengriff" der Medizin

Die Lebensphasen Schwangerschaft und Geburt sind weibliche Umbruchphasen, die in ganz besonderem Ausmass Medikalisierungsprozessen unterworfen sind. So weist die Sozialwissenschaftlerin Eva Schindele darauf hin, dass im Rahmen der Schwangerenvorsorge die Anzahl der medizinischen Untersuchungen in den letzten zwei Jahrzehnten um 500 % gestiegen ist. Als Risikoschwangere eingestuft zu werden, gilt im statistischen Sinne als normal, da über die Hälfte aller Schwangeren die Kriterien erfüllen, die sie zur Risikoschwangeren machen. Und auch die Rate der Kaiserschnittgeburten, die ein Indikator für den Medikalisierungsgrad ist, ist in den vergangenen Jahren drastisch angestiegen (Schindele, 1995).

Die Medikalisierung von Schwangerschaft und Geburt geht mit einer immer weitergehenden Technisierung einher, die auf die Kontrolle des Schwangerschafts- und Geburtsprozesses zielt. Hauptargument für diese Entwicklung ist das Bestreben, die perinatale Sterblichkeit weiter zu senken. Diese ist tatsächlich in den letzten Jahren zurückgegangen. Unklar ist jedoch, ob dies als alleiniger Erfolg der modernen Perinatalmedizin anzusehen ist (Rauchfuss, 1996). Es ist anzunehmen, dass neben den medizinischen Fortschritten soziokulturelle Veränderungen, wie zum Beispiel bessere soziale und finanzielle Bedingungen oder eine geringere Diskriminierung unverheirateter Mütter, eine bedeutende Rolle bei den sinkenden perinatalen Mortalitätsraten spielen (Schindele, 1995).

In diesem Beitrag soll der Prozess der Medikalisierung der Schwangerenvorsorge am Beispiel der Pränataldiagnostik und der Definition von Risikoschwangerschaften beschrieben werden. Die Medikalisierung der Geburt wird am Beispiel des Wandels der Geburtshaltung, der Periduralanästhesie und des Kaiserschnitts aufgezeigt.

Schwangerenvorsorge und -begleitung durch die Medizin

Mit der zunehmenden Professionalisierung der Medizin im 18. Jahrhundert ging eine Verdrängung der Hebammen aus der Geburtshilfe einher. Die bis dahin allein in Frauenhand liegende Geburtshilfe geriet zunehmend in Ärzte- und somit in Männerhand (vgl. hierzu den Beitrag von Kolip in diesem Band). Seit Beginn des 19. Jahrhunderts wurde dann vermehrt auch das Gebiet der Schwangerenvorsorge und Schwangerschaftsbegleitung von der Ärzteschaft entdeckt und als Zuständigkeitsbereich besetzt, so dass heute in Deutschland die Schwangerenvorsorge üblicherweise durch eine Ärztin/einen Arzt in einer gynäkologischen Praxis erfolgt. Weniger bekannt und dementsprechend noch selten von schwangeren Frauen genutzt ist die Möglichkeit, die Vorsorgeuntersuchungen (mit Ausnahme der Ultraschalluntersuchungen und Blutgruppenbestimmung) von einer Hebamme allein oder im Wechsel von einer Gynäkologin, einem Gynäkologen und einer Hebamme durchführen zu lassen.

Die veränderte Wahrnehmung der Schwangerschaft

Die medizinischen Möglichkeiten, die es erlauben, immer mehr Informationen über den Fötus zu erhalten, haben bei den Frauen zu einer tiefgreifenden Veränderung in der Einstellung und Wahrnehmung der Schwangerschaft geführt. Besonders die Möglichkeiten des Sichtbarmachens - sei es durch einen farbigen Streifen beim Schwangerschaftstest oder durch die Bilder der Ultraschalluntersuchungen - haben eine Verlagerung der Konzentration vom Spüren auf das Sehen bewirkt. Diese Entwicklung hat auch dazu geführt, dass der Fötus zunehmend als eigenständiges Wesen begriffen wird. Mit der Idee vom Fötus als Individuum, das es zu schützen gilt, ist eine Verschiebung der Intention der Schwangerenvorsorge verbunden: Stand früher die gesundheitliche Situation der Mutter im Vordergrund der Untersuchungen, so ist es heute eher die Orientierung auf das Gelingen eines gesunden Kindes (Duden, 1993; Link & Künzel, 1989).

Der Ausbau der Vorsorgeuntersuchungen hat zu einer Kompetenzverschiebung im Lebensabschnitt Schwangerschaft geführt: weg von der werdenden Mutter hin zu den ÄrztInnen. Um den Zustand des Ungeborenen zu beurteilen, galten früher die Selbstbeobachtungen der Mutter als alleiniger Massstab. An ihre Stelle ist zunehmend die technologievermittelte Fremdbeobachtung durch die MedizinerInnen getreten. Nur noch jede elfte Schwangere trifft eigenständige Entscheidungen bezüglich ihres Verhaltens in der Schwangerschaft und unter der Geburt. Neun von zehn Schwangeren dagegen sehen in ihren GynäkologInnen die ausschliesslich kompetenten Entscheidungsträger. „Inzwischen scheinen schwangere Frauen ihrem Arzt mehr zu vertrauen als ihrer eigenen Wahrnehmung", kritisiert Eva Schindele (1995, S. 89).

Normierung der Schwangerschaft durch Richtlinien

Der Medikalisierungsaspekt der Normierung wird im Rahmen der Schwangerenvorsorge besonders deutlich durch die in den Mutterschaftsrichtlinien vorgeschriebenen Vorsorgeuntersuchungen. Bei den Mutterschaftsrichtlinien handelt es sich um gesetzliche Richtlinien über die ärztliche Betreuung während der Schwangerschaft und nach der Entbindung (Dalheimer, 1990). Bei einer regulär verlaufenden Schwangerschaft sind insgesamt zehn Vorsorgeuntersuchungen vorgesehen. Nach einer Untersuchung zur Feststellung der Schwangerschaft soll die erste Untersuchung eine ausführliche Anamnese sowie eine Allgemeinuntersuchung umfassen. Im Abstand von vier Wochen finden dann weitere Untersuchungen statt, die folgende Elemente beinhalten: Gewichtskontrolle, Blutdruckmessung, Urinuntersuchung, Blutuntersuchungen zur Hämoglobinbestimmung und Erythrozytenzählung (ab dem sechsten Schwangeschaftsmonat), Kontrolle des Standes der Gebärmutter, Kontrolle der kindlichen Herzaktionen sowie die Feststellung der kindlichen Lage. Bei drei Untersuchungsterminen ist zusätzlich der Einsatz eines Ultraschallgeräts zur Überprüfung und Beurteilung der Schwangerschaft vorgesehen. Die Mutterschaftsrichtlinien sehen ausserdem vor, dass die Ärztin/der Arzt der Schwangeren nach der Feststellung der

Schwangerschaft einen sogenannten „Mutterpass" ausstellt (sofern sie nicht von vorherigen Schwangerschaften einen solchen Pass besitzt), in dem die Ergebnisse der Untersuchungen festgehalten werden.

Die Mutterschaftsrichtlinien schreiben weiter vor, dass die GynäkologInnen jede schwangere Frau, die über 35 Jahren alt ist, auf die Möglichkeit einer Amniozentese (Fruchtwasseruntersuchung) hinweisen muss. Dies liegt darin begründet, dass Chromosomenabweichungen eher bei älteren als bei jüngeren Frauen auftreten. Die erblichen und der grösste Teil der nicht erblichen Behinderungen sind allerdings unabhängig vom Alter der Mutter. Die Festschreibung des Hinweises hat in der Praxis dazu geführt, dass viele ältere Frauen zu diesem Eingriff gedrängt werden und die Amniozentese bei Schwangeren über 35 Jahren nahezu routinemässig durchgeführt wird.

Auch wenn Schwangerschaft von seiten der MedizinerInnen immer wieder als natürlicher und lebendiger Prozess beschrieben wird, erscheint es vielen ÄrztInnen dennoch folgerichtig, immer intensiver nach Normabweichungen zu suchen. Frauen, bei denen im Rahmen der Untersuchungen Abweichungen von den vorgegebenen Normwerten festgestellt werden, gelten als besonders beobachtungs- und häufig auch behandlungsbedürftig. Die Pathologisierung und die daraus folgende Regulierung der Schwangerschaft werden bei der Pränataldiagnostik und der Konstruktion von „Risikoschwangerschaften" besonders deutlich und soll nachfolgend beschrieben werden.

Pränataldiagnostik

Unter Pränataldiagnostik werden vorgeburtliche Untersuchungen und Tests auf mögliche Erkrankungen, Fehlbildungen und Behinderungen des heranwachsenden Fötus bei schwangeren Frauen verstanden. Der Begriff „Pränataldiagnostik" ist ungenau und beschönigend, wenn davon ausgegangen wird, dass der Begriff der Diagnose stark an den der Krankheit gekoppelt ist und somit die Möglichkeit von Therapie und Heilung beinhaltet. Da sich die vorgeburtlichen Untersuchungen aber in den meisten Fällen auf die Entdeckung von nicht behandelbaren Erkrankungen und Behinderungen beziehen, handelt es sich bei pränataldiagnostischen

Untersuchungen meist eher um Selektionsverfahren, deren einzige Interventionsmöglichkeit der Schwangerschaftsabbruch ist. Somit geht es im Rahmen der pränataldiagnostischen Verfahren nicht um Vorsorge im Sinne einer frühzeitigen Erkennung von Krankheitsgefahren und deren Abwendung durch therapeutische Massnahmen, sondern um eine „Qualitätskontrolle" (Wildfeuer, 1997).

Die Idee von der Machbarkeit gesunder Kinder

Die Schwangerschaft ist eine Umbruchphase, die meist mit gemischten und zum Teil widersprüchlichen Gedanken, Erwartungen und Gefühlen einhergeht. Neben Wunschvorstellungen und Freude über das zu erwartende Kind, treten häufig auch Beunruhigungen und Ängste hinsichtlich einer ungewissen Zukunft auf. Für viele werdende Mütter stellen sich besonders zu Beginn der Schwangerschaft - und ganz besonders, wenn es sich um die erste Schwangerschaft handelt - Fragen, die sich zum einen auf die Veränderung des bisher gewohnten Lebensalltags und zum anderen konkret auf das erwartete Kind beziehen. In diese Zeit der Veränderungen und Überlegungen fällt für die schwangere Frau auch die Entscheidung, ob und an welchen vorgeburtlichen Untersuchungen sie teilnimmt.

Bereits das Wissen um die Möglichkeiten der Pränataldiagnostik verändert das Erleben der Schwangerschaft - unabhängig davon, ob die Diagnosemöglichkeiten in Anspruch genommen werden oder nicht. Kirchner-Asbrock und Kurmann (1998) weisen in ihrer Broschüre zur vorgeburtlichen Diagnostik darauf hin, dass es heute schon fast unmöglich geworden ist, einfach „guter Hoffnung" zu sein; wurde früher ein gesundes Kind als Geschenk und ein krankes oder behindertes Kind als Schicksal begriffen, so haben heute immer mehr Menschen die Erwartung, dass ein gesundes Kind aufgrund der zur Verfügung stehenden Untersuchungsmethoden „technisch machbar" ist.

Unter diesen Voraussetzungen geraten schwangere Frauen unter einen verstärkten Rechtfertigungsdruck: Die angestrebte eigene Entscheidung, ob und welche vorgeburtliche Untersuchungen durchgeführt werden sollen, wird stark durch die Reaktionen des Partners, der FreundInnen, der Familie sowie der Ärztin/des

Arztes beeinflusst, die häufig die Teilnahme an den Untersuchungen als „heutzutage selbstverständlich" ansehen. So wünschen sich nicht nur die Mütter pflegeleichte Kinder, sondern, wie Margaretha Kurmann als Beraterin von „Cara", einer Beratungsstelle zur vorgeburtlichen Diagnostik in Bremen, weiss, wünschen sich die Menschen im sozialen Umfeld der Frauen auch pflegeleichte Mütter (Kurmann, 1997).

Frauen, die sich gegen die Durchführung pränataler Diagnoseverfahren entscheiden, laufen Gefahr, sich eigenen und von aussen an sie herangetragenen Schuldzuweisungen auszusetzen, wenn sie ein behindertes Kind zur Welt bringen. Die Meinung, dass „heutzutage niemand mehr ein behindertes Kind bekommen muss", ist in unserer Gesellschaft zunehmend verbreitet, ebenso wie die Ansicht, dass Frauen „selber Schuld" sind, wenn sie ein krankes oder behindertes Kind bekommen, was durch Vorsorgeuntersuchungen hätte vermieden werden können (Kirchner-Asbrock & Kurmann, 1998).

Verfahren und Methoden der Pränataldiagnostik

Die moderne Pränataldiagnostik bietet vielfältige Möglichkeiten, Informationen und Wissen über das ungeborene Kind zu erlangen (siehe Kasten). Hierfür ist es notwendig, dass sich die schwangeren Frauen medizinischen Verfahren unterziehen, die Einblicke in ihr Körperinneres gewähren und somit unweigerlich Einfluss auf ihr Schwangerschaftserleben haben. Bei der Deutung der Ergebnisse sind die Frauen auf Erklärungen der MedizinerInnen angewiesen. So müssen sie einerseits die Verantwortung in die Hand medizinischer ExpertInnen geben, andererseits tragen sie letztendlich die alleinige Verantwortung, welche Konsequenzen ein auffälliger Befund für ihre Schwangerschaft hat.

Wie Benthaus, Griep und Wegener (1997) in ihrer Veröffentlichung zu vorgeburtlichen Diagnosen schreiben, ist mit Blick auf die vielfältigen Verfahren und Methoden der Pränataldiagnostik daran zu erinnern, dass mit 97 % die überwiegende Mehrheit aller Neugeborenen gesund auf die Welt kommen. Im Verlauf der Schwangerschaft oder bei der Geburt werden ca. 2 % der Kinder geschädigt, und nur bei ca. 1 % aller Neugeborenen liegen genetische Besonderheiten vor, die zum einen Teil erblich bedingt sind und zum anderen spontan bei der Verschmelzung der Keimzellen auftreten. Dagegen werden 90 % aller Behinderungen nach der Geburt durch Krankheiten oder Unfälle verursacht

Die gängigsten Verfahren der Pränataldiagnostik

• *Sonographie (Ultraschall)*

Zeitpunkt: jederzeit möglich; in den Mutterschaftsrichtlinien sind drei Untersuchungen vorgesehen (9.-12., 19.-22. und 29.-33. SSW); weitere Untersuchungen müssen durch die ÄrztInnen diagnostisch begründet werden. Im Durchschnitt werden 6 bis 7 Untersuchungen pro Schwangerschaft durchgeführt.

Resultat: sofort.

Verfahren: Mit einem Ultraschallgerät werden Schallwellen auf die Gebärmutter und das Ungeborene gesendet, und anhand der je nach Gewebedichte unterschiedlich reflektierenden Echos wird ein Bild zusammengesetzt, das eine Darstellung des Ungeborenen ermöglicht.

Diagnosemöglichkeiten: Schwangerschaftsbestätigung, Eileiterschwangerschaft, Mehrlingsschwangerschaft, Geburtstermin, biometrische Masse, Fruchtwassermenge, Plazentastruktur, Hinweise auf Missbildungen: z.B. Nackenödem, Hydrocephalus („Wasserkopf"), Anencephalus (keine Ausbildung des Grosshirns), Nierenzysten, kardiale Missbildungen.

Die Rate der Fehlinterpretation liegt bei ca. 40 % und ist abhängig von der Erfahrung der ÄrztInnen sowie von der Qualität der Geräte. Die Ungefährlichkeit der Wärmeentwicklung beim Ultraschall für das Ungeborene ist bislang noch nicht eindeutig nachgewiesen.

• *Protein-chemische Analyse/AFP-Test/Triple-Test*

Zeitpunkt: 15.-18. SSW.

Resultat: nach ca. 1 Woche.

Verfahren: Untersuchung von bestimmten Proteinen (beim AFP-Test die Werte des Alpha-feto-Proteins, beim Triple-Test zusätzlich die HCG- und Ostiriol-Hormonwerte) im Blut der Schwangeren, um Schlüsse auf den Zustand bestimmter Gene zu ziehen.

Diagnosemöglichkeiten: Neuralrohrdefekte: Spina bifida („offener Rücken") oder Anenzephalus, Trisomien: Trisomie 21 (Down-Syndrom), Trisomie 18 (Edward-Syndrom) Trisomie 13 (Patau-Syndrom), Organfehlbildungen.

Bei dem Test kommt es zu hohen Raten falscher Ergebnisse, was mit z.T. risikoreichen Folgeuntersuchungen und Verunsicherungen für die Frauen verbunden ist. Es handelt sich lediglich um Risikoberechnungen, die keine Aussage über das tatsächliche Vorliegen einer chromosomalen Besonderheit treffen.

- *Amniozentese (Fruchtwasserpunktion)*

Zeitpunkt: 15.-19. SSW.

Resultat: nach 2 bis 4 Wochen.

Verfahren: Unter Ultraschallkontrolle wird mittels einer Hohlnadel, die durch die Bauchdecke der Schwangeren gestochen wird, etwas Fruchtwasser entnommen, um anschliessend eine Chromosomenanalyse durchzuführen.

Diagnosemöglichkeiten: Neuralrohrdefekte, Trisomien, Geschlechtschromosomenanomalien (z.B. Turner-Syndrom oder Klinefelter-Syndrom).

Das Risiko, dass durch die Fruchtwasserpunktion eine Fehlgeburt ausgelöst wird, liegt bei 1 % (und ist damit in vielen Fällen höher als die Wahrscheinlichkeit, dass das Kind einen Chromosomenschaden hat). Die Wartezeit auf die Ergebnisse belastet viele Frauen und wirkt sich negativ auf das Schwangerschaftserleben aus. Die Ergebnisse erlauben keine Aussagen über den Schweregrad der Behinderung. Bei einem Schwangerschaftsabbruch zu einem späten Zeitpunkt ist die Einleitung einer Geburt erforderlich, die mit körperlichen und starken psychischen Belastungen verbunden ist.

- *Chorionzottenbiopsie/Plazentabiopsie*

Zeitpunkt: 9.-12. SSW Chorionzottenbiopsie, ab 13. SSW Plazentabiopsie.

Resultat: nach ca. 1 Woche, bei DNA-Analyse später.

Verfahren: Unter Ultraschallkontrolle wird durch die Bauchdecke (Chorionzottenbiopsie) oder durch die Scheide und den Muttermund (Plazentabiopsie) mit einer Hohlnadel Gewebe aus der Embryonalhülle bzw. aus der Plazenta entnommen, um anschliessend eine Chromosomen- bzw. DNA-Analyse durchzuführen.

Diagnosemöglichkeiten: Neuralrohrdefekte, Trisomien, Geschlechtschromosomenanomalien, bei DNA-Analyse Erbkrankheiten, wie z.B. Chorea Huntington, Mucoviszidose, Muskeldystrophie.

Der Vorteil dieser Methode, dass ein möglicher Schwangerschaftsabbruch zu einem im Vergleich zur Amniozentese frühen Zeitpunkt mittels Absaugmethode durchgeführt werden kann, wird durch das hohe zusätzliche Fehlgeburtsrisiko von ca. 3 bis 8 % und durch das häufigere Auftreten von Beschwerden (Schmerzen, Blutungen) zunichte gemacht. In seltenen Fällen kommt es zu Fehlbildungen an Fingern, Zehen, Zunge und Unterkiefer des Kindes. Die Ergebnisse erlauben keine Aussagen über den Schweregrad der Behinderung.

- *Cordozentese (Nabelschnurpunktion)*

Zeitpunkt: ab der 16. SSW.

Resultat: nach 2 bis 4 Tagen.

Verfahren: Unter Ultraschallkontrolle wird mit Hilfe einer Kanüle, die durch die Bauchdecke und die Plazenta gestochen wird, Blut des Ungeborenen aus dem Nabelschnuransatz entnommen.

Diagnosemöglichkeiten: Blutkrankheiten (z.B. Hämophilien, Rhesusunverträglichkeiten), Muskel- oder Stoffwechselerkrankungen, chromosomale Besonderheiten, O_2/CO_2-Untersuchung, Infektionen.

Der Eingriff gilt als risikoreich, das zusätzliche Fehlgeburtsrisiko liegt zwischen 1 und 3 %. Der späte Zeitpunkt des Eingriffs lässt meist keinen schonenden Schwangerschaftsabbruch zu. Es besteht die Gefahr einer Rhesussensibilisierung und des Eintritts von Blutungen.

- *Fetoskopie*

Zeitpunkt: 15.-22. SSW.

Resultat: sofort bei Betrachtung, nach ca. 1 Woche bei Blut- bzw. Gewebeproben.

Verfahren: Zur Betrachtung und/oder zur Entnahme von Blut- oder Gewerbeproben beim Ungeborenen wird ein Endoskop durch die Bauchdecke oder vaginal in die Fruchtblase geführt.

Diagnosemöglichkeiten: genetisch bedingte Haut- und Bluterkrankungen, Infektionen, Nabelschnurbruch, Organschädigungen.

Es handelt sich um einen risikoreichen Eingriff, der nur selten durchgeführt wird. Das Fehlgeburtsrisiko liegt bei ca. 8 %. Für die Frau besteht die Gefahr einer Infektion und einer Verletzung von Blase und Darm, beim Fötus sind oberflächliche Hautverletzungen durch die Nadel und Augenschäden durch die Lichteinwirkung möglich.

Aus der Sicht der ÄrztInnen beinhaltet die Anwendung vorgeburtlicher Untersuchungen neben den Bemühungen zum Wohl der Schwangeren und des Ungeborenen auch Aspekte der ökonomischen und rechtlichen Absicherung. Zum einen profitieren sie finanziell davon, wenn die Untersuchungen bei möglichst vielen Frauen möglichst häufig angewendet werden. Zum anderen führen die rechtlichen Rahmenbedingungen dazu, dass die ÄrztInnen aus Furcht, einen Kunstfehler vorgeworfen oder nachgewiesen zu bekommen, möglichst umfassend die diagnostischen Möglichkeiten einsetzen. Auf der Suche nach Sicherheit und Wissen wenden sich aber auch die schwangeren Frauen zunehmend an ihre ÄrztInnen und fragen die pränatalen Untersuchungsmethoden nach (Blatt, 1991; Ahner et al., 1996).

Verunsicherung statt Sicherheit

Zwar wird Pränataldiagnostik in der Absicht durchgeführt, Wissen, Sicherheit und Beruhigung herzustellen, sie bietet aber den schwangeren Frauen lediglich eine vermeintliche Sicherheit und führt häufig zu Verunsicherungen, da die Ergebnisse der Untersuchungen lediglich Aussagen darüber ermöglichen, ob ganz bestimmte Behinderungen vorliegen oder nicht vorliegen. Das Ausschliessen von bestimmten Beeinträchtigungen ist aber nicht gleichzusetzen mit einer Garantie für ein gesundes Kind (Beaulieu & Lippman, 1995). Hinzu kommt, dass bei auffälligen Befunden Aussagen über den Schweregrad der gefundenen Erkrankung oder Behinderung nur selten möglich sind, so dass unklar bleibt, wie sich das Leben des Kindes und das Leben mit dem Kind gestalten wird.

Die Verunsicherung, die mit den invasiven pränataldiagnostischen Verfahren verbunden ist, liegt zum einen in den Wartezeiten auf die Untersuchung und zwischen den Untersuchungen bis zum Vorliegen der Ergebnisse. Das Warten auf das Ergebnis wird von vielen Frauen als belastend empfunden. So wollen sie sich auf die Schwangerschaft erst dann endgültig einlassen, wenn die Untersuchung den erhofften Befund erbringt. Zum anderen kommt es zu Verunsicherungen, wenn ein Test oder eine Untersuchung zum Ergebnis hat, dass eine Normabweichung oder Erkrankung vorliegt. Da sowohl die schwangeren Frauen als auch die ÄrztInnen die Untersuchung meist in der Hoffnung durchführen, Beruhigung und Sicherheit über den gesundheitlichen Zustand des Ungeborenen zu erfahren, sind sie häufig nicht auf ein gegenteiliges Ergebnis vorbereitet. Meist bedarf es nach einem auffälligen Befund einer Wiederholung der Untersuchung oder weiterer Untersuchungen zur Abklärung und Absicherung des Befundes, da die falsch-positiv Rate bei einigen Diagnoseverfahren recht hoch ist.

Erweist sich der Verdacht als bestätigt, stehen die Schwangeren vor der Entscheidung, ob sie die Schwangerschaft abbrechen oder weiter fortsetzen wollen. Viele der genannten Verfahren liefern die Ergebnisse erst in einem relativ späten Stadium der Schwangerschaft, so dass ein schonender Abbruch mit der Absaugmethode meist nicht mehr möglich ist. Rein rechtlich ist ein Schwangerschaftsabbruch aufgrund einer medizinischen Indikation nicht an eine zeitliche Frist gebunden, also in der gesamten Schwangerschaft möglich (Hennies, 1998). Ein Schwangerschaftsabbruch kann jedoch ab dem fünften Schwangerschaftsmonat nicht mehr mit den konventionellen Methoden des Abort durchgeführt werden (vgl. dazu Bornhäuser in diesem Band). Deshalb wird in diesen Fällen durch die Verabreichung von wehenauslösenden Mitteln eine Geburt eingeleitet, während der der Fötus stirbt. Die künstlich eingeleitete Geburt kann einige Stunden und manchmal Tage dauern. In selten Fällen verstirbt das Kind nicht und muss dann wie eine Frühgeburt behandelt werden. Dies stellt die den Abbruch durchführenden Ärztinnen und Ärzte vor ein ethisches Dilemma. Um dies zu vermeiden, wird in vielen Fällen vor der Geburtseinleitung der Fötus medikamentös abgetötet (Benthaus et al., 1997). Ein Schwangerschaftsabbruch durch die Einleitung einer Geburt ist mit körperlichen, aber vor allem mit starken psychischen Belastungen verbunden. Aber auch ein nicht bestätigter Verdacht auf eine Behinderung führt zu Ängsten und Verunsicherungen, die meist die gesamte Schwangerschaft überdauern.

Risikoschwangerschaft als medizinisches Konstrukt

Die Schwangerschaft ist eine Lebensphase, die neben der hohen individuellen Wertigkeit für die Schwangere auch auf gesellschaftlicher Ebene einen äusserst sensiblen Bereich darstellt und mit einer erhöhten Risikosensibilität verbunden ist. Obwohl die Mehrzahl der Behinderungen aus Unfällen oder Krankheiten nach der Geburt resultiert, ist die Wahrnehmung von Risiken während der Schwangerschaft oder Geburt deutlich stärker ausgeprägt. Ein Grund dafür ist sicherlich, dass die spezifischen Umstände von Schwangerschaft dem medizinisch-naturwissenschaftlichen Paradigma entgegenkommen, das stark an einer „Laborsituation" orientiert ist: Während sich die Unfälle nach der Geburt in einer medizinisch nicht kontrollierbaren Umwelt ereignen, bietet die Schwangerschaft Interventionsmöglichkeiten in einem fest lokalisierten Raum, dem Mutterleib, mit scheinbar kontrollierbaren Ursache-Wirkungs-Ketten.

Der Begriff des Risikos wird in der Schwangerenvorsorge häufig gleichgesetzt mit Krankheit und Behinderung. Mit dem Ausschluss von Risiken wird gleichzeitig der Ausschluss von Krankheiten und Behinderungen angestrebt und somit der Vorstellung der Machbarkeit eines gesunden Kindes Vorschub geleistet (Gilbert & Harmon, 1993). Frauen, die sich trotz der möglichen sozialen und beruflichen Benachteiligungen für eine Schwangerschaft entschieden haben, sind zunehmend auf der Suche nach einer Garantie für ein gesundes Kind, da ein behindertes Kind unter den gegebenen gesellschaftlichen Bedingungen nur schwer in die eigenen Lebenspläne zu integrieren wäre.

Risiko als Normalfall - die Konstruktion von Schwangerschaftsrisiken

Bei der Konstruktion von Schwangerschaftsrisiken wird auf statistische Modelle zurückgegriffen, die die Risiken quantitativ kalkulieren. Es werden Merkmale von Schwangerschaften und Geburten mit unerwünschtem Ausgang, die bei gut verlaufenden Schwangerschaften und Geburten nicht oder seltener aufgetreten sind, ausfindig gemacht und aufgrund ihrer Häufigkeitsverteilung zum Risikofaktor definiert.

In den letzten Jahren wurden immer umfangreichere Risikokataloge entwickelt. Im Mutterpass werden insgesamt 52 Risikokriterien aufgeführt, die sich hinsichtlich ihrer Herkunft in zwei Gruppen unterteilen lassen. In der ersten Gruppe finden sich Risikoelemente, die sich aus der Anamnese ergeben; hierzu zählen zum Beispiel ein Alter unter 18 oder über 35 Jahren bei Erstgebärenden, schwere Allgemeinerkrankungen (der Nieren oder Leber oder erhebliches Übergewicht), Komplikationen bei vorangegangenen Geburten (Kaiserschnittgeburten, Zangengeburten, vorzeitige Lösung der Placenta), Mehrlingsgeburten, Früh- und Totgeburten oder die vorangegangene Geburt eines Kindes mit Behinderungen.

Die zweite Gruppe bilden Risikofaktoren, die sich auf Untersuchungsergebnisse beziehen, die im Verlauf der Schwangerschaft erhoben werden. Hierunter fallen beispielsweise nicht der Norm entsprechende Gewichtszunahmen, Urin- bzw. Blutwerte, die nicht der vorgegebenen Norm entsprechen, erhöhter Blutdruck,

Infektionskrankheiten, Wassereinlagerungen im Körper, vorzeitige Wehentätigkeit, eine Mehrlingsschwangerschaft, Blutungen oder die Überschreitung des errechneten Geburtstermines bzw. Terminunklarheiten.

Der Anstieg der gefundenen Risikofaktoren, die sich mit unterschiedlichen Wahrscheinlichkeiten negativ auf Schwangerschaftsverlauf und/oder Geburt auswirken, hat dazu geführt, dass heute in Deutschland jede zweite Schwangere und in manchen Bundesländern bzw. Städten sogar bis zu 80 % aller Schwangeren als Risikoschwangere definiert werden (Schindele, 1997). Dies ist nicht überraschend, denn mit der intensivierten Suche wird auch die Wahrscheinlichkeit des Auffindens von Risikofaktoren immer grösser, so dass die Diagnose „Risikoschwangerschaft" immer häufiger gestellt wird.

Im Vergleich dazu ist der Anteil der Risikoschwangerschaften in anderen Ländern wesentlich geringer. In den Niederlanden liegt die Quote im Landesdurchschnitt bei etwa 20 %; ähnlich niedrig liegt die Rate in den skandinavischen Ländern (Kirchner-Asbrock & Kurmann, 1997). Dies scheint auf die stärkere Rolle der Hebammen in der Schwangerenvorsorge zurückzuführen zu sein. So wird in den Niederlanden die Schwangerschaftsbegleitung nahezu ausschliesslich von Hebammen geleistet, und ÄrztInnen werden nur in medizinisch begründeten Ausnahmefällen hinzugezogen. Die weitgehende Abwesenheit von MedizinerInnen in der Schwangerenvorsorge hat sich dabei keineswegs negativ auf die Säuglingssterblichkeit ausgewirkt: Sie liegt, wie Eva Schindele (1995) aufzeigt, in den Niederlanden auf annähernd gleich niedrigem Niveau wie in Deutschland.[1]

---

1 Die Niederlande unterscheiden sich nicht nur in der Schwangerenvorsorge sondern auch in ihrer „Geburtskultur" (vgl. Schücking, 1995). So ist die Rate der Hausgeburten mit 35 % ungewöhnlich hoch. Bedingung für eine Hausgeburt ist neben einer unproblematisch verlaufenen Schwangerschaft die Erreichbarkeit eines Krankenhauses innerhalb von 45 Minuten; in diesem kleinen Land mit seiner guten Infrastruktur keine schwere Voraussetzung. Möchte eine Schwangere in der Klinik entbinden, muss eine medizinische Indikation vorliegen, andernfalls hat sie die Kreisssaalmiete selbst zu entrichten. Anästhesie und Analgesie, der prophylaktisch durchgeführte Dammschnitt und andere Prozeduren sind bei normal verlaufenden Geburten auch im

Das Ausfindigmachen immer neuerer Risiken von seiten der medizinischen Forschung scheint sich verselbständigt zu haben (Polomeno, 1997). Neben allgemein anerkannten Risiken, wie zum Beispiel dem Rauchen während der Schwangerschaft, treten nun „moderne" Risikofaktoren, wie etwa niedriger Blutdruck während der Schwangerschaft. Die Wahrscheinlichkeit, dass es beim Vorliegen einer Risikoschwangerschaft auch zu einer Risikogeburt kommt, liegt trotz oder gerade wegen der Vielzahl der Risikofaktoren bei 50 %. Zum Vergleich: Bei Frauen, die nicht als Risikoschwangere definiert werden, liegt die Wahrscheinlichkeit für Komplikationen während der Geburt bei 30 %.

Die Interessen der MedizinerInnen und die Folgen für die Schwangeren

Neben der Vielzahl an Risikofaktoren spielen ökonomische Interessen bei der grossen Anzahl diagnostizierter Risikoschwangerschaften in Deutschland eine bedeutende Rolle. Mit der Feststellung einer Risikoschwangerschaft lassen sich für die GynäkologInnen weitere, insbesondere die wirtschaftlich interessanten technischen Leistungen abrechnen. Wie eine Untersuchung von Collatz zur Versorgung schwangerer Frauen im Saarland zeigt, steigt mit der Dichte der Praxen auch die Anzahl der Risikoschwangerschaften (zitiert nach Schindele, 1995).

Für die Frauen ist die Einstufung als Risikoschwangere mit erheblichen Folgen verbunden. Neben psychischen und sozialen Veränderungen, die die Schwangerschaft und das erwartete Kind ohnehin mit sich bringen, sehen sich die als Risikoschwangere eingestuften Frauen mit zusätzlichen Ängsten und Verunsicherungen konfrontiert und drohen, in eine regelrechte Angst-Kontrolle-Spirale zu geraten. Als Folge davon verlassen sich die Schwangeren immer weniger auf ihre eigene Körperwahrnehmung und entwickeln ein erhöhtes Bedürfnis nach medizinischer Kontrolle. Der Verlust des Gefühls für normale körperliche Veränderungen während der Schwangerschaft und die Beeinträchtigung der Mutter-Kind-Beziehung wird damit zu einem eigenen

---

Krankenhaus nicht üblich. Die Sectio-Rate liegt landesweit mit 7,9 Prozent sehr niedrig, die Säuglingssterblichkeit ist so gering wie in Deutschland.

Risikomerkmal. Im Sinne einer sich selbst erfüllenden Prophezeiung trägt die moderne, am Risikobegriff orientierte Schwangerenvorsorge somit zur Erhöhung von Komplikationen während
der Schwangerschaft bei (Schindele, 1997).

Zudem ist anzumerken, dass die Erkennung von Risiken wenig
Sinn hat, wenn keine Möglichkeiten der Intervention bestehen.
Wie eingangs bereits erwähnt, ist es beispielsweise trotz umfang-
reicher Vorsorgeuntersuchungen und neuer technologischer
Möglichkeiten nicht gelungen, die Anzahl der Frühgeburten zu
verringern; vielmehr ist deren Rate in den vergangenen Jahren
angestiegen.

Beispiel „Altersrisiko"

Abschliessend soll der Prozess der Medikalisierung mit den da-
zugehörigen Aspekten der Normierung, Pathologisierung und
Regulierung am Risikomerkmal „Alter bei Erstgebärenden" noch
einmal beispielhaft nachzeichnet werden.

In den Mutterschaftsrichtlinien wird ÄrztInnen empfohlen, jede
schwangere Frau, die älter als 35 Jahre ist, auf die Möglichkeit
einer genetischen Untersuchung mittels Amniozentese hinzuwei-
sen. Diese Empfehlung gründet sich auf Untersuchungsergebnisse, die belegen, dass das statistische Risiko, ein Kind mit Down-
Syndrom zu bekommen, mit steigenden Alter zunimmt. Der
Normierungsaspekt wird hier u.a. dadurch deutlich, dass die
Grenzziehung beim Alter von 35 Jahren nicht auf einen sprung-
haften Anstieg des Risikos, sondern auf hochgerechnete und sehr
heterogene Faktoren zurückzuführen ist. So gingen folgende
Faktoren in die Berechnung des Risikomerkmals „Alter" ein: das
durchschnittliche Fehlgeburtsrisiko nach Amniozentese, das statistische Risiko für eine Chromosomenanomalie, aber beispiel-
weise auch Berechnungen hinsichtlich der Laborkapazitäten sowie weitere Kosten-Nutzen-Rechnungen.

Die Schaffung dieser künstlichen Grenze führt in der Praxis dazu,
dass Frauen, die älter als 35 Jahre sind, mit dem Stigma der Risikoschwangerschaft belegt und damit pathologisiert werden. Sie
zeigen deutlich höhere Angst, ein behindertes Kind zu bekommen, als beispielsweise 32- oder 34jährige Frauen (Schindele,
1995). Mit der Pathologisierung gehen Regulierungsmassnahmen

einher, neben der Amniozentese werden meist zusätzliche Untersuchungen und Tests durchgeführt. Mit der erfolgreichen Konstruktion des Altersrisikos wuchs auch die Zahl der Amniozentesen: Wurden im Jahr 1977 lediglich 3.000 Amniozentensen gezählt - wobei hier noch der Schwerpunkt auf dem Verdacht auf erblich bedingten Schädigungen lag -, stieg deren Zahl auf derzeit ca. 50.000 pro Jahr - vorwiegend aufgrund von Altersindikationen (Benthaus et al., 1997).

Die Geburt - ein Fall für die (Klinik-)Medizin?

„Obwohl der medizinische und chirurgische Overkill gewöhnlich alle Bürger bedroht, sind seine bevorzugten Opfer Frauen", so der Originalton des amerikanischen Kinderarztes und Standeskritikers Robert S. Mendelsohn (zitiert nach Seidel, 1998, S. 11). Seit nunmehr ca. 20 Jahren wächst in der Bevölkerung der Unmut an der modernen Schulmedizin, vor allem die Gynäkologie und Geburtshilfe befindet sich im Kreuzfeuer der Kritik. Die Medikalisierung in der Geburtshilfe spiegelt sich in Begriffen wie „Klinikgeburt", „programmierte Geburt", „Wehentropf" etc. wider.

In neuerer Zeit entstehen im Zuge einer Gegenbewegung aber auch Geburtshäuser, und eine wachsende Anzahl vor allem jüngerer Frauen mit höherer Bildung erwägen die Hausgeburt wieder als ernsthafte Alternative zur Entbindung im Krankenhaus.

Die Anfänge der Medikalisierung in der Geburtshilfe

Die Geburtshilfe befand sich bis ins 18. Jahrhundert hinein fest in den Händen von Hebammen (siehe auch den Beitrag von Kolip in diesem Band). Die Geburt galt als Frauensache, Männer waren in der Geburtsstube in der Regel nicht zugelassen. Die verheirateten Frauen einer Dorfgemeinschaft standen sich bei der Niederkunft wechselseitig bei. Aus dieser Hilfsgemeinschaft entsprang das Hebammenamt, welches diejenige Frau erhielt, die sich durch grosses geburtshilfliches Wissen und Lebenserfahrung auszeichnete.

In der zweiten Hälfte des 18. Jahrhunderts begannen erste Vorstösse geistlicher wie weltlicher Obrigkeiten, die Ortshebammen nicht mehr durch die Frauenöffentlichkeit wählen zu lassen, sondern die Ernennung den Pfarrern oder Ortsvorstehern zu übertragen. Jedoch stiessen diese Versuche damals noch auf grossen Widerstand der Frauen. Während es auch früher schon Bestrebungen gegeben hatte, die Ausübung der Hebammentätigkeit zu reglementieren - vor allem von kirchlicher Seite aus -, wurde mit dem zunehmenden Aufbau des Medizinalwesens nach dem Ende des Dreissigjährigen Krieges vor allem die medizinische Dimension der Hebammentätigkeit zahlreichen Verordnungen unterworfen. Eine wesentliche Voraussetzung zur Verärztlichung der Geburtshilfe bestand zunächst einmal in ihrer „Verwissenschaftlichung". Die Geburtshilfe begründete sich als eigenständiges Fach; es standen vorrangig anatomische Kenntnisse und physiologische Prozesse auf dem Lehrplan.

Die ersten öffentlichen Gebäranstalten

Mit der Gründung von Accouchieranstalten schritt die Medikalisierung der Geburt weiter voran. Die Accouchieranstalten waren als Gebärhäuser für ledige und meist unterprivilegierte Frauen gedacht. Ihre Legitimation erfuhren die Anstalten durch ihr öffentliches Ansinnen, die zumeist ungewollten Kinder vor dem damals nicht selten vorkommenden „Kindsmord" zu schützen (vgl. Seidel, 1998). Die Entbindungskliniken wurden von den ledigen Schwangeren aber oftmals nicht wie erhofft in Anspruch genommen, denn diese hatten gute Gründe, sich von der Accouchieranstalt fernzuhalten.

Unter dem Deckmantel einer karitativen Einrichtung fungierten die öffentlichen Entbindungsanstalten in erster Linie als Ausbildungsstätten des medizinischen Nachwuchses. Der Göttinger Professor für Geburtshilfe Friedrich B. Osiander beschreibt seine Einstellung:

„Unehelichen Schwangeren einen sicheren Aufenthalt zu geben (...), ist nur ein Nebenzweck. Es ist daher unrichtig, wenn man glaubt, diess Haus sey der Unehelich-Schwangeren wegen da. Mit nichten: die Schwangeren, sie seyen hernach Verehelichte oder Unverehlichte, sind der Lehranstalt halben da" (zitiert in Seidel, 1998, S. 277).

Die Gruppe der ledigen Mütter bzw. „gefallenen Mädchen" stellte damals die einzige Gruppe dar, der man die Schamverletzung zumuten konnte, sich zu Übungszwecken von der männlichen Studentenschaft vaginal untersuchen zu lassen. Um über genügend „klinisches Material" zu verfügen, wurde durch entsprechende Gesetzesvorlagen versucht, ledige Schwangere zur Niederkunft in die Gebäranstalten zu zwingen.

Überhohe Mortalitätszahlen zeichneten die Entbindungsanstalten seit Anfang des 18. Jahrhunderts aus. Ursachen waren die hohe Anzahl operativer Eingriffe, die häufig auch ohne Indikation zu Übungszwecken der Studenten durchgeführt wurden und das Kindbettfieber, welches viele Mütter kurz nach der Geburt dahinraffte. Insbesondere in den grossen Universitätskliniken kam es zu regelrechten Kindbettfieberepidemien.

Die operative Praxis

Die Arbeit eines Geburtshelfers im 18. und 19. Jahrhundert wurde auch in der Praxis durch die künstliche Geburt bestimmt. So verzeichnete der Leipziger Professor Johann Carl Gehler 1787 nach dreissigjähriger Praxistätigkeit 464 Geburten, von denen er lediglich 14 als natürlich beschrieb.

In einer Karikatur seines Berufstandes bemerkte der Hamburger Geburtsarzt Gumprecht, wie manche Geburtshelfer atemlos zur Kreissenden eilten in der bangen Befürchtung, „das Kind könnte noch vor Anlegung der Zange zur Welt kommen".

Für eine geburtshilfliche Operation sprachen damals neben medizinischen Überlegungen die gleichen Gründe wie heute. So konnte der Geburtshelfer ein wesentlich höheres Honorar verlangen als für eine natürliche Geburt, der er ohne Intervention beiwohnte. Zudem war auch damals schon Zeit gleich Geld. Durch einen Eingriff versuchten manche Ärzte, ihre sich sonst über Stunden hinziehende Anwesenheit am Gebärbett abzukürzen.

Es wäre allerdings einseitig, die Gründe nur bei den Ärzten zu suchen. Denn es gab auch „Geburtsmoden", und so manche Frau, in deren Bekanntenkreis durch die Zange schnell und komplikationslos entbunden worden war, wünschte sich ebenfalls eine solche Geburt. Zumal es unter der Bevölkerung - und wieder ist die

Ähnlichkeit mit der Gegenwart frappierend - eine verbreitete Ansicht war, dass nur ein „tätiger" Arzt auch ein guter Arzt sei; Untätigkeit, also ein eher abwartendes Verhalten, wurde dagegen leicht mit Unfähigkeit verwechselt.

Die Gebärhaltung im Wandel

Auch anhand einer Betrachtung der Gebärhaltung im historischen und kulturellen Kontext lassen sich Medikalisierungsstrategien nachzeichnen. Die Darstellungen der Geburt bei verschiedenen Völkern zeigen, dass die vertikale Stellung, ob stehend, kniend, hockend oder sitzend, in allen Kulturen üblich war (Kuntner, 1991). Bei instinktiv geleiteten Geburten veränderten die Frauen ihre Haltungen während der Wehen je nach der augenblicklichen Lage des kindlichen Kopfes im Becken. Durch Einnehmen der für den Moment jeweils besten Stellung gelang es ihnen, die Geburt erheblich zu beschleunigen. Infolge des Einflusses der westlichen Schulmedizin wurden die traditionellen Gebärhaltungen der Frauen jedoch verdrängt und die Rückenlage bei der Geburt als Norm eingeführt. Dies war ein wichtiger Schritt von der „animalisch-natürlichen" hin zur „zivilisierten" Geburt.

Vielleicht kam diese Gebärstellung den Frauen nach dem Zutritt männlicher Geburtshelfer in das Gebärzimmer bzw. den Kreisssaal auch insofern entgegen, als die Frau es mit ihrem Schamgefühl besser vereinbaren konnte, in Anwesenheit eines Mannes ihre „wilde Natur" zu verbergen und sich mehr in die Rolle der angepassten Kranken zu begeben. Die liegende Stellung liess sie optisch wie eine schwerkranke Patientin erscheinen und „hilflos wie ein Käfer auf dem Rücken" war ihr Handlungsspielraum auch tatsächlich erheblich eingeschränkt. Das Opfer, das sie dadurch für sich und ihr Kind erbrachte und das Frauen immer noch erbringen, ist enorm. Denn in zahlreichen Studien wurde festgestellt, dass die Gebärenden über deutlich weniger Schmerzen berichteten, wenn es ihnen möglich war, herumzulaufen oder ihre Position nach eigenem Wunsch zu verändern. Messungen ergaben, dass sich auf diese Weise die Eröffnungsphase um durchschnittlich 45 Minuten verkürzte, bei Erstgebärenden sogar um 78 Minuten (Schreiber, 1981). In Rückenlage kann die Schwerkraft des Kindes für die Geburtsarbeit nicht genutzt werden, zudem drückt in dieser Position der schwere Uterus eine grosse Hohlvene ab, deren Aufgabe es ist, das Blut zum Herzen zurückzuleiten („Vena-cava-Syndrom"). Die Sauerstoffversorgung des Kindes ist dann nicht mehr gewährleistet. Leichte und schwer zu erkennende Hirnschädigungen des Neugeborenen können die Folge sein (Albrecht-Engel & Albrecht, 1995).

Verständlich wird die Einführung dieser physiologisch völlig unsinnigen Gebärhaltung erst bei Betrachtung der sich ergebenden Vorteile für die Geburtshelfer. 1. Statt vor der Frau zu knien und sich ihren wechselnden Stellungen anpassen zu müssen, ermöglicht die horizontale Lage im Gebärbett den Ärzten eine bequemes Sitzen vor der Gebärenden; 2. gelingt so die Leitung und Führung der auf dem Rücken liegenden Gebärenden besser und 3. ist eine bessere Überwachung des Damms und der Herztöne des Kindes möglich; 4. wird die zunehmende Anwendung von Sedativa und Analgetika sowie allgemeinen lokalen Anästhetika wesentlich erleichtert; und 5. schliesslich lässt die liegende Position zudem sofortige geburtshilfliche Eingriffe und Operationen zu, die in Anbetracht der erschwerten Wehenarbeit und damit einhergehenden stärkeren Bedrohung des Kindes wohl auch häufiger nötig werden.

Die Medikalisierung der Geburt durch Einsatz der Periduralanästhesie

Eine verbreitete geburtserleichternde Massnahme stellt die Periduralanästhesie, kurz PDA dar. Sie hat als „zuverlässiges und unproblematisches" lokales Anästhetikum eine weite Anwendung auch bei normalen Geburten gefunden.

Kurz eine Erklärung zur Vorgehensweise und Wirkung: Es wird ein Katheter in den Periduralraum zwischen den Wirbelfortsätzen und der Wirbelsäule gelegt. Das dadurch eingeführte Betäubungsmittel durchtränkt die Nervenwurzeln und unterbricht die Leitung der Nerven zum Gehirn. Es kann beliebig nachgespritzt werden, um die Wirkung zu verlängern. Durch die PDA werden die Blutadern gelähmt, d.h. weitgestellt. So nehmen sie viel Blut auf, welches dem Herzen zum Pumpen im restlichen Körper allerdings nicht mehr zur Verfügung steht und einen Blutdruckabfall bewirken kann. Vorgebeugt wird dem durch Infusionen von Blutersatzlösungen. Wenig bekannt ist ausserdem, dass die PDA bei vielen Frauen massive Rückenschmerzen verursacht, die noch lange Zeit nach der Geburt anhalten können.

Die PDA bewirkt, dass der Unterkörper vom Rippenbogen bis zum Steissbein schmerzunempfindlich wird. Gleichzeitig wird er dadurch aber auch unbeweglich. Die Wehentätigkeit verlangsamt sich, die Gebärende kann mit einem gefühllos gewordenen Unterleib nicht mehr aktiv mitpressen, die Geburt verlängert sich und die Wahrscheinlichkeit eines Geburtsstillstandes steigt. Eine Minderversorgung des Ungeborenen mit Sauerstoff kann die Folge sein. Durch die wissenschaftlich nachgewiesene Verlangsamung der Wehen durch Einsatz der PDA ergibt sich eine viermal höhere Interventionsrate durch Zange bzw. Vakuum und eine zweimal höhere Rate für einen Kaiserschnitt. „Sie können mich hier zitieren, jeder Arzt, der sagt, die Periduralanästhesie ist sicher, lügt Ihnen die Hucke voll", so Prof. Dr. Marsden Wagner, Leiter der Abteilung für „Maternal and Child Health" der WHO, Regionalbüro für Europa, Kopenhagen (Wagner, 1994, S. 54).

Die Frau muss für diese Form der Linderung von Geburtsschmerzen für sich und ihr Kind also oftmals einen hohen Preis entrichten, der von ärztlicher Seite oft heruntergespielt wird. Neben den erheblichen körperlichen Risiken, die mit der PDA verbunden sind, ist der Eingriff aber auch unter psychologischen Gesichtspunkten bedenklich. Die Passivität der Frau während der Geburt wird verstärkt. Nicht sie ist diejenige, welche die Wehen in ihrem Körper als erste wahrnimmt, sondern der Arzt oder die Hebamme geben „Bescheid", wenn sie kommen und sie angehalten wird, kräftig zu pressen, bzw. so kräftig, wie es unter Wirkung der PDA eben möglich ist. Hier soll nicht die „schmerzreiche" Geburt propagiert werden, vielmehr möchten wir darauf hinweisen, dass mit entsprechend gefördertem Selbstvertrauen der Frau und der Geburtshelfer in ihre Gebärfähigkeit sich die Schmerzempfindung oftmals positiv beeinflussen lässt. Die Schmerzen werden eher als Teil des natürlichen Geburtsprozesses hingenommen und als kontrollierbarer erlebt.

Der Kaiserschnitt

Die ersten Zeugnisse von Kaiserschnitten stammen aus dem Mittelalter. Dort wurden sie in der Regel nach Anweisung von Kirchenleuten angewandt, um nach dem Tod der Mutter das Kind mit dem Taufsakrament zu versehen. So wie sich ab dem 18. Jahrhundert ein Umschwung von der weiblichen hin zur männlichen Geburtshilfe vollzog, so nahm auch die Einführung medizinisch begründeter Kaiserschnitte an der lebenden Mutter zu. Kaiserschnitte waren aber nach wie vor lebensbedrohlich, denn wichtige Voraussetzungen wie Antibiotika oder Bluttransfusionen existierten noch nicht, so dass die Entscheidung für einen Kaiserschnitt zumeist einem Todesurteil für Mutter und Kind gleichkam. Mit zunehmender Entwicklung in diesem Bereich trat eine deutliche Verbesserung der Überlebenschance ein, die bis Mitte des letzten Jahrhunderts allerdings noch deutlich unter 50 % lag. Zu der höheren Überlebenschance trugen die entwickelten Verfahren des Italieners Poro bei, der bei einem Kaiserschnitt die Gebärmutter zur Vermeidung von Infektionen entfernte und des Heidelbergers Kehrer, der erstmals die Gebärmutter nach einem Kaiserschnitt zunähte. Von zentraler Bedeutung waren auch die Erkenntnisse von Semmelweiss und Lister zur Bedeutung der Sterilität, die die bisher geglaubten Ursachen der drastischen Sterblichkeit durch das Kindbettfieber infolge verpesteter Luft (Miasma-Theorie) ablösten. Unzureichende Narkosemöglichkeiten zwangen die Gebärende, den Eingriff bei vollem Bewusstsein zu erleiden.

Gründe für den steilen Anstieg von Kaiserschnittentbindungen in den letzten Jahrzehnten

Um die Jahrhundertwende lag die Kaiserschnittrate bei ca. einem Prozent. Bis 1950 stieg sie auf drei Prozent. Danach erfolgte bis zum heutigen Tag ein kontinuierlicher Anstieg auf zehn, fünfzehn, je nach Klinik sogar bis zu dreissig Prozent. Anfangs korrelierte die Zunahme an Kaiserschnitten mit einer Senkung der Kindersterblichkeit. Mit dem weiteren Anstieg von Kaiserschnittgeburten war jedoch keine weitere Senkung mehr zu verzeichnen (Albrecht-Engel &Albrecht, 1995).

Wie konnte es zu einer so drastischen Zunahme an Kaiserschnitt-geburten in Deutschland kommen? Die Kaiserschnittraten liegen in Deutschland weit über den diesbezüglich von der WHO verabschiedeten Normen. Dort heisst es:

> „Einige Länder mit den tiefsten Perinatalsterblichkeitsquoten der Welt weisen Kaiserschnittquoten unter 10 Prozent auf. Es gibt offensichtlich keinerlei Rechtfertigung für höhere Kaiserschnittquoten als 10-15 Prozent in irgendeinem Teil der Welt" (zitiert in Linder, 1994, S. 212).

Durch das Konstrukt der Risikoschwangerschaft wird im Zuge der Medikalisierung hierzulande mittlerweile mehr als jede zweite Schwangere als Risikoschwangere definiert. Die psychologische Wirkung dieser Vorgehensweise bleibt nicht aus und manifestiert sich in einer gesunkenen Hemmschwelle zum operativen Eingriff sowohl bei den betroffenen Frauen als auch bei ihren Geburtshelfern. Auffällig ist eine Verschiebung in den Indikationen: Stand früher vor allem die Gesundheit der Mutter im Vordergrund, geht es heute vor allem darum, ein (gesundes) Kind zur Welt zu bringen. Zur Zeit werden 70 % aller Kaiserschnitte durchgeführt, weil die Gesundheit des Kindes bedroht zu sein scheint. Etwa 30 % dieser Fälle ergeben sich unter der Geburt, weil das CTG „schlechte" Herztöne und/oder einen Sauerstoffmangel für das Ungeborene meldet.

Die Gründe für den Anstieg der Kaiserschnittraten sind vielfältig. Einige der wichtigsten seien im folgenden genannt:

- Die grosse Zunahme an Geburtseinleitungen, sogenannte „protahierte Geburten" bzw. die routinemässige Anwendung von Analgetika und Anästhetika führen zu langen, verzögerten Geburten, welche vermehrt Komplikationen nach sich ziehen und ebenfalls öfter mit einem Kaiserschnitt beendet werden müssen. Somit schafft sich die derzeitige Geburtshilfe einen Teil ihres Handlungsbedarf selbst, er ist sozusagen „made im Kreisssaal".

- Damit nicht genug, zieht eine solche Vorgehensweise noch weitere Kreise, denn die Zunahme von Kaiserschnitten bringt auch den Nachteil mit sich, dass die ärztlichen Geburtshelfer und Hebammen in immer kleinerem Umfang auch die Leitung komplizierter vaginaler Geburten erlernen, die gerade viel Kompetenz erfordern. Die Folgen für die Zukunft sind absehbar und lassen eine noch höhere Kaiserschnittrate befürchten.

- Durch häufige Ultraschalluntersuchungen soll es möglich sein, den Geburtstermin noch genauer festzulegen. Damit erfolgt allerdings auch eine Zunahme von Geburtseinleitungen bei vermeintlicher Überschreitung des „exakten" Termins.

- Die routinemässige Geburtsüberwachung mit Hilfe des Herzton-Wehen-Schreibers (CTG) zeigt oft Sauerstoffmangelsituationen an, obwohl keine Unterversorgung vorliegt; es wird also falscher Alarm ausgelöst.

- Die Beckenendlage stellt in Deutschland den häufigsten Grund für eine Entbindung per Kaiserschnitt dar. In anderen Ländern ist diese Indikation selten ein Grund für einen Kaiserschnitt, und es gibt eine Reihe alternativer Verfahren, die ausgeschöpft werden sollten, bevor ein operativer Eingriff als letzte Möglichkeit anvisiert wird. Ähnliches gilt für Kaiserschnittgeburten nach einem vorausgegangenen Kaiserschnitt.

- Neue, mobile CTG-Geräte erlauben der Frau, die für sie beste Geburtsstellung einzunehmen oder gar herumzulaufen. Die herkömmlichen Maschinen hingegen verlangen eine Rückenlage der Frau und lassen sie relativ unbeweglich. Die Rückenlage ist - wie zuvor dargestellt - während der Wehenarbeit aber die denkbar ungünstigste: Sie vermag das Kind in eine kritische Situation zu bringen, die im ungünstigsten Fall mit einem Kaiserschnitt beendet werden muss. Auch solchen Kaiserschnittentbindungen kann das Etikett verliehen werden: „made im Kreisssaal."

- Geburtshelfer werden selten verklagt, weil sie *zuviel* unternommen, z.B. einen unnötigen Kaiserschnitt durchgeführt haben. Dagegen werden zahlreiche Prozesse wegen Unterlassung geführt. Somit wollen sich die Geburtshelfer keinem Risiko aussetzen und betreiben eine „präventive" Geburtshilfe. Auch die Rechtssprechung leistet somit ihren Beitrag zur derzeitigen Situation.

- Zudem zeichnet sich die „expektative", also die abwartende Geburtshilfe, durch viel Geduld, Zeit und dem Vertrauen in die Kräfte der Natur bzw. die Fähigkeiten der Frau aus, wenn man ihr nur genug Raum für aktives und selbstbestimmtes Gebären gibt. Aber gerade diese Einstellung ist nur bei wenigen Ärzten anzutreffen, geht sie doch mit einer bescheideneren Rolle des Arztes einher; der Beobachter, nicht der „Macher" ist gefordert (Albrecht-Engel & Albrecht, 1995).

- Hinzukommt, dass es für medizinische Geburtshelfer viel einfacher ist, 45 Minuten zu operieren anstatt womöglich - noch zur Nachtzeit - eine stundenlange Geburt zu begleiten.

- Finanziell zahlt sich das invasive und technikorientierte Vorgehen durch ein wesentlich höheres Honorar aus, und der nach einem Kaiserschnitt vergleichsweise lange Krankenhausaufenthalt stellt ebenfalls einen nicht zu unterschätzenden Faktor für die ökonomische Situation der jeweiligen Klinik dar. Auch die Krankenkassen tragen durch ein falsch gewichtetes Punktesystem ärztlicher Leistungshonorierung zu einem Vorschub in diese Richtung bei.

Komplikationen für die Mutter

Wie bei jeder Operation kann es auch beim Kaiserschnitt zu Komplikationen kommen. Man unterscheidet zwischen Früh- und Spätkomplikationen. Frühe Komplikationen ereignen sich während der Operation oder sofort danach, Spätkomplikationen treten im Wochenbett auf. Zu ersteren gehören Verletzungen von Nachbarorganen wie Harnleiter, Darm und grossen Blutgefässen. Im seltenen Falle unstillbarer Blutungen muss die Gebärmutter entfernt werden. Ebenfalls können sich Blutergüsse im Anschluss an den Kaiserschnitt entwickeln, die dann durch eine erneute Operation entfernt werden müssen. Zu den Spätkomplikationen, die erst im Wochenbett auftreten, gehören Anämie (Blutarmut), Entzündungen der ableitenden Harnwege sowie Entzündungen der Gebärmutterhöhle (Endometritis) und Fieber. Aber auch Entzündungen des Bauchfells, der Bauchhöhle und andere schwere Nachwirkungen sind möglich.

Komplikationen für das Kind

In Notsituationen gilt der Kaiserschnitt durch die rasche Intervention als Mittel der Wahl, da er das Leben von Mutter und Kind retten kann. Beispielhaft sei aber auch angeführt, welche Gefahren sich für das Kind durch einen voreiligen Kaiserschnitt ergeben und mit welchen Nachteilen ein solcher Einstieg ins Leben verknüpft ist.

So erleidet das Kind in der Regel einen grösseren Geburtsschock - auch als „Kaiserschnitt-Schock-Syndrom" bekannt - als vaginal entbundene Kinder. Durch Aufschneiden des mütterlichen Bauches erfährt es plötzliche Kälte, es ist von grellem OP-Licht umgeben und hört viele unbekannte Stimmen. Die intensiven Hautsensationen durch die Wehen und der Weg durch den Geburtskanal stellen Anreize für verschiedenste Körperfunktionen des Kindes dar: Atmung, Kreislauf, Verdauung und Ausscheidung werden angeregt. So wird der Zustand von operativ entbundenen Babys nach der Geburt durchschnittlich schlechter bewertet und es müssen mehr Babys in die Kinderklinik überwiesen werden, weil z.B. ein Atemnotsyndrom vorliegt. Nach einer Kaiserschnittgeburt muss das Fruchtwasser, das bei einer vaginalen Geburt durch die Enge des Geburtskanals aus dem Mundraum des Babys gepresst wird, mechanisch abgesaugt werden. Der Weg durch den Geburtskanal gilt zudem als eine natürliche Impfung, da das Kind mit einer Vielzahl mütterlicher Bakterien in Kontakt kommt. Bei einer Vollnarkose der Mutter gehen zudem alle verwendeten Substanzen durch den Blutkreislauf der Mutter über Plazenta und Nabelschnur auf das ungeborene Kind über. Der nicht zu unterschätzende aktive Anteil eines Babys an der Geburt geht bei einem Kaiserschnitt verloren, ganz abgesehen von der schwierigeren Aufnahme einer emotionalen Mutter-Kind-Beziehung, wenn die Mutter nach der Operation die ersten Tage gesundheitlich noch stark beeinträchtigt ist.

Die Spirale von Risikodämmung und Schaffung neuer Risiken

Statistisch gesehen kommt es bei tausend Kaiserschnittgeburten zu ein bis zwei mütterlichen Todesfällen aufgrund der Operation. Damit liegt die Sterblichkeitsrate nach einem Kaiserschnitt zehn mal höher als nach einer vaginalen Geburt (Albrecht-Engel & Albrecht, 1995). Die zunehmende Medikalisierung in der Geburtshilfe lässt sich am Beispiel der drastisch gestiegenen Kaiserschnittraten anschaulich darstellen: Am Anfang der Entwicklung steht stets die Normierung bestimmter Prozesse und Normabweichungen: eine lange Geburtsdauer, ein hohes Alter der Mutter oder Steisslage des Kindes werden als risikoreich und pathologisch definiert. Der verunsicherten Frau wird von seiten der Geburtshelfer eine Intervention wie z.B. ein Kaiserschnitt nahegelegt. Tatsächlich sind ein hohes Alter der Mutter, eine lange Geburtsdauer oder eine Steisslage komplizierte Spielarten der Natur; dennoch ist es falsch, sie von vornherein als pathologisch zu erklären, ist doch das ganz individuelle Zusammenwirken vieler Faktoren ausschlaggebend für eine erfolgreiche Geburtsbewältigung. So ist die Zunahme unnötiger und vorschneller Kaiserschnittentbindungen aufgrund der ausufernden Medikalisierung angesichts der gegebenen Gefahren für Mutter und Kind eine mehr als bedenkliche Entwicklung. Die medizinische Profession übersieht oder ignoriert die Tatsache, dass durch vermeintlich risiko-eindämmende Massnahmen oft erst neue Risiken geschaffen werden, auf die - gleich einer Spirale - mit weiteren risiko-eindämmenden Massnahmen reagiert werden muss, die wieder neue Risiken nach sich ziehen.

Von Seiten der Deutschen Gesellschaft für Gynäkologie und Geburtshilfe wird stets auf die Gefahren der Hausgeburt hingewiesen. Es ist jedoch an der Zeit, sich den zahlreichen Risikofaktoren, die von einer herkömmlichen Klinikgeburt ausgehen, zuzuwenden. So kann die Entbindung im Krankenhaus für eine Gebärende nach komplikationslos verlaufener Schwangerschaft durchaus als riskanter angesehen werden, besteht doch die beachtliche Gefahr, „Opfer" einer unnötigen Intervention zu werden, die eine ganze Reihe von Komplikationen und unter Umständen weitere Eingriffe nach sich ziehen kann.

Zur Veranschaulichung ein fiktives (aber realistisches) Beispiel: Zur Beschleunigung der Wehentätigkeit wird eine Frau unter der Geburt an einen Wehentropf mit dem künstlichen Hormon Oxytocin gehängt. Die Wehen kommen nun in sehr kurzen Abständen, der Frau bleibt kaum Gelegenheit zum Atemholen und Entspannen, die Schmerzen werden von ihr jetzt als unkontrollierbar erlebt. Ihr werden daraufhin Analgetika zur Schmerzlinderung verabreicht und ein CTG zur Überwachung der kindlichen Herztöne und Sauerstoffzufuhr angeschlossen. Durch den Tropf und das CTG ist die Frau gezwungen, in Rückenlage zu verbleiben. Der schwere Uterus drückt in der horizontalen Position auf die Schlagader mit der Folge, dass sich die Sauerstoffversorgung und die Herztöne des Kindes drastisch verschlechtern. Das CTG schlägt Alarm und die beunruhigten Geburtshelfer beraten über eine schnelle Intervention. Vielleicht ein Kaiserschnitt?

Ausblick: Das Wohlbefinden der Mutter als Garant für die Sicherheit des Babys

Zunehmend - und durch die Pränatalmedizin noch gefördert - werden Mutter und Kind als zwei eigenständige Wesen, ja fast unabhängige Personen, wahrgenommen. Hierdurch gerät die Tatsache aus dem Blick, wie eng das Wohlbefinden der Mutter mit dem Wohlbefinden des noch ungeborenen Kindes zusammenhängt. Vor diesem Hintergrund muss es irrwitzig erscheinen, zu glauben, ein mehr an Sicherheit für das Kind sei dadurch zu erreichen, dass auf Kosten der subjektiven Geborgenheit der werdenden Mutter noch mehr Sicherheitstechnologien im Geburtsraum Einzug halten. Denn diese verstärken die Abhängigkeit und Fremdkontrolle der Mutter und werden von einer grossen Anzahl Frauen als störend und unangenehm empfunden (Maurer & Voegeli, 1996).

Zusammenfassend soll den LeserInnen der Auszug einiger WHO-Empfehlungen als Ergebnis der Konferenz über bedarfsgerechte Geburtstechnologie im April 1985 nicht vorenthalten werden. Der Nutzen der meisten hierzulande routinemässig eingesetzten Verfahren wird von den Experten der WHO in Zweifel gestellt (Linder, 1994, S. 212-213):

- Es gibt keinerlei Beweise dafür, dass eine routinemässige elektronische Fetusüberwachung (CTG) während der Geburt einen positiven Effekt auf das Schwangerschaftserlebnis hat. Eine elektronische Fetusüberwachung sollte deshalb nur in sorgfältig ausgewählten medizinischen Fällen und nach Einleitung der Wehen vorgenommen werden (zu den ökonomischen Anreizen des Einsatzes eines CTGs siehe den Beitrag von v. Reibnitz und List in diesem Band).

- Routinemässige Dammschnitte sind nicht gerechtfertigt. Für den Dammschutz sollten alternative Methoden in Erwägung gezogen und angewendet werden.

- Die Geburt sollte niemals aus Bequemlichkeitsgründen eingeleitet werden, und die Einleitung der Wehen muss speziellen medizinischen Indikatoren vorbehalten bleiben. In keiner Region der Welt sollten die Wehen in mehr als 10 Prozent der Entbindungen künstlich eingeleitet werden.

- Während der Entbindungen ist die routinemässige Gabe von Analgetika oder Anästhetika zu vermeiden, wenn diese nicht spezifisch erforderlich sind, um eine Komplikation während der Entbindung zu verhüten oder zu korrigieren.

Um Frauen eine Schwangerschaft und Geburt zu ermöglichen, die ihren Vorstellungen entspricht, ihren Bedürfnissen gerecht wird und ihre Wünsche berücksichtigt, ist die Realisierung folgender „Grundrechte" zu fordern:

- Aufklärung darüber, dass Hebammen berechtigt und ausgebildet sind, die Schwangerenvorsorge zu übernehmen;

- umfassende Beratung und Aufklärung über pränataldiagnostische Untersuchungen mit Hinweis auf untersuchungsbedingte Risiken, die Konsequenz eines möglichen Schwangerschaftsabbruchs und des Fehlens von Therapieangeboten;

- freie Wahl des Entbindungsortes und der primären GeburtshelferInnen;

- umfassende und ehrliche Aufklärung über Risiken und Nebenwirkungen geburtshilflicher Massnahmen, nicht nur auf operative Eingriffe beschränkt;

- Information der Bevölkerung über alle im Einzugsgebiet befindlichen Beratungs- und Unterstützungsangebote, Entbindungsmöglichkeiten und Entbindungspraktiken (z.B. Kaiserschnittquoten der verschiedenen Krankenhäuser, Hausgeburtspraxen, etc.);

- Erhaltung der körperlichen Unversehrtheit und Wahrung der Privatsphäre von Mutter und Kind vor, während und nach der Geburt sowie

- Respektierung der Schwangerschaft und der Geburt als ganz individuelle, sexuelle und familiäre Erfahrung.

Schwangerschaft und Geburt stellen - trotz aller gegenteiligen Bemühungen der Medizin - nach wie vor natürliche Prozesse dar, in deren komplexes psychisch-physiologisches Geflecht nur mit Weitsicht und Bedacht eingegriffen werden sollte.

Annette Bornhäuser

Schwangerschaftsabbruch

Wird der Eingriff zum Zugriff?

Noch immer sterben Frauen an Komplikationen von Schwangerschaftsabbrüchen. Nach einer Statistik der Weltgesundheitsorganisation machen die auf Abtreibungskomplikationen zurückge-
henden Todesfälle weltweit 15 % der Müttersterblichkeit aus. Die
Erkrankungsraten liegen weit höher, in manchen Gegenden erreicht dieser Prozentsatz sogar 50 % aller Erkrankungen unter
werdenden Müttern (WHO, 1995).

Im Hinblick auf diese Statistiken erscheint die Medikalisierung
des Schwangerschaftsabbruches zunächst ausschliesslich positiv,
sogar notwendig. Frauen sollen, ja müssen doch dankbar sein,
dass ihnen im Falle einer ungeplanten Schwangerschaft ausgebil-
dete MedizinerInnen und damit die Option einer sicheren und
komplikations- bzw. folgenlosen Abtreibung zur Verfügung
steht. Die zuvor genannten Statistiken sind beklagenswerte Realität, und die sich anschliessende Überlegung erscheint als nach-
vollziehbares und folgerichtiges Argument. Dennoch ist die im-
plizite Folgerung, dass die Sicherheit eines Schwangerschaftsabbruches (ausschliesslich) ärztlich bedingt sei, auf ihre Schlüssig-
keit zu überprüfen.

Häufig wird argumentiert, dass, sobald die Durchführung eines
Schwangerschaftsabbruchs rechtlich möglich wird, die Prozedur
sicherer wird. Hierüber herrscht im Allgemeinen Konsens (vgl.
WHO, 1995). Weithin unhinterfragt bleibt dabei allerdings, wor-
auf dies zurückzuführen ist: auf die eigentliche Durchführung des
Schwangerschaftsabbruchs durch MedizinerInnen oder auf das
Vorhandensein der Option zu einem legalen Schwangerschafts-
abbruch. Gemeinhin wird davon ausgegangen, dass geringe

Komplikationsraten bei Abtreibungen darauf zurückzuführen sind, dass ÄrztInnen den Eingriff vornehmen (vgl. Duden, 1990). Hiermit findet eine Gleichsetzung von „ärztlich" mit „sicher" gegenüber „nicht-ärztlich" mit „komplikationsreich/lebensgefährlich" statt. Dabei lässt sich dies nicht überprüfen, solange mit der Legalisierung auch die Monopolisierung der Abtreibung durch die Medizin erfolgt.

Im folgenden geht es nicht primär um die Frage der Legalität bzw. Illegalität des Schwangerschaftsabbruches. Zweifelsohne steht die Medikalisierung der Abtreibung in engem Zusammenhang mit Rechtsvorgaben. Dennoch soll hier der Fokus weniger auf rechtlichen Bedingungen und Bestimmungen liegen als vielmehr auf dem eigentlichen Eingriff selbst, seine Durchführung sowie auf den Personengruppen, die ihn vornehmen. Wenn im Weiteren gefragt wird, warum in den meisten westlichen Ländern die Abtreibungsoptionen fast vollständig von der Medizin gesteuert sind, geht es also nicht um die Tatsache, dass der Gesetzgeber dies so vorschreibt, sondern um die Frage, was die Ärzteschaft auf einzigartige Weise dazu zu prädestinieren scheint, über die Gewährung von Abtreibungen zu entscheiden und diese durchzuführen.

Auf die Abtreibung angewendet, lässt sich eine Medikalisierung in zweifacher Hinsicht beobachten. Die Medikalisierung kommt zum einen im ärztlichen Monopol zur Durchführung eines Schwangerschaftsabbruchs zum Ausdruck. Vielfach wird ÄrztInnen zudem die alleinige Entscheidungsmacht zugeschrieben, darüber zu befinden, ob eine Abtreibung zulässig, d.h. rechtmässig ist. Zum anderen erfährt die Abtreibung durch die Entwicklung neuer medizinischer Technologien eine Medikalisierung. Hier sind zwei Entwicklungen von besonderem Interesse. Zum einen die Abtreibungspille RU 486: Wie zu zeigen sein wird, ist diese als Fortschritt gepriesene Abtreibungsmethode von äusserst zweifelhaftem Nutzen für die betroffene Frau. Zum anderen lässt sich die Medikalisierung der Abtreibung im Kontext der Fötalmedizin beobachten. Die Kontrolle der Medizin über Mittel und Techniken des Eingriffs gewinnt dann an Schärfe, wenn, wie hier, das Abtreibunggeschehen in einen vollkommen neuen Zusammenhang gestellt wird. Soll fötales Gewebe aus Abtreibungen gewonnen werden, gehen in den Eingriff diesem eigentlich fremde, und für die Frau potentiell gesundheitsschädigende Kriterien mit ein. Die Möglichkeiten betroffener Frauen, hierauf Einfluss zu nehmen, sind begrenzt.

Sowohl für die Abtreibungspille RU 486 als auch in Zusammenhang mit der Fötalmedizin gilt, dass die bestehende Kontrolle der Medizin über die Frau, die Gebärmutter und die Schwangerschaft auf besonders deutliche Weise offensichtlich wird. In beiden Fällen ist eine ärztliche Aufsicht über den Schwangerschaftsabbruch unersetzlich, zudem setzen sie eine komplexe medizinische Infrastruktur voraus.

In dem folgenden Beitrag wird die Frage erörtert, wie sich das ärztliche Monopol begründet und welche Einwände sich gegen eine Monopolstellung hervorbringen lassen. Dies geschieht am Beispiel der neuen medizinischen Technologien RU 486 bzw. Fötalmedizin, anhand derer die Folgen der Medikalisierung der Abtreibung für die betroffenen Frauen illustriert werden. Abschliessend soll diskutiert werden, welche Alternativen zu dem üblichen ärztlichen Abtreibungsmonopol bereits erfolgreich praktiziert werden bzw. denkbar sind. Als Grundlage für die weiteren Ausführungen seien zunächst die gängigen Verfahren des „medizinischen Schwangerschaftsabbruchs" kurz aufgeführt.

Ein kurzer Abriss der Abtreibungsmethoden

Die Vakuumaspiration und die Ausschabung werden als sogenannte „konventionelle" Methoden bezeichnet. Bei der Vakuumaspiration, auch als Saugkürettage oder „Absaugmethode" bekannt, wird der Inhalt der Gebärmutter durch ein strohhalmdickes Röhrchen abgesaugt. Sie eignet sich vor allem für Abtreibungen im ersten Trimester der Schwangerschaft, also bis zur 12. Schwangerschaftswoche. Bei einer Ausschabung wird der Gebärmutterinhalt mit einem scharfen, löffelähnlichen Metallinstrument, der Kürette, entfernt. In beiden Fällen wird für den Eingriff eine lokale Anästhesie oder auch eine Vollnarkose vorgenommen. Über 25 Jahre Forschung zeigen, dass die Absaugmethode eine zugleich effektive und sichere Technik des Schwangerschaftsabbruchs ist. Im Vergleich zu der Ausschabung ist sie der schonendere und sichere Eingriff, da bei letzterer die Gefahr der Verletzung der Gebärmutterwand höher ist (WHO,

1995). Bei sogenannten „späten" Abtreibungen (nach der 14. Schwangerschaftswoche) müssen andere Methoden des Schwangerschaftsabbruchs benutzt werden (vgl. WHO, 1985).

Seit Ende der 80er Jahre ist in einigen Ländern eine weitere Methode des Schwangerschaftsabbruchs eingeführt worden: RU 486 (die „Abtreibungspille"). Hier wird der Schwangerschaftsabbruch chemisch-medikamentös herbeigeführt, sie wird daher auch als „chemische" oder „pharmakologische" Abtreibung bezeichnet. Die Abtreibungspille RU 486 wurde von dem Pharma-Konzern Roussel-Uclaf (daher das Kürzel „RU") entwickelt und im Jahr 1988 in Frankreich erstmals auf den Markt gebracht. Seit 1991 ist das Präparat ausserdem in Grossbritannien und seit 1992 auch in Schweden als Abtreibungsmittel zugelassen. In weiteren Ländern, so auch in den USA und in Deutschland, laufen von verschiedenen Seiten Anstrengungen zur Zulassung.

Heute wird bei einer chemischen Abtreibung üblicherweise eine Kombination zweier Substanzen verabreicht: Mifepristone (RU 486) und Prostaglandine (PG). Es ist daher von RU 486/PG die Rede. RU 486 wirkt gegen das Schwangerschaftshormon Progesteron und unterbricht die Einnistung des Embryos, die Prostaglandine bewirken dessen Abstossung aus der Gebärmutter (vgl. Röring, 1998). Allerdings beschränkt sich die Wirkung von RU 486 nicht, wie vielfach angenommen, nur auf die Gebärmutter. Die Komplexität der Wirkungsweise zeigt sich an den zahlreichen möglichen Komplikationen (s.u.).

Der Ablauf eines medikamentösen Schwangerschaftssabbruchs ist wie folgt: 1. körperliche Untersuchung der Frau, der eine rechtlich erforderliche, mindestens 24stündige Wartefrist folgt; 2. zweiter Klinikbesuch, Einnahme von RU 486 in Tablettenform unter Aufsicht des Klinikpersonals; 3. nach 48 Stunden weiterer Klinikbesuch, Verabreichung von Prostaglandinen (Injektion, Vaginalzäpfchen oder Tablettenform) unter halbstündlicher Kontrolle des Blutdruckes. Wird keine Kombinationsbehandlung durchgeführt, muss die Klinik erst nach erfolgtem Abbruch aufgesucht werden um festzustellen, ob die Gebärmutter vollständig entleert wurde. 4. Entweder geht die Frau nach Hause oder wartet in der Klinik darauf, dass der Embryo abgeht. 5. Dem Schwangerschaftsabbruch folgt eine Nachuntersuchung in der Klinik. 6. Falls der Abbruch nicht vollständig war, muss eine Saugkürettage oder Ausschabung durchgeführt werden. Nach der Einnahme der genannten Präparate werden weitere medizinische Untersuchungen durchgeführt, die bei der mechanischen Methode des Schwangerschaftsabbruchs nicht notwendig sind.

Je stärker reproduktive Vorgänge dem Zugriff der Medizin ausgesetzt sind, desto weniger kann von einem Selbstbestimmungsrecht der Frau die Rede sein. Diese These soll im folgenden anhand zweier Beispiele - der Abtreibungspille RU 486 und der Fötalmedizin - argumentativ untermauert werden. Die Diskussion über eine Rechtmässigkeit der weiblichen Selbstbestimmung in Bezug auf die Schwangerschaft würde hier zu weit führen. An dieser Stelle sei lediglich darauf verwiesen, dass das „Selbstbestimmungsrecht" in diesem Beitrag nicht als Verfügungsrecht, sondern als Freiheit zu verantwortungsvoller Mutterschaft interpretiert wird (vgl. dazu auch Frommel, 1990).

Die Abtreibungspille RU 486

Aus Sicht der Befürworter der Abtreibungspille werden drei Vorteile von RU 486 genannt:

- Sicherheit und Unschädlichkeit der Methode,
- mehr Eigenverantwortung der ungewollt Schwangeren und Privatisierung der Abtreibung,
- weitere Wahlmöglichkeit für die betroffenen Frauen.

Klein, Raymond und Dumble (1992) haben sich mit einer kritischen Untersuchung der genannten Argumente verdient gemacht. Sie überprüften einige hundert medizinisch-wissenschaftliche Artikel über RU 486. Ihre Ergebnisse machen deutlich, dass es sich hier um eine einseitige und parteiliche Interessenvertretung von Seiten der Pharmaindustrie sowie der Medizin handelt. Da diese sich öffentlich dem gesundheitlichen und persönlichen Schutz der ungewollt Schwangeren verschrieben haben und mit entsprechenden Argumenten werben, fällt erst bei genauerem Hinsehen auf, dass die optimistischen Prognosen nicht unwiderlegt geblieben sind.

Die meisten der vorhandenen Studien stützen sich auf Ergebnisse und Verlautbarungen der Forscher, die den Wirkstoff entwickelt und getestet haben. Klein und Kolleginnen (1992) kommen allerdings zu dem Schluss, dass die Abtreibungspille die von den Herstellern gemachten, und von vielen Seiten übernommenen Versprechungen nicht halten kann. Die in den nachfolgenden Abschnitten aufgeführte Beweisführung basiert, wenn nicht anders vermerkt, auf den Erkenntnissen von Klein und Kolleginnen (1992). Ihre Überprüfung der drei Hauptargumente für die pharmakologische Abtreibung ergibt folgendes Bild.

Sicherheit bzw. Unschädlichkeit der Abtreibungspille RU 486

Eine Fülle von Ausschlusskriterien verringert von vornherein den Kreis der Frauen, für die diese Methode überhaupt in Frage kommt, erheblich. Die bisher bekannten Kontraindikationen reichen von starkem Rauchen, Fettsucht, erhöhtem Serumlipidspiegel, Diabetes, Bluthochdruck bis hin zu bestimmten gynäkologischen Problemen, aber auch Asthma, Nierenleiden und Magen-Darm-Störungen werden als Ausschlussbedingungen genannt. Vor einer Anwendung bei Frauen über 35 Jahren wird ebenfalls gewarnt. Nach bisherigem Forschungsstand ist die Methode nur bis zum 49. Schwangerschaftstag, d.h. bis zu 21 Tage nach dem Ausbleiben der Monatsblutung erfolgreich anwendbar.

Unvollständige Abbrüche sowie anhaltende oder extrem starke Abbruchblutungen sind die schwerwiegendsten Komplikationen. Laut einer medizinischen Fachzeitschrift verliert die Frau bei einer Abtreibung mit RU 486 durchschnittlich 3- bis 7mal soviel Blut wie bei einer Saugkürettage (zit. nach Klein et al., 1992). Die Abbruchblutungen können bis zu 44 Tage andauern. Der eigentliche Schwangerschaftsabbruch vollzieht sich häufig erst nach einigen Tagen: Manchmal dauert es bis zu zwei Wochen, bis der Schwangerschaftsabbruch komplett vollzogen ist. In der gesamten Zeit kann es zu heftigen Schmerzen kommen, so dass in vielen Fällen Betäubungsmittel und Schmerzmittel eingesetzt werden müssen. In den von Klein et al. (1992) überprüften Studien war bei 50 bis 70 Prozent aller Abtreibungen eine zusätzliche Gabe von Schmerzmitteln erforderlich. Durch fragliche Vergleichsmassstäbe (z.B. Menstruationsschmerzen) wird dabei die „Nebenwirkung" Schmerz bagatellisiert und damit normalisiert. Weitere Nebenwirkungen umfassen Übelkeit, Erbrechen und Durchfall: Je nachdem, ob diese Symptome getrennt oder gemeinsam aufgeführt werden, bewegen sich die Prozentzahlen der davon betroffenen Frauen zwischen 18 und 48 Prozent.

Während mit der konventionellen Methode der Abtreibung hinsichtlich die Vollständigkeit des Eingriffs zu mehr als 99 Prozent gesichert ist, liegt sie für die chemische Methode noch deutlich darunter. Aus verschiedenen Studien lassen sich hierzu unterschiedliche Zahlen entnehmen, die sich in der Spannweite von 54 und 94 Prozent bewegen. Dies bedeutet, dass im Vergleich zur Absaugmethode bei einer pharmakologischen Abtreibung 4- bis 5mal soviel Frauen einen zweiten Eingriff über sich ergehen lassen müssen.

Die Notwendigkeit einer kontinuierlichen Überwachung über einige Tage bis Wochen stellt für viele Frauen ein grosses Problem dar. So hat sich in der Vergangenheit gezeigt, dass bei weitem nicht alle Frauen zu den Nachuntersuchungen, die für die Feststellung der Vollständigkeit des Abbruches notwendig sind, zurück in die Klinik kommen. Dies kann zu erheblichen Komplikationen führen, die langfristige gesundheitsschädliche Konsequenzen haben.

Ein weiteres, häufig bemühtes Argument für die Abtreibungspille ist, dass die Sicherheit von Abtreibungen in der sogenannten „Dritten Welt" durch die Abtreibungspille erheblich verbessert werden könne. Der „Vater" der Abtreibungspille, Etiénne Baulieu, spricht pathetisch davon, dass es eine moralische Verpflichtung sei, Frauen in diesen Ländern die Abtreibungspille zur Verfügung zu stellen (Baulieu, 1994). Im Gegensatz zu diesen missionarischen Verkündigungen spricht eine Fülle von Gründen gegen den Einsatz von RU 486 in Entwicklungsländern. Die dortigen Voraussetzungen, z.B. der ungenügende Zugang zur für diesen Eingriff notwendigen medizinischen Infrastruktur, sind für eine Anwendung der Abtreibungspille in Ländern der Dritten Welt weit ungünstiger und gesundheitlich daher sehr bedenklich (vgl. Groth & Luger, 1993).

Während es bisher unmöglich ist, die Risiken, die RU 486 für Frauen in diesen Ländern bedeutet, gegenüber denen, durch illegal oder mangelhaft ausgeführten Abtreibungen abzuwägen, erscheint es als sehr fragwürdig, diese neue medizinische Technologie trotz offensichtlicher und gewichtiger Einwände in diese Länder zu exportieren.

Mehr Eigenverantwortung der ungewollt Schwangeren/ Privatisierung des Abtreibungsgeschehens

Angesichts der Fülle an medizinischen Risiken, welche die Abtreibungspille birgt, muss die Abtreibung unter strenger ärztlicher Kontrolle und dem Einsatz vieler medizinischer Technologien erfolgen. Von Eigenverantwortung kann, abgesehen von dem Akt des Schluckens der Präparate, also keine Rede sein. Das Argument der Privatisierung erscheint in Anbetracht der notwendigen ärztlichen Überwachung einer chemischen Abtreibung als Zerrbild. Es ist keineswegs die Durchführung, die in privater Sphäre stattfindet, sondern lediglich die letzte Phase, der eigentliche Abgang der Schwangerschaft. Da dieser zeitlich nicht determinierbar ist (er findet meist in einem Zeitfenster von einer Stunde bis zwei Wochen nach der Einnahme aller notwendigen Präparate statt), kann es allerdings vorkommen, dass auch dies nicht in „privater Sphäre" geschieht. In manchen klinischen Protokollen soll die Frau auch für diese letzte Phase der Abtreibung unter ärztlicher Supervision, d.h. in der Klinik verbleiben.

Der Abbruch mit RU 486 wird nur durch autorisierte Abtreibungskliniken durchgeführt. In Grossbritannien wird jede Pille numeriert und registriert, aber auch in Frankreich unterliegt die Vergabe strengstmöglicher Kontrolle. Anonymität ist daher schon von vornherein ausgeschlossen. Jede Hoffnung auf eine do-it-yourself-Variante ist nicht nur aufgrund von staatlicher Regulierung unmöglich, sie verbietet sich schon aufgrund der Gefahr schwerwiegender Komplikationen. Die Abtreibungspille beseitigt also nicht die Abhängigkeit von ÄrztInnen bzw. der Medizin, sondern nur von deren technischer Kompetenz.

Weitere Wahlmöglichkeiten hinsichtlich der Abtreibungsmethode für die betroffenen Frauen

Als zentrales Gegenargument kann hier aufgeführt werden, dass für eine grosse Zahl Frauen der chemische Schwangerschaftsabbruch aufgrund der bereits aufgeführten, zahlreichen Gegenanzeigen überhaupt keine Option darstellt.

Dem Argument der Wahlfreiheit steht des weiteren die Vermutung gegenüber, dass ÄrztInnen sich von der Bereitstellung „konventioneller" Methoden der Abtreibung bei breiter Verfügbarkeit der Abtreibungspille möglicherweise zurückziehen werden und konventionelle Methoden des Schwangerschaftsabbruches nicht mehr durchführen. Dadurch wäre die Wahlfreiheit für die Frauen faktisch rückgängig gemacht. Dies ist keine frei aus der Luft gegriffene Hypothese. Verschiedene Befragungen haben ergeben, dass ein Grossteil der Ärzteschaft die Durchführung von Schwangerschaftsabbrüchen nicht als normalen Bestandteil ihrer ärztlichen Tätigkeit, sondern vielmehr als Zumutung empfindet. Unter den Abtreibungen durchführenden ÄrztInnen sind viele, die dies ungern, zum Teil sogar widerwillig tun (vgl. Klein et al., 1992). Hier spielen moralische Bedenken sicherlich eine nicht zu unterschätzende Rolle.

Für diese ÄrztInnen ist die Abtreibungspille eine willkommene Möglichkeit, sich aus der Durchführung der Abtreibung weiter herauszuhalten. Gerade in Hinblick auf diese Argumentation erweist sich eine komplexe medizinische Lösung wie RU 486 als paradox, weil sie komplikationsreich und gesundheitsgefährdend ist. Hier ist die Anwesenheit bzw. Kontrolle durch MedizinerInnen unbedingt erforderlich, während ein konventioneller Schwangerschaftsabbruch per Absaugmethode, wie noch zu zeigen ist, auch von geschulten Nicht-MedizinerInnen durchgeführt werden kann. Während es nachvollziebar ist, dass einzelne ÄrztInnen keine Abtreibungen vornehmen wollen, da dies für sie einen moralischen Konflikt bedeutet, erweist sich RU 486 somit keineswegs als geeignete Lösung eines derartigen Dilemmas.

Wahlmöglichkeit im Sinne einer informierten Entscheidung („informed choice") ist erst dann als gegeben anzusehen, wenn die betroffenen Frauen tatsächlich über eine Entscheidungsgrundlage für bzw. gegen die jeweilige Methode verfügen.

Ein Vergleich der Abtreibungspille mit den konventionellen Methoden des Schwangerschaftsabbruchs - Absaugmethode und Ausschabung - wird allerdings kaum geführt. Dort, wo dies geschieht, wird mit schwammigen Begriffen hantiert. So wird etwa die Abtreibungspille als „einfache Methode" bezeichnet, während der Schwangerschaftsabbruch durch eine der konventionellen Methoden als „schwerer Eingriff" bezeichnet wird. Bei der begrifflichen Unterscheidung zwischen „einfach" und „schwer" bleibt unklar, für wen der Eingriff einfacher bzw. schwerer ist: für die betroffene Frau oder für den die Abtreibung durchführenden ÄrztIn. Sinnvoller erscheint es dagegen, konkrete Ergebnisparameter einander gegenüberzustellen, wie etwa Komplikationsraten oder die Zufriedenheit betroffener Frauen mit der jeweiligen Methode. Zudem ist interessant, dass die in anderen Zusammenhängen als äusserst sichere Methode bezeichnete Saugkürettage im, wenn auch selten geführten, Vergleich mit der Abtreibungspille als „invasiver" Eingriff bezeichnet wird (vgl. Klein et al., 1992).

Eine Gegenüberstellung der medikamentösen Abtreibung mit der Absaugung ergibt, dass letztere mit weit weniger Nebenwirkungen und Komplikationen verbunden ist. Die Zahl der unvollständigen Abbrüche bei einem Schwangerschaftsabbruch per Absaugmethode liegt unter einem Prozent. Zudem ist eine Abtreibung durch Absaugung in einem grösseren Zeitfenster durchführbar und erfordert nicht notwendigerweise die Anwesenheit einer Ärztin oder eines Arztes. Sie ist für eine grössere Anzahl von Frauen prinzipiell anwendbar, da es weniger Kontraindikationen gibt.

Unter diesen Gesichtspunkten spricht aus gesundheitlichen Gründen kaum etwas für die Abtreibungspille. Es ist beklagenswert, dass die meisten Frauen über die genannten Fakten nicht oder nur unzureichend informiert sind. Die blosse Freigabe bzw. Verfügbarkeit von RU 486 mit Wahlfreiheit gleichzusetzen, erscheint somit unzulässig. Studien haben ergeben, dass ein Drittel bis ein Viertel der betroffenen Frauen, die die Wahl zwischen konventionellen Methoden der Abtreibung und der Abtreibungspille haben, letztere wählen (Uhlmann, Teutsch & Philibert, 1990). Für die Frauen, die sich, ausreichend informiert, für die pharmakologische Methode entscheiden, sollte diese zur Verfügung stehen. Voraussetzung ist allerdings, dass Kriterien entwickelt werden, um die Frage zu klären, in welchen Fällen bzw. Situationen welche Abtreibungsmethode angewendet werden sollte. Dafür ist eine unabhängige und vergleichende Forschung unabdingbar. Erst wenn das hieraus resultierende Wissen den Betroffenen in Form verständlicher Informationen zugänglich gemacht wird, kann, wenn alle Abtreibungsmethoden vorgehalten werden, von Wahlfreiheit gesprochen werden.

Abtreibung und Fötalmedizin

Embryonale und fötale Zellen sind „Alleskönner", die noch nicht auf Organfunktionen festgelegt sind. Erst im Laufe ihrer Entwicklung verwandeln sich diese totipotenten Zellen in Blut-, Hirn- oder Haarzellen. Dies macht sie für medizinische Forschungszwecke interessant. Wie im folgenden gezeigt wird, ist dieses „zukunftsträchtige" Forschungsgebiet mit der Abtreibung aufs Engste verknüpft.

Die biomedizinische Verwertung von Embryonen und Föten hat in Deutschland bisher noch keine breite öffentliche Aufmerksamkeit erregt. So ist weithin unbekannt, dass international und auch in Deutschland embryonale und fötale Zellen bereits seit einiger Zeit sowohl in der Forschung eingesetzt als auch zu therapeutischen Zwecken verwendet wird. Da immer weitere Indikationsbereiche einer Fötalgewebetransplantation erschlossen werden, wird sich die Nachfrage nach fötalem Gewebe weiter erhöhen. So ist es höchste Zeit, dass die hierzulande bislang vornehmlich standesintern geführte Diskussion über Ergebnisse und Konsequenzen der Transplantationsforschung gesamtgesellschaftlich und öffentlich geführt wird.

Infolge unterschiedlich strikter rechtlicher Bestimmungen variiert das Ausmass der bisher durchgeführten Experimente mit fötalem Gewebe weltweit. Hier spielen zum einen Embryonenschutzgesetze, aber auch die jeweilige Abtreibungsgesetzgebung eine Rolle. In Deutschland ist der Umgang mit Embryonen oder Föten nach einer Abtreibung oder Fehlgeburt gesetzlich kaum geregelt, das Embryonenschutzgesetz greift an dieser Stelle zu kurz. Der entsprechende Paragraph des Strafgesetzbuches (§ 168 StGB) definiert den Klinikleiter bzw. Praxisinhaber der Einrichtung, in der die Abtreibung stattfindet, als den gesetzlich „Berechtigten", aus dessen Gewahrsam die tote Leibesfrucht nicht entwendet werden darf. Um die unkontrollierte Instrumentalisierung von Embryonen und Föten zu verhindern, wurden durch eine Kommission der Bundesärztekammer 1991 standesethische „Richtlinien zur Verwendung fötaler Zellen und fötalen Gewebes" erlassen. Kurz darauf, im Jahr 1992, erarbeitete die europäische Expertenkommission NECTAR (Network on European CNS Transplantation and Restoration) Richtlinien für die Neurotransplantation (NECTAR, 1994).

Abgesehen von einigen wenigen Experimenten an der Berliner Humboldt-Universität vor der Wiedervereinigung hat es jedoch in Deutschland bisher keine Fötus-zu-Mensch Gewebsverpflanzungen gegeben. Allerdings haben mehrere Forschergruppen (in Marburg, Hannover und München) bereits entsprechende Anträge an die dortigen Ethikkommissionen gestellt. Unter anderen laufen in Hannover derzeit Experimente mit der Verpflanzungen menschlichen Fötalgewebes in Versuchstiere (vgl. Schneider, 1997). Frauen, die sich dort einem Schwangerschaftsabbruch unterziehen, sind daher heute bereits der Frage für oder wider eine Gewebsspende ausgesetzt.

Im Bereich der verbrauchenden Fötalgewebeforschung wird derzeit sowohl Grundlagenforschung betrieben als auch fötales Gewebe für therapeutische Zwecke verwendet. Die erste Transplantation fötaler Hirnzellen in das Gehirn eines an Parkinson erkrankten Menschen wurde bereits im Jahr 1985 in Mexiko durchgeführt, die Ergebnisse kamen zwei Jahre später an die Öffentlichkeit. Die Haupterprobungsfelder klinisch-therapeutischer Anwendungen der Fötaltransplantation umfassen derzeit folgende Indikationsbereiche: Morbus Parkinson, Chorea Huntington und Morbus Alzheimer. Die Immuntherapie durch fötale Leberzellen sowie eine Implantation fötaler Bauchspeicheldrüsen in Menschen, die an Diabetes leiden, sind weitere bereits erprobte Anwendungsbereiche (Begley, Hager & Glick, 1993). Aber auch bei einer Reihe weiterer Erkrankungen (z.B. der Leukämie) gilt die Verpflanzung fötalen Gewebes als erfolgversprechend. Ein weiteres Anwendungsfeld der Fötaltransplantation bezieht sich auf die pränatale Behandlung von Föten mit fötalem Gewebe. Die breite Verwendbarkeit embryonaler und fötaler Zellen und Gewebe erklärt sich daraus, dass diese in frühen Stadien noch undifferenziert sind. Sie sind dadurch anpassungsfähig und zudem immunologisch verträglich.

Die Experimente mit fötalem Gewebe dienen nicht ausschliesslich Heilungszwecken. Bereits Anfang dieses Jahrhunderts wurden Forscherstimmen laut, die fötales Gewebe als mögliches „Verjüngungselexier" für sämtliche Organe betrachteten. In der experimentellen Grundlagenforschung geht es inzwischen um mehr als nur die Verwendung eines weiteren fötalen Organs: Es wird mit fötalen Keimzellen experimentiert. Zunächst wurde deren Verpflanzung an Versuchstieren getestet, die erste erfolgreiche Transplantation menschlicher fötaler Zellen in Mäuse hat bereits stattgefunden (vgl. Schneider, 1997). In der Zukunft soll die Verpflanzung fötaler Eizellen ungewollt kinderlosen Frauen und Männern den Kinderwunsch erfüllen. Hier trifft sich die Fötalmedizin mit der Reproduktionsmedizin: Es werden neue Grundlagen für die „Herstellung" von Menschen geschaffen.

Aus der Fötalgewebeforschung erwachsen eine Fülle bisher ungelöster bioethischer und gesellschaftspolitischer Fragen und Problemstellungen, deren Abhandlung über das Thema des vorliegenden Beitrags hinausgeht. Hier werden lediglich die Auswirkungen der Fötalmedizin auf den Schwangerschaftsabbruch beleuchtet. Für eine weitergehende Beschäftigung mit dem Thema sei auf das Buch „Föten - der neue medizinischer Rohstoff" der Politologin Ingrid Schneider (1997) verwiesen.

Das fötale Gewebe kann sowohl aus Fehl- oder Totgeburten, als auch aus Schwangerschaftsabbrüchen „gewonnen" werden (in der Fachsprache wird dies auch als „harvesting", ernten, bezeichnet). Allerdings führen verschiedene Gründe dazu, dass Abtreibungen die geeignetste Quelle fötalen Gewebes sind: Für das Gelingen einer Neurotransplantation muss das „fötale Material" aus bestimmten (meist sehr frühen) Schwangerschaftsstadien stammen, es darf nicht infiziert, muss gut erhalten und zum Zeitpunkt der Transplantation frisch sein. Bei der Mehrzahl aller Fehlgeburten ist das Gewebe aufgrund von fötalen Abnormitäten für eine Transplantation nicht nutzbar. Zudem stirbt der Fötus meist bereits einige Zeit vor dem eigentlichen Spontanabort, dieser geschieht oft unerkannt oder ausserhalb medizinischer Einrichtungen. Bei Totgeburten sind die Föten oft bereits zu weit entwickelt, um ihr Gewebe für Transplantationen zu nutzen. Im Fall einer Abtreibung dagegen besteht die Möglichkeit, Zeitpunkt und Vorgehen gezielt zu wählen und damit Einfluss auf das Ergebnis zu nehmen.

In der medizinschen Fachsprache ist häufig von „vorgefundenem fötalem Material" die Rede (Boer, 1996). Dies entspricht den Verlautbarungen seitens der FötalmedizinerInnen zur Rechtfertigung der nicht unumstrittenen Experimente in der Öffentlichkeit: Abtreibung einerseits und die Verwertung des fötalen Gewebes andererseits seien vollkommen getrennte, voneinander unabhängige Prozesse. Dies ist jedoch, wie im folgenden zu zeigen ist, äusserst zweifelhaft. Soll bei einem Schwangerschaftsabbruch fötales Gewebe für Forschungs- oder Transplantationszwecke gewonnen werden, geht es nicht mehr ausschliesslich um die Durchführung einer sachgerechten und für die Frau schonenden Abtreibung. Die geplante Nutzung fötalen Gewebes stellt bestimmte Anforderungen, sowohl was den Zeitpunkt als auch die Methoden der Gewinnung des Zellmaterials betrifft.

Die Verpflanzung embryonaler Hirnzellen in das Gehirn eines Parkinsonkranken beispielsweise verlangt frisches Gewebe von 7 bis 15 Embryonen aus der 6. bis 9. Schwangerschaftswoche. Stehen keine Konservierungsmethoden zur Verfügung, wird die zeitliche und logistische Koordination mehrerer Abtreibungen erforderlich. Dies kann dazu führen, dass betroffene Frauen in einer ohnehin für sie schwierigen Situation unter Zeitdruck gesetzt werden nach dem Motto: „Wenn Du schon Dein Kind nicht haben willst, dann entscheide wenigstens schnell, so dass der Fötus/Embryo noch verwendbar ist."

Zudem werden eine Reihe von prozeduralen Modifikationen des einzelnen Schwangerschaftsabbruches erforderlich. So muss die schwangere Frau aufwendige Blutuntersuchungen durchführen lassen um sicherzustellen, dass bei der Transplantation kein infiziertes Gewebe (HIV, Herpes etc.) übertragen wird. Da das fötale Gewebe gut erhalten sein muss, bei einer normalen Absaugung aber zerfetzt wird, muss langsamer abgesaugt werden. Dies erhöht die gesundheitlichen Risiken für die Frau. Zudem wird der Vorgang durch Ultraschall kontrolliert.

Der Schwangerschaftsabbruch wird damit in einen vollkommen neuen Kontext gestellt. Wo zunächst die Interessen der betroffenen Frau im Mittelpunkt standen, entsteht nun ein Interessenkonflikt: Das für die betroffene Frau optimale Procedere ergibt kein optimal verwertbares Fötalgewebe und umgekehrt. In der Person der die Abtreibung durchführenden ÄrztIn kristallisiert sich ein Konflikt: Wer ist primärer Patient, der Empfänger des fötalen Gewebes oder die abtreibende Frau?

Die o.g. standesethischen Richtlinien sollen dem Schutz der Interessen der Schwangeren dienen. So unproblematisch und eindeutig, wie diese Richtlinien auf den ersten Blick erscheinen, sind sie in der Praxis allerdings nicht. Die Inhalte der beiden Richtlinien sind weitgehend ähnlich: Die Entscheidung zum Schwangerschaftsabbruch soll unabhängig sein von dem Vorhaben der Verwendung des fötalen Gewebes, „Vergünstigungen" dürfen nicht angeboten oder gewährt werden. Es ist festgelegt, dass in Bezug auf Zeitpunkt, Ort und Methode des Schwangerschaftsabbruches ausschliesslich das Gesundheitsinteresse der Frau bestimmend sein soll, die durchführende ÄrztIn darf weder an der Weiterverwendung des toten fötalen Gewebes beteiligt sein, noch Nutzen daraus ziehen. Zudem wird die schriftliche Einwilligung der Schwangeren zur Weiterverwendung des fötalen Gewebes gefordert, auf die Person des Empfängers darf sie keinen Einfluss nehmen.

In den Erläuterungen der NECTAR-Richtlinien werden einige Ungereimtheiten bzw. weiche Formulierungen deutlich. Zwei Beispiele sollen dies illustrieren:

• Zum Vorgehen bei der Abtreibung heisst es in dem Kommentar zu den NECTAR-Richtlinien: Obwohl die Verwendung des Gewebes nie der Hauptfokus einer Abtreibung sein darf, kann die Abtreibungsprozedur gleichwohl adaptiert werden, solange diese nicht mit „efficient medical handling" der schwangeren Frau, und des Embryos oder Fötus konfligiert (Boer, 1996). Auf was sich „Effizienz" bezieht bzw. welche Kriterien gelten sollen, bleibt unerwähnt. Es dürfte sich als äusserst schwierig erweisen, die Wahrung der Interessen der betroffenen Frauen zu kontrollieren. Ist, wie hier, ein Interessenkonflikt vorprogrammiert, helfen auch keine standesethischen Richtlinien mehr weiter.

• Anonymität: Soll die Unabhängigkeit der beiden Verfahren gewahrt werden, muss die Einverständniserklärung der jeweiligen Frau mit der Gewebespende an Dritte weitergegeben werden. Damit entstehen Probleme im Bereich des Datenschutzes, die Anonymität der abtreibenden Frau kann nicht gewahrt werden.

Zudem sind die Richtlinien nur Soll-Bestimmungen, die lediglich ein Mittel zur berufsständischen Selbstkontrolle darstellen. Ihre Befolgung kann daher nicht mit strafrechtlichen Mitteln erzwungen werden. Ein Verstoss gegen standesethische „Richtlinien" ist nur schwer nachweisbar und für die betroffenen Frauen schon gar nicht überprüfbar.

In der Diskussion über das Thema Abtreibung und Fötalmedizin wird häufig das Argument angeführt, Frauen seien sehr wohl in der Lage, „eigenständig" zu entscheiden, wie das fötale Gewebe nach einer Abtreibung verwendet werden soll (Vawter & Caplan, 1992; Kuhlmann, 1996). Hierzu ist zu sagen, dass die Frage der Spende des fötalen Gewebes die schwangere Frau in einer für sie bereits potentiell sehr belastenden Situation zusätzlich unter Druck setzt. Da ein Abhängigkeitsverhältnis zwischen ÄrztIn und Patientin vorliegt, kann nicht davon ausgegangen werden, dass sich die Frau ihrer Entscheidungsfreiheit voll bewusst, geschweige denn sicher sein kann. Selbst bei voller Aufklärung muss sie fürchten, dass eine ablehnende Entscheidung potentiell negative Auswirkungen auf den nachfolgenden Eingriff haben wird. Die Entscheidung für oder gegen eine Gewebespende daher als „eigenständig" zu bezeichnen, verkürzt die Komplexität der Situation in unzulässiger Weise.

Prospektiv ist festzustellen, dass ein Mangel an „fötalen Rohstoffen" vorprogrammiert ist: Einfache Rechenbeispiele zeigen, dass, sollte sich die Neurotransplantation als probate Therapie für verschiedene Krankheitsbilder bestätigen, die Zahl der jährlich durchgeführten Abtreibungen nicht ausreichen würde, um genügend fötales Gewebe bereitzustellen (vgl. Schneider, 1997). So sind Bedenken ernstzunehmen, die hier nicht nur zukünftig, sondern durchaus bereits heute ein Potential für Manipulation und Schwarzmarktaktivitäten, aber auch für einen gesellschaftlichen Druck auf Frauen, erkennen. Hiermit soll keinesfalls die Medizin insgesamt diskreditiert werden, sondern lediglich auf begründete Bedenken hingewiesen werden.

Einwände gegen die Monopolstellung der Ärzteschaft über die Abtreibung

Anhand der Illustration bestehender und möglicher Auswirkungen neuer medizinischer Technologien auf die Abtreibungspraxis wurden bereits einige Einwände gegen die Monopolstellung der Ärzteschaft über den Schwangerschaftsabbruch hervorgebracht. Darüberhinaus ergeben sich weitere entscheidende Argumente im Kontext des eigentlichen Eingriffs.

Einfachheit des Eingriffs

Die Absaugung des Gebärmutterinhalts ist nicht nur sicher und effektiv, sie ist eines der einfachsten gynäkologischen Verfahren. Der Eingriff ist problemlos erlernbar, erfordert keine elaborierte Ausstattung und ist ebenso sicher und zuverlässig von MedizinerInnen wie von geschulten Nicht-MedizinerInnen durchführbar. Dies ist von verschiedenen Seiten dokumentiert:

- Bevor die Abtreibung 1973 in den USA legalisiert wurde, führten Frauen im von ihnen gegründeten „feministischen Abtreibungskollektiv" (Jane-Kollektiv) Abtreibungen durch. Laut Statistik waren die 11.000 Eingriffe, die sie innerhalb von vier Jahren durchführten, genau so sicher wie die nach 1973 im Staat New York legal durchgeführten Abtreibungen (Clement, 1983).

- In zwei US-Bundesstaaten, Vermont und Montana, ist heute die Abtreibung durch Nicht-MedizinerInnen erlaubt. In Vermont wird ein Drittel aller Schwangerschaftsabbrüche in einem Frauengesundheitszentrum durchgeführt. Hierfür sind ausschliesslich medizinische AssistentInnen zuständig, die das Verfahren in einer zweijährigen Schulung erlernt haben. Hinsichtlich Komplikationen schneiden sie besser ab als ÄrztInnen, die Abtreibungen durchführen (vgl. Klein et al., 1992).

Mit diesen beiden Beispielen wird deutlich, dass das entscheidende Kriterium für die Sicherheit eines Schwangerschaftsabbruches nicht der Berufsstand, sondern die eingesetzte Methode, die technische Kompetenz und Schulung der die Abtreibung durchführenden Person sowie die Bedingungen sind, unter denen ein Schwangerschaftsabbruch durchgeführt wird (Asepsis etc.).

Die hier vertretene Ansicht ist nicht, dass MedizinerInnen keine Abtreibungen mehr durchführen sollen oder dass medizinisches Grundwissen überflüssig ist, sondern dass Abtreibungen nicht ausschliesslich oder vornehmlich durch MedizinerInnen durchgeführt werden *müssen*. Das „Maternal Health & Safe Motherhood Programme" der WHO gab im Jahr 1995 Richtlinien zur Abtreibung heraus. Mit der Publikation wird das Ziel verfolgt, die Morbidität und Mortalität, die im Zusammenhang mit Abtreibungen stehen, zu reduzieren. In dieser Schrift werden auch nichtmedizinische Möglichkeiten zur Abtreibung dargestellt, so etwa die menstruelle Extraktion, die in der Folge noch zu beschreiben sein wird. Die Forderung, Abtreibungen auch durch Nicht-MedizinerInnen durchführen zu lassen, rechtfertigt sich darüber hinaus aus weiteren gewichtigen Gründen.

Einstellungen von ÄrztInnen zur Abtreibung

Im Fall der Abtreibung ist die übliche Rollenverteilung im Sinne der Dominanz der ÄrztIn und der Submission der Patientin aufgehoben: Die ÄrztIn führt den Eingriff nicht aufgrund einer medizinischen Diagnose, sondern auf Wunsch der Betroffenen durch. So gibt ein hoher Prozentsatz von MedizinerInnen an, sich in Bezug auf den Schwangerschaftsabbruch als Handlanger degradiert oder missbraucht zu fühlen (Poettgen, 1995). Körner (1991) zufolge kann daraus für ÄrztInnen ein Rechtfertigungsdruck entstehen, aus dem wiederum ein Verlangen nach Installierung gewisser Zwänge gegenüber der Frau erwachse.

Distanzierte Behandlung bis hin zu offenen moralischen Abwertungen durch ÄrztInnen stellen für die betroffenen Frauen eine zusätzliche Belastung in einer ohnehin bereits sehr belastenden Situation dar und dürfen nicht einfach billigend in Kauf genommen werden. Zahlreiche Frauen leiden nach einem Schwangerschaftsabbruch an psychischen Spätfolgen (Poettgen, 1995), deshalb müssen die Bedingungen analysiert werden, unter der eine Abtreibung - auch unter Beachtung der ärztlichen Behandlung - vorgenommen wird. Nicht die Tatsache des Schwangerschaftsabbruchs an sich ist traumatisierend, es gibt höchstens mehr oder minder traumatisierende Bedingungen bzw. Erlebnisse.

Die negative Einstellung vieler ÄrztInnen gegenüber der Abtreibung als medizinischer Dienstleistung begründet sich sicherlich auch aus moralischen Bedenken und hängt zudem mit dem abtreibungsfeindlichen politischen Klima zusammen. In den Vereinigten Staaten stehen Abtreibungskliniken und deren ärztliches Personal im wahrsten Sinne des Wortes unter Beschuss. Seit 1992 wurden von Abtreibungsgegnern mehrere „Abtreibungsärzte" getötet (Der Spiegel, 1998). Hierzulande geht die Front der Abtreibungsgegner zwar bisher nicht in dieser Weise gegen ÄrztInnen vor, gleichwohl ist dies zum einen prinzipiell nicht auszuschliessen (vgl. hierzu Rühmkorf, 1990), zum anderen zeigt u.a. der „Bayerische Sonderweg", dass Möglichkeiten gesucht werden, die Verfügbarkeit von Abtreibungen einzuschränken.

Mangelnde Verfügbarkeit der Abtreibung als ärztliche Dienstleistung

Faktisch ist die Zugänglichkeit von Abtreibungen selbst in Ländern, in denen diese legal sind, nicht gesichert. Weder in Europa noch in den USA wird von MedizinerInnen verlangt, dass sie die Durchführung von Abtreibungen lernen. Dies hat in der Vergangenheit und bis heute dazu geführt, dass Frauen, die sich zu einer Abtreibung entschlossen haben, der Zugang zu dieser medizinischen Dienstleistung nicht möglich war/ist. Auch wenn der Abtreibungstourismus für manche Frauen noch einen Ausweg bedeutet, zeigt das Ansinnen konservativer Politiker in den USA, nun den Grenzübertritt zum Zwecke der Abtreibung strafbar zu machen, dass auch dies keine dauerhafte Möglichkeit bleibt. Die Prognose der Präsidentin von „Planned Parenthood", der grössten US-amerikanischen Organisation für Familienplanung angesichts dieser Entwicklung:

> „Ich bin mir nicht mehr sicher, ob die nächste Generation von Frauen noch das Recht haben wird, über ihre Schwangerschaft zu entscheiden" (Der Spiegel, 1998).

In den USA halten viele ÄrztInnen die Beschattungen, Belästigungen, Klinikbesetzungen und (Mord-)Drohungen nicht mehr aus und geben auf. Nach Auskunft des Guttmacher Institute ist seit 1977 in den Vereinigten Staaten landesweit die Zahl der ÄrztInnen und Kliniken, die Schwangerschaftsabbrüche durchführen, auf die Hälfte zurückgegangen (Klein et al., 1992). In 84 Prozent aller US-amerikanischen Landkreise besteht keine Möglichkeit mehr zu Abtreibungen.

Die enge Verknüpfung zwischen gesellschaftspolitischem Klima und Zugang zur Abtreibung als ärztlicher Dienstleistung wird auch in Deutschland deutlich. Im Gegensatz zu den meisten anderen Bundesländern gab es in Bayern und Baden-Württemberg noch 1988 keine für den ambulanten Schwangerschaftsabbruch zugelassene Praxis oder Klinik (Häusler & Holzhauer, 1988). Die derzeitigen Kämpfe um die Praxenzulassung in Bayern zeigen, dass diese Probleme keineswegs der Vergangenheit angehören. Dabei mag die Verfügbarkeit eines ambulanten Eingriffs aus verschiedenen Gründen entscheidend sein, vor allem aber aufgrund der Stigmatisierung der Abtreibung, die eine Geheimhaltung des Eingriffs für viele betroffene Frauen erforderlich macht.

Hat eine von einer ungewollten Schwangerschaft betroffene Frau in dieser Situation nicht die Möglichkeit, in ein (Bundes-)Land zu reisen, in dem eine (ambulante) Abtreibung erlaubt ist, so bleibt ihr derzeit nur die Flucht in potentiell gesundheitsschädliche do-it-yourself Methoden. Frauen setzen bis heute täglich ihr Leben aufs Spiel, wenn sie oder ungeschulte Hilfspersonen eine ungewollte Schwangerschaft mit oft gesundheitsgefährdenden Methoden (mechanische oder chemische Manipulationen) zu beenden versuchen. Angesichts der oben skizzierten Entwicklungen ist zu vermuten, dass diese Zahl eher steigt. Ist daher die Forderung als radikal zu benennen, dass Frauen sich eine *sichere*, d.h. nicht gesundheitsgefährdende Technik der Abtreibung selbst aneignen sollten?

AkteurInnen im Medikalisierungsprozess

Vor diesem Hintergrund stellt sich die Frage, warum die Medikalisierung des Schwangerschaftsabbruchs weithin unhinterfragt bleibt bzw. welche Mechanismen zu der Aufrechterhaltung des Status quo beitragen. Die primär an einer Abtreibung Beteiligten sind die Frau, die ÄrztIn und, im Fall einer medikamentösen Ab-

treibung, auch die Pharmaindustrie. Die Perspektiven dieser drei
AkteurInnen sollen im folgenden beleuchtet werden.

Die Position der Frauen

Für die Tatsache, dass ein Grossteil der Frauen die Medikalisierung der Abtreibung nicht in Frage stellt, kann eine Vielzahl von
Argumenten angeführt werden. Hier seien einige mögliche Gründe genannt.

Sicherheit durch Vertrauen in technische Verfahrensweisen

Den wenigsten Frauen ist bekannt, dass die Abtreibung per Absaugmethode ein einfaches Verfahren ist, für das der technische
Aufwand begrenzt ist. Solange man mit bestimmten Verfahren
nicht vertraut ist, tritt die Technologie als übermenschliche Instanz auf. Bestimmte Technologien konstituieren autoritatives
Wissen und waren bzw. sind essentieller Bestandteil des Auf-
stiegs und der Hegemonie der Medizin.

In diesem Zusammenhang ist eine Studie von Browner und Press
(1996) interessant. Die Autorinnen untersuchten, unter welchen
Umständen schwangere Frauen medizinischen Rat von ÄrztInnen
akzeptierten bzw. umsetzten. Dabei fanden sie heraus, dass Frau-
en Ratschläge von MedizinerInnen kritisch bewerten, solange
keine Technologien (Tests etc.) eingesetzt werden. Treten Technologien auf den Plan, nehmen Frauen diese in Anspruch, ohne
selbst von deren Wichtigkeit bzw. Nützlichkeit überzeugt zu sein.

Furcht vor Komplikationen

Die Furcht vor Komplikationen resultiert zum Teil aus dem fehlenden Wissen über die Abtreibungsprozeduren. In Deutschland
gilt die Abtreibung noch immer als gefährlicher Eingriff. Tatsächlich ist sie aber ein in technischer Hinsicht einfacher Vorgang, wenn sie unter örtlicher Betäubung und mit der Absaugmethode durchgeführt wird. Die Absaugung ist die Prozedur, die
auch von nicht-medizinischem Personal problemlos erlernt werden kann. Die Furcht vor Komplikationen bei nicht ärztlich
durchgeführten bzw. überwachten Abtreibungen verliert bei Ein-
sicht in die Statistiken über die vergleichbare Sicherheit von
nicht-medizinisch durchgeführten Eingriffen per Absaugmethode
ihren Schrecken (s.u.).

Internalisierung der Vormachtstellung der Medizin

Im Zusammenhang mit der relativ unkritischen Übernahme der Förderung der Abtreibungspille (RU 486) durch die Frauenbewegung, machen Klein et al. (1992) eine interessante Beobachtung: Die Frauenbewegung wiederhole alte Fehler, wenn sie sich lediglich für Abtreibungsalternativen einsetzt, die von der Medizin und der Bevölkerungspolitik abgesteckt worden sind. Dabei ist die Hoffnung auf RU 486, wie die Autorinnen eindrücklich und gut recherchiert dokumentieren, äusserst trügerisch und vornehmlich durch die politische Lage bedingt:

> „Der unkritische Ruf nach der Abtreibungspille ist ein Ausdruck politisch und moralisch enger Verhältnisse. Die meisten Argumente, die für RU 486 ins Feld geführt werden, beziehen sich aber auf die politische Lage und die psychische Verfassung der Frauen, die abtreiben." (Klein et al., 1992, S. 11).

Legitimierung des Abbruchs durch die Medizin

Auch in Ländern, in denen der Schwangerschaftsabbruch bis zu einem festgelegten Zeitpunkt rechtlich erlaubt ist, wird er meist keineswegs als *legitime* Handlung betrachtet. In Deutschland wird dies durch den Terminus „straffrei, aber nicht rechtmässig" hervorgehoben. Nach heutigem Recht ist es in Deutschland nicht mehr erforderlich, dass die betroffene Frau sich von ärztlicher Seite eine Indikation bescheinigen lässt (Abtreibung ohne Indikationsfeststellung). Die Abtreibung ist auf Verlangen der Frau und unter Einhaltung bestimmter gesetzlich vorgeschriebener Schritte „zulässig" und straffrei. Als *rechtmässig* gilt eine Abtreibung allerdings nur dann, wenn aus ärztlicher Sicht eine Indikation vorliegt (Abtreibung mit Indikationsfeststellung). Dies ist laut Schwangeren- und Familienhilfeänderungsgesetz der Fall, wenn entweder eine Vergewaltigung (kriminologische Indikation) oder eine medizinische Indikation vorliegt, d.h. die Fortsetzung der Schwangerschaft eine „Gefahr für körperliche oder seelische Gesundheit der Frau oder des Kindes" bedeutet (Presse- und Informationsamt der Bundesregierung, 1997, S. 10). Es ist befremdlich, dass nach Feststellung einer Behinderung beim Fötus mittels Pränataldiagnostik keine Beratung stattfinden muss, sondern die Diagnose der GynäkologIn ausreicht, dass die Frau unter der sich entwickelnden „Belastung" gefährdet ist.

Welche Rolle spielt eine ärztliche Indikationsfeststellung, die alleine das Handeln der Schwangeren als „rechtmässig" billigt, für die betroffene Schwangere - zudem in einer Gesellschaft, die in zunehmenden Mass die Definition mannigfaltiger Zustände dem Ärztestand überantwortet hat? Wird der „Schwangerschaftskonflikt" der betroffenen Frau durch die ärztliche Indikation legitimiert? Hierbei handelt es sich um Fragen, die noch weitgehend unbeantwortet, aber von höchster Wichtigkeit sind.

Die Position des Ärztestandes

Die jetzige Abtreibungsgesetzgebung gibt der Ärzteschaft eine Machtbefugnis, die sich nicht nur auf die Ausführung von Schwangerschaftsabbrüchen, sondern auch über die Erlaubnis zu deren Durchführung erstreckt. Hier ist nun eine interessante Dialektik zu beobachten: die Verfechtung des Arztvorbehalts einerseits, dennoch andererseits die Verwahrung seitens Einzelner bzw. Teile der Ärzteschaft gegenüber der Abtreibung als ärztlicher Dienstleistung.

Was das Verhältnis von Recht und Medizin in Bezug auf die Regelung des Schwangerschaftsabbruches angeht, wird vielfach von einem einfachen Delegationsmodell ausgegangen. Dies würde bedeuten, dass der Gesetzgeber (aktiver Part) die Zuständigkeit für die Durchführung von Schwangerschaftsabbrüchen an die Medizin übergeben hat (passiver Part). Verschiedene Autorinnen (Duden, 1990; Klein u.a., 1992) zeigen, dass diese Sichtweise zumindest in Frage zu stellen, wenn nicht sogar ungültig ist: Historisch gesehen war es die Lobby der Medizin, welche ihrerseits die Gesetzgebung beeinflusste und dafür sorgte, dass Geburtenkontrolle und Abtreibung dem Ärztestand überantwortet wurden. Die moderne Medizin hat durch die wissenschaftliche Embryologie die Auffassung des „Leben des Kindes" unmittelbar nach der Empfängnis möglich gemacht und verfochten. Auf die Normativität dieser Festlegung wird nur in Ausnahmefällen hingewiesen.

Viele ÄrztInnen betrachten die Durchführung eines Schwangerschaftsabbruchs dennoch nicht als normalen Teil ihrer ärztlichen Tätigkeit, sondern als Zumutung. Im Unterschied zu dem üblichen Arztbesuch sucht eine Frau, die sich zur Abtreibung einer ungewollten Schwangerschaft entschieden hat, eine ÄrztIn für die Durchführung eines technisch einfachen Vorgangs auf. MedizinerInnen sind allerdings nicht nur im Besitz der notwendigen Technologie zur Durchführung des Schwangerschaftsabbruches, sie haben ausserdem darüber zu befinden, ob ausreichende Gründe vorliegen, die Schwangerschaft zu beenden. Damit verfügen sie über die Definitionsgewalt darüber, was für die jeweilige Frau eine „unzumutbare Belastung" darstellt und ob dem Willen der Betroffenen, die Schwangerschaft zu beenden, stattgegeben wird. Dies stellt für die einzelne ÄrztIn möglicherweise eine Überforderung dar. Andererseits werden unterschiedliche Eingriffe der Pränataldiagnostik auch von ÄrztInnen propagiert und bei drohenden „Defekten" zu einer Abteibung geraten.

Die Position der Pharmaindustrie

Die reproduktiven Alternativen, die Frauen zur Verfügung stehen, sind zu einem grossen Teil von der Pharmaindustrie mitbeeinflusst. Obwohl mitnichten die einzige Maxime, so ist doch die Umsatzsteigerung eine wesentliche Determinante der hier wirksamen Motive. Da die Vermarktung einer medikamentösen Behandlungsmethode lukrativer ist als die Herstellung der für eine konventionelle Abtreibung notwendigen Gerätschaften, ist das Interesse an der Entwicklung derartiger Präparate nachvollziehbar.

Andererseits fürchten Pharmaunternehmen zunehmend den Protest radikaler Abtreibungsgegner, die zum Boykott aufrufen (vgl. zahlreiche Homepages von sog. Pro-life Organisationen im Internet). Obschon die US-amerikanische Arzeimittelbehörde FDA nach jahrelangem Streit die Zulassung von RU 486 befürwortet hat, ist das Mittel bis heute noch nicht auf dem Markt. Währenddessen hat Hoechst, die Muttergesellschaft von Roussel-Uclaf, das Patent für RU 486 an Miterfinder Sakiz zurückgegeben - aus Imagegründen.

Wie zweischneidig die Position der Pharmaindustrie ist, zeigt auch der folgende Sachverhalt: Presseberichten zufolge haben Pharmafirmen längst Präparate entwickelt und klinisch getestet, die schonender und zuverlässiger wirken als RU 486 (Die ZEIT, 1999). Die betreffenden Pharmaunternehmen hüten sich jedoch angesichts der derzeitigen Debatte davor, eine Zulassung der Präparate zu beantragen.

Eine Alternative zur medikalisierten Abtreibung: Die menstruelle Extraktion

Wenn nicht die Sicherheit der Durchführung einer Abtreibung das medizinische Monopol rechtfertigt, was also führt dazu, dass in der westlichen Welt fast alle Abtreibungsoptionen in medizinischer Hand sind? Warum sollen Schwangerschaftsabbrüche nicht ebenso von ausgebildeten Krankenschwestern, Hebammen oder geschulten Laien durchgeführt werden? Dies ist nicht etwa ein utopisches Szenario: Abtreibungen wurden und werden in verschiedenen Settings professionell und unter Wahrung aller Standards von Nicht-MedizinerInnen durchgeführt. Eine einfach erlernbare Variante der heute weitgehend von der Medizin vereinnahmten Methode der Vakuumaspiration (Absaugung) ist die sogenannte „menstruelle Extraktion" (ME), auch „menstruelle Regulation" (MR) genannt. Die menstruelle Extraktion kann bis zu sechs Wochen nach der letzten Menstruation durchgeführt werden, ist aber acht oder neun Wochen nach der letzten Regelblutung noch sicher und erfolgreich durchführbar (FFFGZ, 1987). Sie gleicht technisch gesehen dem Schwangerschaftsabbruch durch Absaugen, nur wird sie nicht in einer medizinischen Einrichtung durchgeführt.

Als Anfang der 70er Jahre diese schonende Methode zur Entfernung des Gebärmutterinhalts in den USA durch einige Frauengruppen bekannt gemacht wurde, ging es darum, den frühen Schwangerschaftsabbruch sicherer zu machen und zu legalisieren. Die menstruelle Extraktion fand allerdings auch anderweitig Anwendung, z.B. zur Vermeidung von schweren Menstruationskrämpfen. Die Idee allerdings war nicht neu: Bereits vorher waren Laien und Hebammen in Entwicklungsländern von US-amerikanischen Organisationen (z.B. International Planned Parenthood) darin ausgebildet worden, ähnliche Techniken anzuwenden (Salstrom, 1993).

Eine menstruelle Extraktion kann von einer Gruppe Frauen, die mit dieser Methode Erfahrung haben, zuhause durchgeführt werden. Innerhalb weniger Wochen können die Grundlagen der Methode erlernt werden, doch dauert es mehrere Monate, um das erforderliche Wissen und die nötige Erfahrung zu sammeln, um eine sichere Durchführung zu gewährleisten. Alleine oder ohne ausreichende Erfahrung darf diese Prozedur auf gar keinen Fall durchgeführt werden, da dies zu schweren Infektionen, starken Blutungen bis hin zum Tod führen kann. In Deutschland ist die Durchführung einer menstruellen Extraktion durch Nicht-MedizinerInnen derzeit verboten.

Das Vorgehen bei einer Abtreibung wird selten beschrieben und ist hochgradig mystifiziert, fast tabuisiert. Es reicht m.E. nicht aus, argumentativ zu zeigen, welche Gründe für eine De-Medikalisierung des Abtreibungsgeschehens sprechen. Sollen sich Frauen für de-medikalisierte Methoden des Schwangerschaftsabbruches einsetzen, müssen sie die Angst vor diesem technisch einfachen Eingriff verlieren. Die folgende Darstellung will deshalb zu einer Entmystifizierung des Eingriffs beitragen. In Anlehnung an eine Darstellung des Vorgangs in dem Handbuch „Frauenkörper neu gesehen" (FFFGZ, 1987), einer Schrift der Föderation US-amerikanischer Frauengesundheitszentren, wird das Vorgehen bei einer menstruellen Extraktion im folgenden beschrieben. Die Darstellung erfolgt nur in groben Zügen und dient daher nicht als Grundlage für eine reale Durchführung.

Die Grundausstattung für eine menstruelle Extraktion ist die folgende: ein mit einem Gummistöpsel abgeschlossener Glasbehälter, eine Spritze mit Einwegventil, zwei Schläuche, eine 4-mm-Kanüle, eine Haltezange, eine Kugelzange, Einweghandschuhe, Papiertücher und Handtuch. Bevor die eigentliche Extraktion durchgeführt wird, muss die Grösse und Lage der Gebärmutter untersucht werden, um sicherzustellen, dass keine zu weit fortgeschrittene Schwangerschaft besteht. Die Gruppe muss bestimmte Informationen über die Anzeichen einer Schwangerschaft sowie über die jeweilige Frau haben: über ihren Zyklus und ihre Erfahrungen mit einer menstruellen Extraktion.

Der Eingriff nimmt nicht viel Zeit in Anspruch, die Absaugung selbst dauert nur ca. zwei bis drei Minuten. Der gesamte Ablauf wird von derjenigen Frau kontrolliert, deren Menstruationsblut bzw. Gebärmutterinhalt abgesaugt wird. Der nötige Unterdruck kann entweder vor oder nach dem Einführen der Kanüle hergestellt werden. Zur Einführung der Kanüle in die Gebärmutter muss der Gebärmutterhalskanal nicht geweitet werden, dadurch hat die betroffene Frau wenige oder keine Schmerzen. So kann der Eingriff ohne Narkose durchgeführt werden. Einfache sterile Bedingungen sind ausreichend, da weder geschnitten noch ausgeschabt wird.

Soll eine Schwangerschaft abgebrochen werden, ist die vollständige Entleerung der Gebärmutter wichtig. Nach der Beendigung des Eingriffs wird der Gebärmutterinhalt deshalb in einem flachen Gefäss untersucht.

In seltenen Fällen, in denen nach einer menstruellen Extraktion Infektionssymptome auftreten, muss unverzüglich eine ÄrztIn aufgesucht werden, da es bei unbehandelten Gebärmutterinfektionen zu schwerwiegenden Folgen kommen kann. Infektionen können entstehen, wenn Bakterien vor oder während des Eingriffs in die Gebärmutter gelangen, oder wenn der Gebärmutterinhalt nicht vollständig abgesaugt wurde. Beides ist bei geschulten Durchführenden und genau befolgten Vorkehrungen extrem selten und kommt ebenso häufig bei ärztlich durchgeführten Abtreibungen vor (Salstrom, 1993).

Die WHO (1995) erkennt die menstruelle Extraktion als äusserst sichere Abtreibungsoption an. In verschiedenen anderen Publikationen wird berichtet, dass der Eingriff unbedenklich ist, wenn die Durchführenden geschult und geübt sind (Dixon-Mueller, 1994). Sie wurde in den letzten 30 Jahren von hunderten Frauen von in den USA und anderen Ländern erlernt und durchgeführt.

Zusammenfassung und Schluss

Die immerwährende rechtliche Diskussion über die Abtreibung lenkt von eigentlichen prozeduralen Fragen ab. Diese sind von eminenter Bedeutung für die Sicherstellung der Gesundheit und Unversehrtheit der betroffenen Frau. Es ist ein Skandal, dass immer noch Frauen an Folgen der Abtreibung sterben oder lebenslange gesundheitliche Folgen davontragen.

Seit langem ist bekannt, dass Frauen, wenn sie keinen Zugang zu sicheren Abtreibungsmethoden bekommen, zu gesundheitsschädlichen oder lebensgefährlichen Methoden greifen. Nicht nur in Entwicklungsländern, auch in der „entwickelten Welt" bleibt

Frauen der Zugang zu einer sicheren Abtreibung vielfach verwehrt.

Anhand der Abtreibungspille RU 486 und der Fötalmedizin konnte illustriert werden, dass mit der Medikalisierung der Abtreibung die Gefahr verbunden ist, dass andere als die Interessen der betroffenen Frau in die Wahl der Methode bzw. in die eigentliche Durchführung der Prozeduren eingehen können. In beiden Fällen gilt, dass sie die ärztliche Aufsicht über den Schwangerschaftsabbruch unersetzlich machen und zudem eine komplexe medizinische Infrastruktur voraussetzen.

Der Kontrolle der Justiz sowie der Kontrolle durch HausärztInnen und GynäkologInnen zu entgehen, ist eine wohlbegründete Hoffnung, die sich aus Vorgängen wie dem Abtreibungsprozess von Memmingen oder beschämenden Erfahrungen von Frauen mit ÄrztInnen nährt. Diese Hoffnung aber mit RU 486 zu verbinden, ist, wie gezeigt wurde, trügerisch.

So bleiben an dieser Stelle folgende Forderungen: unabhängige Forschung über RU 486, Aufklärung der betroffenen Frauen über Nebenwirkungen und Komplikationen von RU 486, vergleichende Erforschung konventioneller Methoden gegenüber chemisch-medikamentöser Abtreibung sowie weitere Erforschung nicht-medizinischer Formen des Schwangerschaftsabbruchs. Nicht nur dort, wo der Schwangerschaftsabbruch illegalisiert ist, sollten Nicht-MedizinerInnen dazu befähigt und geschult werden, sich die einfach zu erlernenden Prozeduren einer Abtreibung anhand der als sicher geltenden Absaugmethode anzueignen.

Während die Medizin vom Gesetzgeber als Gate-keeper miss-/gebraucht wird, trägt andererseits die alleinige Delegation der Abtreibung an den Ärztestand zu der Vorherrschaft der Medizin bei. „Die Ärzteschaft" ist sicherlich keine homogene Gruppe, sondern ein heterogenes Gebilde. Darüber will die in diesem Beitrag vorgenommene Zusammenfassung von ÄrztInnen in ein einheitliches Gefüge nicht hinwegsehen. So sind amerikanischen Presseberichten zufolge u.a. auch MedizinerInnen selbst der Meinung, dass die Lösung des Abtreibungsproblems darin liege, Laien in der Durchführung von Abtreibungen zu schulen (zit. nach Klein et al., 1992).

Auf der Mitgliederversammlung des Vereins Demokratischer ÄrztInnen (VDÄÄ) in Bad Gelnhausen wurde 1996 beschlossen, sich mit prägnanten Thesen und Vorschlägen in die gesundheitspolitische Diskussion einzumischen. Der gesamte Sicherstellungsauftrag des Sozialgesetzbuches soll auf den Prüfstand. Die Strukturen sollen sich grundlegend ändern, Kartelle und ständische Reservate aufgelöst werden. Das heisst konkret: Nicht nur Kammern und Kassenärztliche Vereinigungen, die Berufsgerichtsbarkeit und die Gebührenordnungen sollen überprüft werden, sondern auch die Aufgabenverteilung zwischen ÄrztInnen und den anderen Gesundheitsberufen, die paritätische Mitbestimmung aller Beteiligten, sollen grundsätzlich überdacht werden. Hoffnung für die hier geführte Debatte?

Mechtild Schmedders & Karin Wlotzka

Ungewollte Kinderlosigkeit und Reproduktionsmedizin

Unfruchtbarkeit kann als eine gegen die Norm nicht eintretende Umbruchphase von Frauen definiert werden. Sie weicht von der definierten Norm der Fortpflanzungsfähigkeit ab, obwohl sie in den meisten Fällen durchaus als natürlich angesehen werden kann. Aus medizinischer Perspektive handelt es sich jedoch um einen pathologischen Zustand, dem mit medizinischen Verfahren zu begegnen ist. In diesem Beitrag sollen zunächst die Begriffe Unfruchtbarkeit, ungewollte Kinderlosigkeit bzw. unerfüllter Kinderwunsch näher untersucht werden, um anschliessend auf diesem Hintergrund die heute üblichen reproduktionsmedizinischen Techniken und Möglichkeiten zu erläutern und zu reflektieren. Abschliessend werden ethische und rechtliche Aspekte diskutiert und Alternativen zu reproduktionsmedizinischen Massnahmen vorgestellt.

Ungewollte Kinderlosigkeit - Kulturelle Deutung, Definition, Ursachen

Ein altes Phänomen

Das Problem der Unfruchtbarkeit und die Ursachen der vermuteten zunehmenden ungewollten Kinderlosigkeit in den industrialisierten Gesellschaften wird seit einigen Jahren viel diskutiert. Dabei vergisst man leicht, dass es sich um ein Phänomen handelt, das seit alters her besteht. So wird im Buch Genesis, dem ersten Buch Moses im Alten Testament von Abrahams Frau

117

Sara berichtet, die als unfruchtbar galt. Daher schickte sie Abraham zu ihrer Magd, in der Hoffnung, durch sie zu einem Sohn zu kommen. Tatsächlich wird die Magd schwanger und gebiert einen Sohn (Gen 16). Hierbei handelt es sich um einen frühen Fall von Leihmutterschaft. In Gen 17 und 18 wird erzählt, dass Sara selbst noch durch Gottes Wirken in hohem Alter einen Sohn zur Welt bringt. An anderer Stelle wird berichtet, dass Michal unfruchtbar wird und bleibt, weil sie über David lacht, als dieser für Gott tanzt (2 Sam 6). Vielen biblischen Textstellen zur Unfruchtbarkeit ist gemeinsam, dass jeweils einzig die Frau als unfruchtbar beschrieben wird. Eine Möglichkeit der medizinischen Diagnose und Behandlung kannte man im Altertum nicht. Kinderlosigkeit war im Verständnis der Menschen eine Strafe Gottes.

Der Makel der Unfruchtbarkeit

Wie Schüssler (1992) zusammenfasst, war die (ungewollte) Kinderlosigkeit in den meisten Kulturen ein Makel und eine Schande. Dabei hatte fast immer die Frau die Verantwortung für die Kinderlosigkeit zu tragen. Obwohl man annimmt, dass bereits in der Frühzeit und bei den meisten Naturvölkern die Abläufe der Empfängnis bekannt waren und damit auch die Mitbedeutung des Mannes für die Fruchtbarkeit, wurden einzig die kinderlosen Frauen verachtet und verurteilt. So ergab beispielsweise eine Untersuchung von 1959, die Gagel et al. (1998) zitieren, dass unfruchtbare Frauen im Vergleich zu fruchtbaren Frauen gehäuft psychotisch, neurotisch, abhängig und ängstlich seien. Eine andere Studie aus dem Jahr 1972 behauptet, dass die ambivalenten Einstellungen gegenüber Kindern vor allem bei unfruchtbaren Paaren ausgeprägt seien. Wie die Autoren zeigen, konnten diese Ergebnisse in neueren Studien nicht bestätigt werden.

Definition der Unfruchtbarkeit aus biomedizinischer Sicht

Unfruchtbarkeit wird unterschieden in Sterilität und Infertilität. Broer und Turanli (1996) halten fest, dass als Sterilität das Nicht-Eintreten einer Schwangerschaft trotz starken Kinderwunsches bei regelmässiger Vereinigung von Mann und Frau ohne Verwendung von Verhütungsmitteln über eine Zeit von einem Jahr bezeichnet wird. Wenn eine Befruchtung stattfindet, es jedoch zu einer Fehlgeburt kommt und die Frau eine Schwangerschaft nicht austragen kann, so spricht man von Infertilität.

In reproduktionsmedizinischen Fachkreisen wird geschätzt, dass bis zu 15 % aller Paare in Deutschland ungewollt kinderlos sind. Brähler, Felder und Strauss (1998) berichten jedoch von Studien, die die Unrichtigkeit dieser Zahlen nachweisen und die den Anteil ungewollt kinderloser Paare auf deutlich unter 10 % schätzen. Die Ursachen für etwa die Hälfte der Sterilitätsfälle liegen nach Broer und Turanli (1996) bei der Frau. Bei 40 % der sterilen Paare liegt die Ursache beim Mann, und in 10 % der Fälle liegen sowohl gynäkologische als auch andrologische Ursachen vor.

Die Ursachen der ungewollten Kinderlosigkeit

Als Ursachen für die weibliche Sterilität hat man eine Vielzahl von Faktoren gefunden. In 35 bis 40 % der Fälle sind Fehlfunktionen in den Eierstöcken die Ursache, wozu auch hormonelle Störungen zählen, die in der Regel mit Hormonen behandelt werden. Für etwa 30 % der gynäkologischen Sterilitätsfälle werden Veränderungen der Eileiter ausgemacht, die gewöhnlich operativ behandelt werden. Bei weiteren 10 % der sterilen Frauen sind Veränderungen im Bereich des Gebärmutterhalses aufgetreten. Ebenso können Veränderungen der Gebärmutter zur Unfruchtbarkeit führen. Als weitere Sterilitätsursachen gelten vaginale sowie extragenitale und psychologische Abweichungen. Sogenannte idiopathische (gynäkologische) Sterilitätsfälle liegen vor, wenn innerhalb medizinischer Diagnosemöglichkeiten keine Ursache für die Sterilität gefunden werden kann. Auf die andrologischen Sterilitätsursachen soll an dieser Stelle nicht eingegangen werden.

Als ein Hauptgrund für die angeblich zunehmende Unfruchtbarkeit in den Industrie- bzw. Dienstleistungsgesellschaften wird das relativ hohe Alter angesehen, in dem sich Paare für das Kinderkriegen entscheiden. Männer und Frauen wollen nach einer Ausbildung zunächst berufstätig sein, so dass bei der gegebenen unflexiblen Struktur der Arbeitswelt der Wunsch nach Kindern und einer Berufstätigkeit oft nicht zu verwirklichen ist. Folgerichtig gehört die Erfassung des Alters neben der Dauer des Kinderwunsches wesentlich zu der Anamnese in der „Kinderwunschsprechstunde". Broer und Turanli (1996) empfehlen zusätzlich, Details über akuten und chronischen Stress oder über psychologische Aspekte zu erfragen. Ferner werden Informationen über die Menarche und den Menstruationszyklus eingeholt, wobei auch auf eventuelle Aborte, Geburten, Operationen oder Entzündungen eingegangen wird, die einen Einfluss auf die Fruchtbarkeit gehabt haben könnten. Vor einer gynäkologischen Untersuchung und Diagnostik werden weitere nicht gynäkologische Faktoren erfasst wie beispielsweise Gewicht, Lebensgewohnheiten oder auch Indikatoren für (hormonelle) Stoffwechselstörungen. Für alle diese Faktoren gibt es Normwerte bzw. ein Normverhalten, wobei Abweichungen von diesen Normen als problematisch eingestuft werden.

Über Auswirkungen von Stress zu sprechen ist heutzutage sehr populär. Fraglich ist jedoch, ob Stress bei der Sterilitätstherapie von Mann oder Frau tatsächlich mitgedacht und behandelt wird. Werden beispielsweise von der Norm abweichende Hormonwerte festgestellt, so erfolgt in der Regel eine symptombekämpfende Hormontherapie anstatt einer Psychotherapie, die zum Ziel haben könnte, den möglicherweise für die Hormonstörung ursächlichen Stress zu bewältigen. Die Medizin konzentriert sich, wie Berthold (1996) konstatiert, auf die Behandlung von Symptomen anstatt auf die Beseitigung der Ursachen.

Die eigentlichen Ursachen von Sterilität werden, so ist zu vermuten, allzu häufig übersehen, da sie gar nicht gesucht werden. Oftmals gibt es Ursachen hinter den Ursachen, die als sterilitätsauslösend diagnostiziert werden. Folgendes Beispiel soll diesen Sachverhalt verdeutlichen. Im Zusammenhang mit Androgenisierungserscheinungen (Vermännlichung) bei Frauen werden von Grunwald et al. (1995) die vermehrte Bildung von Androgenen (männlichen Sexualhormonen) sowie weitere den Hormonstoffwechsel betreffende Faktoren genannt. Diese Frauen tragen ein erhöhtes Risiko hinsichtlich Sterilität sowie bezüglich anderer zum Teil schwerer Erkrankungen. Als angezeigte und in der Regel von GynäkologInnen praktizierte Therapie nennen die Autoren eine Hormonbehandlung, der sie in Hinblick auf das mögliche Krankheitsspektrum den Charakter einer Prophylaxe zuschreiben - trotz der erheblichen Nebenwirkungen, die diese Präparate haben können. Gerhard und Runnebaum wiesen jedoch bereits 1992 darauf hin, dass sie einen Zusammenhang zwischen Schwermetall- und Pestizidbelastungen und hormonellen Störungen gefunden haben. Beispielsweise können Quecksilber oder chlororganische Verbindungen Hyperandrogenämien hervorrufen. Die Belastung mit Quecksilber beispielsweise korreliert wiederum mit der Zahl an Amalgamfüllungen der Zähne. So weisen die Autoren darauf hin, dass bei Frauen mit bestimmten Fertilitätsstörungen zunächst eine Schadstoffbelastung als mögliche Ursache abgeklärt werden sollte, ehe man eine Symptombehandlung mit Hormonen vornimmt.

Schüssler (1992) betont, dass die ungewollte Kinderlosigkeit von vielen Faktoren abhängt. Neben spezifisch organischen Störungen spielen eine Vielzahl von Faktoren eine Rolle, so dass eine ganzheitlichere Sicht und Analyse des Paar-Problems der ungewollten Kinderlosigkeit vonnöten sind. Leider zielen jedoch nach wie vor die meisten Forschungsanstrengungen auf die Optimierung der Symptombehandlung ab. Im Zuge der Medikalisierung ungewollter Kinderlosigkeit werden damit Hilfen und Wissensbestände verdrängt, die nicht von der professionellen Medizin hervorgebracht werden.

Der normierte Kinderwunsch - Gefahr der Fixierung

Die Auswirkungen der Sterilität oder Infertilität sind für die meisten betroffenen Paare existentiell. Zunächst gehen, wie Northrup (1997) konstatiert, Frauen - und gleiches mag für Männer gelten - selbstverständlich davon aus, Kinder bekommen zu können. Selbst für Frauen, die keine Kinder bekommen möchten, ist es wichtig, fruchtbar zu sein. Alpern (1992) stellt fest, dass der Wunsch, Kinder zu haben, als natürlich angesehen wird, und dass dieses Anliegen unter geeigneten Umständen wie der persönlichen Reife und einer stabilen Partnerschaft von der Gesellschaft unterstützt wird. Nun steht nach Aussagen von Betta (1995) seit Ende der 70er Jahre das Problem der Unfruchtbarkeit im gesellschaftlichen Raum, was einherging mit Neuentwicklungen in der Fortpflanzungsmedizin. Viel Verständnis wird für den Wunsch steriler Paare aufgebracht, doch ein *eigenes* Kind zu bekommen, das zumindest mit einem der Partner genetisch verbunden ist. Alpern (1992) fordert jedoch, diesen Wunsch steriler

Paare, der sie zur reproduktionsmedizinischen Behandlung drängt, besser verstehen zu lernen. Er hinterfragt, ob es bei dem *eigenen* Kind um die Vormundschaft, das Aufziehen und das Pflegen, die Schwangerschaft, das Gebären und/oder die genetische Beziehung geht und inwieweit die reproduktionsmedizinischen Techniken diese Wünsche erfüllen können.

Die Gründe für den Wunsch, (*eigene*) Kinder zu haben, sind sehr verschieden und komplex miteinander verwoben. Bauer (1996) und Alpern (1992) listen eine Vielzahl von Argumenten für den Kinderwunsch auf. Kinder zu haben, ist eine kulturelle Norm. Es gilt als natürlich, Kinder zu bekommen, und dies wird von Eltern, Gleichaltrigen oder auch der Religion erwartet. Kinder symbolisieren und erneuern gegebenenfalls die Einheit der Partner, die zu Eltern geworden sind. Kinder ermöglichen unbedingte Liebe - mit ihnen kann man in eine spezielle und intime Beziehung treten. Eigene Kinder scheinen eine Möglichkeit zu bieten, sich gegen den eigenen Tod zu wenden, oder anders ausgedrückt, über die Familie, die Blutsverwandtschaft oder die genetische Verwandtschaft weiterzuleben. Weiterhin ermöglicht leibliche Elternschaft die Teilhabe an Lebensprozessen wie geschlechtlicher Vereinigung und Empfängnis, Schwangerschaft, Geburt und Aufziehen von Kindern. Kinder können als Quelle persönlicher Erneuerung dienen, konfrontieren mit der eigenen Kindheit und verdeutlichen die Anerkennung des eigenen Lebens. Kinder zu bekommen ist ein Ausdruck von Kreativität und beweist die eigene Unabhängigkeit und Reife. Nicht zu vergessen ist, dass Kinder im historischen Bezug auch Arbeitskräfte - also einen ökonomischen Faktor - darstellen. Ferner beeinflusst der Gedanke des Alterns - bewusst oder unbewusst - den Kinderwunsch, denn, wie Bauer (1996) feststellt, steigt für Eltern die Bedeutung von Kindern mit zunehmendem Alter an.

Der Wunsch, ein Kind zu bekommen, ist keineswegs ein eindeutiger, sondern er ist immer auch geprägt von Ambivalenz. Der Wunsch und die Sehnsucht nach einem Kind ist begleitet von der Angst vor den Anforderungen und Belastungen durch das Kind (Bauer, 1996; Schüssler, 1992). In der aus Sterilität und ungewollter Kinderlosigkeit resultierenden Krise geht nach Bauer (1996) diese Ambivalenz oftmals verloren, und die Bedeutung des gewünschten Kindes wird als eindeutig positiv empfunden.

Daraus resultiert leicht eine Fixierung auf den Kinderwunsch. Alpern (1992) fordert, dass dieser ernste und tiefe Kinderwunsch von sterilen Paaren nicht nur oberflächlich betrachtet, sondern vor dem Hintergrund der Motive für den Kinderwunsch in einem grösseren Kontext gesehen werden sollte. Daher kann die blosse Erfüllung des Kinderwunsches mit Hilfe medizintechnischer Methoden nicht die einzig geeignete Vorgehensweise sein und gegebenenfalls nicht die eigentlichen Bedürfnisse behandeln. Schüssler (1992) spricht in diesem Zusammenhang sogar von einer „permanenten Verschleppung" der Auseinandersetzung mit der Kinderlosigkeit durch die Möglichkeiten der modernen reproduktionsmedizinischen Technik.

Unfruchtbarkeit ist keine Krankheit

Sterilität wird aus medizinischer Sicht nicht nur als Normalitätsabweichung definiert, sondern auch als Krankheit. Lauritzen (1990) schildert, wie das ursprüngliche *Paar*problem der Infertilität und Sterilität zu einem individualisierten Problem wurde. Die Verantwortung wird verstärkt dem betroffenen Individuum zugeschoben, bei dem die Ursache für die Unfruchtbarkeit liegt, denn für die Nicht-Inanspruchnahme der Behandlungsmöglichkeiten kann jetzt Schuld zugeschoben werden. Medikalisierung bedeutet hier eine Individualisierung des Problems, was Paare verstärkt zur Inanspruchnahme reproduktionsmedizinischer Massnahmen drängt.

Reproduktionsmedizin - Definition, Methoden, Kritik

Im Zuge der Entwicklung und Anwendung der modernen Fortpflanzungstechniken löste der Begriff der Reproduktionsmedizin allmählich den der Fortpflanzungsmedizin ab. Obwohl alle Massnahmen der Unfruchtbarkeitsbehandlung zu dem Bereich der Reproduktionsmedizin gehören, verbindet man vor allem die Techniken der extrakorporalen (ausserhalb des Körpers stattfindenden) Befruchtung mit diesem Begriff. Der Reproduktionsbegriff ist ein seit langem gebräuchlicher politischer und ökonomischer Ausdruck, der im Deutschen seinen Niederschlag in den Wörtern produzieren oder auch reproduzieren findet und in einem vorwiegend technischen Sinn verwendet wird. Das Bewusstsein um die Begrifflichkeit der Reproduktionsmedizin verdeutlicht den Blickwinkel eben dieser medizinischen Disziplin auf die Zeugung und Entstehung menschlichen Lebens.

Historischer Abriss

Die therapeutischen Möglichkeiten der Reproduktionsmedizin zur Behandlung steriler Paare sind das Ergebnis von nahezu hundert Jahren Forschung, innerhalb der nach Ludwig (1996) drei Hauptrichtungen benannt werden können: die gynäkologische Endokrinologie (Lehre von der Funktion der Drüsen mit innerer Sekretion), die mikrochirurgischen Eingriffe zur Eileiterrekonstruktion und die medizinisch assistierte Reproduktion im engeren Sinn mit ihren zahlreichen technischen Variationen.

Die gynäkologische Endokrinologie begann 1903 mit Arbeiten zur Steroid-Chemie. Im Verlauf des 20. Jahrhunderts wurden die hormonellen Zusammenhänge des weiblichen Zyklus in Verbindung mit dem Aufbau und der Funktion der Geschlechtsorgane analysiert und damit auch in Einzelschritte zerlegt. Die erste chirurgische Öffnung eines menschlichen Eileiters gelang nach Angaben von Ludwig (1996) bereits 1895. Bei diesen ersten Operationsversuchen wurden jedoch von 65 behandelten Frauen nur zwei schwanger. Neuere Entwicklungen der operativen Eileiterrekonstruktion waren erst nach der Entwicklung der gynäkologischen Bauchspiegelung (Laparoskopie) möglich. Seither kann der innere weibliche Genitaltrakt genauer untersucht und behandelt werden. Für die Fälle, in denen verschlossene Eileiter nicht erfolgreich behandelt werden konnten und demzufolge die Sterilität der Frau erhalten blieb, wurde die extrakorporale Befruchtung im Reagenzglas (in-vitro) eingeführt. Der erste Embryotransfer beim Menschen wurde 1973 unternommen, der jedoch nicht zur Geburt eines lebenden Kindes führte. Dies gelang erstmals den englischen Wissenschaftlern Steptoe und Edwards im Jahre 1978. Die Geburt von Louise Brown ging seinerzeit in die Schlagzeilen ein. In Deutschland begann die Etablierung der In-vitro-Fertilisation (IVF) 1981.

Wenn die historische Entwicklung der Reproduktionsmedizin beleuchtet wird, muss auch auf die unrühmliche reproduktions-

medizinische Forschung während des „Dritten Reiches" eingegangen werden, ohne die die Techniken heute vielleicht noch
nicht so weit entwickelt wären. Nach Ausführungen von Roth
(1986) wurde 1942 in Deutschland die „Reichsarbeitsgemein-
schaft Hilfe bei Kinderlosigkeit in der Ehe" gegründet, die sich
der Behandlung von Sterilitätsfällen in sterilen „vollwertigen
Ehen" annahm. Im Umfeld dieser Arbeitsgemeinschaft haben
sich die ersten Vorläufer der heutigen Reproduktionsmedizin
entwickelt. Im Interesse stand die Befruchtung durch künstliche
Samenübertragung.

> „Intensiv wurde an den damals noch unlösbaren Problemen
> gearbeitet. Wie lassen sich Spermien langfristig lagern und
> funktionsfähig erhalten? Menschenversuche wurden zur Auf-
> klärung der hormonellen Steuerungsvorgänge im Zyklus der
> Frau gestartet, um den optimalen Zeitpunkt der Samenübertra-
> gung terminieren zu können. (...) Dabei tat sich vor allem der
> Anatom Hermann Stieve hervor, der an gefangenen Frauen
> vor und nach ihrer Hinrichtung experimentierte, um die sog.
> Kaussche Regel vom Konzeptionsoptimum in der Zyklusmitte
> zu widerlegen" (Roth, 1986, S. 42 u. 62).

Diese Forschungen sollten jedoch auch den Züchtungsutopien
dienen, wie sie die „Arbeitsgemeinschaft für aktive Bevölkerungspolitik beim Reichsgesundheitsführer" vertrat. Zur Erzeugung der gewünschten Menschen sollten unter anderen unverhei-
ratete Frauen der Mittel- und Oberschicht beitragen, zu deren an-
geblichem Schutz die Entsexualisierung des Reproduktionspro-
zesses mittels künstlicher Befruchtung angestrebt wurde.

Die Techniken der modernen Reproduktionsmedizin

Innerhalb der vergangenen zwanzig Jahre entwickelte sich der
Bereich der extrakorporalen Fertilisation (Befruchtung) und „assistierten Reproduktion" mit atemberaubender Geschwindigkeit
weiter, wobei mit der Entwicklung der Reproduktionstechniken
das Spektrum der Indikationen zur Anwendung eben dieser
Techniken wuchs und ständig weiter wächst, wie noch ausgeführt
wird. Der Reproduktionsmediziner Beier sprach bereits 1990 davon, dass neben der klassischen IVF-Methodik weitere Variationen als perfektioniert gälten, und dass man von einer Therapie-

palette sprechen könne, die für zahlreiche Ehepaare mit Kinderwunsch eine günstige individuelle Anpassung ermögliche. Die folgenden Techniken gehören im heutigen Verständnis zu den sogenannten assistierten Reproduktionstechnologien.

Techniken der Reproduktionsmedizin

IVF und ET (In-vitro-Fertilisation und Embryotransfer) bezeichnet die extrakorporale Befruchtung der Eizelle mit Sperma und die anschliessende Übertragung des Embryos in die Gebärmutter. Nach Schilderungen von Rabe et al. (1996) werden die Eierstöcke zunächst mit verschiedenen Hormonen überstimuliert, da die Reifung mehrerer Eizellen für eine erfolgreiche IVF als Voraussetzung gilt. Dabei wird die Follikel- und Eizellenreifung sowohl per Ultraschall als auch hormonell überwacht. Die herangereiften Eizellen werden durch Hormongabe zum Eisprung gebracht. Die Ovarien werden mit einer dünnen Nadel in der Regel durch die Scheide unter Ultraschallüberwachung punktiert. Die so gewonnenen Eizellen werden ausserhalb des Körpers befruchtet, und der Embryo wird etwa 48 Stunden später durch die Scheide in die Gebärmutter übertragen. Die Lutealphase (zweite Zyklushälfte) wird mit weiteren Hormonen unterstützt. Ob eine Schwangerschaft eingetreten ist, wird zwei Wochen nach der Embryoübertragung durch die Bestimmung eines Hormons überprüft.

GIFT (gamete intrafallopian transfer) beschreibt den intratubaren Gametentransfer, bei dem ähnlich wie bei der IVF Eizellen gewonnen werden, die nach der Punktion mit aufbereiteten Spermien in den Eileiter injiziert werden.

PROST (pronuclear stage transfer), ZIFT (zygote intrafallopian transfer), TET (tubal embryo transfer) bzw. EIFT (embryo intrafallopian transfer) benennen Verfahren, in denen eine Übertragung nach der In-vitro-Fertilisation entweder im Vorkernstadium (Stadium vor der Kernverschmelzung) stattfindet oder die Zygote bzw. der Embryo in den Eileiter transferiert werden.

MESA (microsurgial epididymal sperm aspiration) bezeichnet die Gewinnung von Samenzellen aus dem Nebenhoden, TESE (testicular sperm extraction) ist die Entnahme von Spermatozoen aus dem Hoden; diese Verfahren der Samengewinnung werden bei einer Subfertilität oder Infertilität des Mannes angewendet.

PZD (partial zona dissection) ist die Öffnung der Zona pellucida, die als Mantel um die Eizelle liegt. Dadurch soll den Samenzellen der Zugang zur Eizelle erleichtert werden.

SUZI (subzonal insemination) wurde nach Psalti (1996) für Paare mit eingeschränkter männlicher Fertilität entwickelt. Mittels Mikroinjektion wird das Sperma in den Raum zwischen Eizelloberfläche und Zona pellucida der reifen Eizelle gegeben, wodurch ihnen der Weg zur Eizelloberfläche durch die Zona pellucida erspart bleibt.

ICSI (Intra-Cytoplasmatische-Spermatozoen-Injektion) wird, so Strowitzki & Hepp (1996), bei extremer Einschränkung der männlichen Fertilität eingesetzt. Eine einzige Samenzelle wird ausgewählt und direkt in die Eizelle injiziert, die, wie oben beschrieben, vorher gewonnen und einer besonderen Vorbehandlung unterzogen wurde. Von ersten Schwangerschaften nach Einsatz von ICSI wurde 1992 berichtet. Vor geplanter ICSI-Therapie wird heute eine Chromosomenanalyse zumindest des männlichen Partners für erforderlich erachtet (Meschede et al., 1998).

Kryopreservation (Gefrierlagerung) oder auch Kryokonservierung ermöglicht die langfristige Aufbewahrung sowohl von Ei- und Samenzellen als auch von Eizellen im Vorkernstadium und von Embryonen unter Gefrierbedingungen. Die Kryokonservierung von Embryonen ist in Deutschland durch das Embryonenschutzgesetz verboten.

Nach Angaben des Deutschen IVF-Registers wurden 1996 in Deutschland insgesamt 33.993 IVF-, GIFT-, TET-/ZIFT-, Kryo- und ICSI-Behandlungen durchgeführt. 1996 übertraf die Zahl der durchgeführten ICSI-Behandlungen mit 16.233 erstmals die der IVF-Anwendungen (14.494), obwohl sich die ICSI-Methode noch im Versuchsstadium befindet und nicht zu den Regelleistungen der gesetzlichen Krankenkassen zählt (siehe den Beitrag von v. Reibnitz und List in diesem Band). An den Frauen, die sich den Verfahren der assistierten Reproduktion unterzogen, wurden 1996 insgesamt 31.058 Follikelpunktionen durchgeführt. Der Anteil der klinischen Schwangerschaften betrug bei der In-vitro-Fertilisation 24,1 % und bei der Intracytoplasmatischen Spermieninjektion 23,7 %, wobei jedoch die Abortrate zwischen 15 und 16 % lag, die „baby-take-home" Rate lag allerdings nur bei etwa 20 %. Die Ergebnisse für Frauen über dem 39. Lebensjahr liegen deutlich unter den über allen Altersgruppen gemittelten Werten, ebenso wie die nach Kryokonservierung durchgeführten Behandlungen.

Auswirkungen und Risiken der reproduktionsmedizinischen Medikalisierung

Die Anwendung reproduktionsmedizinischer Massnahmen stellt für die betroffenen Frauen eine aussergewöhnlich grosse psychische und physische Belastung dar. Gagel et al. (1998) beschreiben die Entwicklung eines Paares mit unerfülltem Kinderwunsch und der Inanspruchnahme der In-vitro-Fertilisation in Anlehnung an die Krisenforschung als eine chronologische Abfolge von Krisen. Dazu zählen sie eine „Persönlichkeits- und Partnerschaftskrise" bei der Entwicklung des unerfüllten Kinderwunsches, eine „Un-/Fruchtbarkeitskrise" bei gestellter Diagnose, eine „IVF-Krise" infolge der Belastungen durch die IVF-Behandlung, eine „Schwangerschafts- und Geburtskrise" infolge der Risiken während einer IVF-Schwangerschaft und -Geburt sowie eine „Familienkrise" bei der Entwicklung der IVF-Familie. Dabei vernachlässigen sie die Krise bei nicht-eintretender Schwangerschaft oder Geburt eines Kindes nach erfolgter IVF-Behandlung. Wie Meyer et al. (1996) konstatieren, kann die IVF/ET-Behandlung auf jeder Stufe scheitern. Viele Paare bezeichnen die Wartezeiten zwischen den Behandlungen und dem Feststellen von Erfolg oder Misserfolg als ausgesprochen belastend.

Wie aus den Beschreibungen der Techniken der sogenannten „assistierten Reproduktion" unmittelbar spürbar ist, stehen die betroffenen Paare völlig unter medizinischer Kontrolle und haben keinen eigenen Einfluss auf das Geschehen der Zeugung ihres Kindes. Die Medikalisierung dieses an sich äusserst intimen Bereiches ihrer Beziehung stellt nach Meyer et al. (1996) ebenfalls einen erheblichen Belastungsfaktor dar. Hinzu kommt, dass das Forschungsinteresse an der IVF/ET seitens der durchführenden MedizinerInnen und MitarbeiterInnen gross ist und es deshalb nicht allein um die Erfüllung des Kinderwunsches des hilfesuchenden Paares geht, sondern auch um das Ausleben von narzistischen Machbarkeitsvorstellungen der WissenschaftlerInnen.

Zu den physiologischen Hauptrisiken für die Frauen, die sich einer In-vitro-Fertilisation unterziehen, gehören die Überstimulation der Eierstöcke infolge der hormonellen Behandlung. Über langfristige Folgen der Hormonbehandlung ist bisher wenig bekannt. Blanken (1992) führt als mögliche Folgen für die Eierstöcke Verwachsungen, Zystenbildung und in seltenen Fällen Krebswucherungen an. Aufgrund der invasiven Verfahren kann es zu Verletzungen der inneren Organe der Frau sowie zu Entzündungen kommen, was weitreichende und langfristige Folgen für die Gesundheit und das Wohlbefinden der Frau haben kann. Bei einigen reproduktionsmedizinischen Verfahren besteht eine erhöhte Gefahr für Eileiterschwangerschaften, deren Risiko Rabe et al. (1996) für GIFT mit 10 bis 20 % beziffert. Dies zieht die Amputation des Eileiters nach sich, was, wie Blanken (1992) aufzeigt, bei fertilen Partnerinnen subfertiler Männer erst zur Sterilität der Frauen führen kann.

Bei Mehrlingsschwangerschaften bestehen sowohl für die werdende Mutter als auch für die Föten Risiken. In Deutschland durften bis 1998 bei Frauen aller Altersgruppen maximal drei Embryonen pro Behandlungszyklus transferiert werden. Nach Angaben von Brähler et al. (1998) beträgt die Wahrscheinlichkeit von Mehrlingsschwangerschaften (Zwillinge und Drillinge) nach IVF 20 % der eintretenden Schwangerschaften. Natürlicherweise werden unter etwa 80 bis 90 Geburten einmal Zwillinge geboren, Drillinge treten sogar nur einmal unter 10.000 Geburten auf. Bei Frauen unter 35 Jahren sollen nach den Richtlinien zur Durchführung der „assistierten Reproduktion" der Bundesärztekammer vom Dezember 1998 deshalb maximal zwei Embryonen übertragen werden, um die Risiken weiter zu senken.

Da bei der ICSI-Therapie eine natürliche Selektion der Spermien unterbleibt, wird gemutmasst, dass ein erhöhtes erblich bedingtes Risiko für Fehlbildungen beim Kind besteht, zumal bei in- oder subfertilen Männern mehr Veränderungen an den Chromosomen vorliegen als bei fertilen. Nach Stolla (1998) ist ungeklärt, in welchem Ausmass genetisch bedingte Fruchtbarkeitsstörungen durch ICSI an die Folgegeneration weitergegeben werden. Um genauere Aussagen machen zu können, müssen erst noch weitere Kinder nach ICSI-Behandlung geboren und beobachtet werden.

Eine besondere Bedeutung kommt dem Arzt-Paar-Verhältnis in der Sterilitätsbehandlung zu. Der erste Kontakt im Beratungsgespräch dient, so Kentenich et al. (1996), der Vermittlung von Informationen. Im weiteren Verlauf spielt jedoch auch die emotionale Unterstützung vor allem während der Hormonbehandlung, die von Seiten der Frau bzw. des Paares mit hohen Erwartungen an den Erfolg der Massnahmen verknüpft ist, eine bedeutende und allzuoft vernachlässigte Rolle. Kentenich et al. (1996) beschreiben ein oft feststellbares unbewusstes Einverständnis zwischen Patient/in und Arzt in der Reproduktionsmedizin, da sich beide für die aktive Behandlung der Sterilität mittels Stimulation, IVF oder Mikroinjektion entschieden haben. Sie sehen die Gefahr, dass unter diesen Bedingungen kein Raum für Reflexion, Diskussion, Trauer und Kummer mehr bleibt. Beide Seiten wehren sich gegen ein Misslingen der Behandlung, was oftmals unmittelbar nach einem Fehlschlag zu einem neuen Versuch führt. Dieses emotionale Band zwischen Arzt und Patientin erklärt das beiderseitige Leugnen der geringen Erfolgsraten und der Komplikationen. Wie Brähler et al. (1998) anführen, haben Studien mit hilfesuchenden Paaren gezeigt, dass durchschnittlich viel zu hohe Erwartungen an den Behandlungserfolg gestellt werden. Dies weist auch auf eine unzureichende Inkenntnissetzung der Ratsuchenden durch die behandelnden Ärzte hin. Ebenso verleiten die populären Erfolgsmeldungen aus der Reproduktionsmedizin zu diesem Machbarkeitseindruck. Brähler et al. (1998) berichten von einer Studie, bei der aufgefallen war, dass eine Gruppe von vorwiegend jungen, türkischen Patientenpaaren zu schnell und zu invasiv behandelt wurde, was auf den hohen Medikalisierungsgrad in der Reproduktionsmedizin hinweist. Die GynäkologInnen und ReproduktionsmedizinerInnen haben ihrerseits ein Interesse an der Durchführung reproduktionsmedizinscher Massnahmen, das über das Anliegen des hilfesuchenden Paares hinausgeht. Sowohl finanzielles als auch Forschungsinteresse lenken das Verhalten von ReproduktionsmedizinerInnen.

Psychosoziale Aspekte
der Reproduktionsmedizin

In den letzten drei Jahrzehnten haben immer neue Reproduktiontechniken zu einem „Managen der Fortpflanzung" und einem Boom in der Gynäkologie mit dem Auftreten neuer Spezialisten geführt (Schindele, 1996). Das Aufstellen neuer Normwerte und deren Festlegung durch Reproduktionsmediziner, dass Paare, die trotz ungeschütztem Geschlechtsverkehr innerhalb eines Jahres kein Kind zeugen konnten als unfruchtbar und damit als krank gelten müssen, sorgt für immer neuen Patientennachschub. Der Wunsch, Frauen zu einem Kind zu verhelfen, geht mit dem Interesse an Forschung, Karriere und ökonomischen Motiven einher und sichert den Reproduktionsmedizinern eine langfristige Einnahmequelle (Fränznick & Wieners, 1996).

Dabei lässt dieser mechanistische Blick - oder anders formuliert: die auf rein biologischer Betrachtung beruhende Vorgehensweise von MedizinerInnen - ausser acht, dass das Zeugen eines Kindes und die Entstehung einer Schwangerschaft einen ebenso sensiblen wie komplexen Vorgang darstellt, bei dem Geist, Seele und die konkreten Lebensumstände zusammenwirken. So haben einer schwedischen Studie zufolge zehn Prozent aller Mütter länger als ein Jahr gebraucht, um schwanger zu werden. Nach dem Wiener Gynäkologen und Reproduktionspionier Peter Kemeter ist

> „ ... für ungewollt Kinderlose die Chance, auf natürlichem Weg schwanger zu werden, mindestens genauso gross, wenn nicht grösser, als bei der Reagenzglasbefruchtung" (zitiert in Schindele, 1996, S. 55).

Trotz niedriger Erfolgsquoten reproduktionsmedizinischer Massnahmen boomt das Geschäft mit der „guten Hoffnung" und die Indikationen für eine Reagenzglasbefruchtung werden immer vielfältiger. Während noch Anfang der 80er Jahre die Durchführung einer In-vitro-Befruchtung mit defekten Eileitern begründet wurde, macht diese Diagnose nur noch einen geringen Anteil aller Indikationen aus; die Hälfte aller Reagenzglasbefruchtungen findet aufgrund von „idiopathischer Sterilität" statt (Fränznick & Wieners, 1996).

Defizite bei der psychosozialen Betreuung

Wenn ungewollt kinderlose Frauen Hilfe und Unterstützung in der Schulmedizin suchen, stehen Fragen nach körperlichen Ursachen und ihren Behandlungsmöglichkeiten im Vordergrund (Fränznick & Wieners 1996). Psychosoziale Faktoren, die eine entscheidende Rolle beim Ausbleiben einer Schwangerschaft spielen, finden kaum Berücksichtigung. Die häufig auftretende Ablehnung des eigenen Körpers und aufkommende Gefühle wie Neid, Konkurrenz und Wut auf den eigenen Körper und gegenüber schwangeren Frauen bzw. Müttern kann zur Folge haben, dass betroffene Frauen sich zurückziehen und isolieren. Mit dem unerfüllten Kinderwunsch geht häufig der Verlust an Lebensperspektiven und das Zusammenbrechen der Lebensplanung einher. Insbesondere für Frauen stellt sich die Frage nach einer sinnvollen und befriedigenden Lebensgestaltung völlig neu.

Daher wird vielfach gefordert, den psychischen und sozialen Faktoren in der Sterilitätstherapie mehr Beachtung zu schenken. Die aktuellen Verhältnisse hinken jedoch den Ansprüchen weit hinterher:

„Im Zusammenhang mit der *In-vitro-Fertilisationsbehandlung* ist seit geraumer Zeit per Gesetz eine psychosoziale Beratung vorgeschrieben, die jedoch an den meisten Behandlungszentren pro forma und eher oberflächlich durchgeführt wird. (...) Die Expertenbefragung ergab (...) die Einschätzung, dass Informationen über psychosomatische Zusammenhänge und Beratungsangebote verstärkt werden müssen und die Notwendigkeit, psychologisch geschulte Mitarbeiter gleichberechtigt in die Behandlungsteams zu integrieren. (...) Psychosomatische Betreuungskonzepte in der Fertilitätsmedizin können jedoch nur dann realisiert werden, wenn psychologische Diagnostik ebenso zum Standard wird, wie Hormonbestimmung und andrologische Diagnostik" (Brähler et al., 1998, S. 263).

Die zweite Novellierung der Richtlinien zur Durchführung der „assistierten Reproduktion" der Bundesärztekammer (1998) formuliert die Mindestvoraussetzungen, welche die Mitglieder der reproduktionsmedizinisch arbeitenden Gruppen besitzen müssen. So müssen Personen mit Kenntnissen und Erfahrungen in Endokrinologie der Reproduktion, gynäkologische Sonographie, operative Gynäkologie, Reproduktionsbiologie mit dem Schwerpunkt der In-vitro-Kultur und der Andrologie vertreten sein. Ferner muss eine regelmässige Kooperation mit einem Humangenetiker und einem ärztlichen Psychotherapeuten gewährleistet sein. Aus dieser personellen Besetzung geht bereits hervor, dass die psychosozialen Aspekte in der Sterilitätstherapie völlig unzureichend berücksichtigt werden.

Die Gynäkologin Langenbucher (1991) weist bei der Behandlung von Unfruchtbarkeit auf die Bedeutung der Seele ebenso wie der Sexualität neben dem körperlichen Befund hin. Sie mahnt daher die umfassende Behandlung des Paares an und warnt vor der alleinigen Reparatur eines isolierten Befundes mit medizinischen Massnahmen. Bei der Rezeption vieler reproduktionsmedizinischer Fachartikel spielen Frauen im verwendeten Vokabular jedoch kaum eine Rolle; alles dreht sich nur noch um Eierstöcke, Follikel und Hormonwerte. So heisst es beispielsweise bei Gagel et al. (1998) zu dem Problem der Mehrlingsschwangerschaften, dass vor weiterer „grosszügiger Produktion" von Mehrlingen ausdrücklich gewarnt werden müsse. Sollte dieser Umgang in der Praxis auftreten, so ermuntert Langenbucher ihre Leserinnen sich zu wehren. In Anbetracht des Abhängigkeitsverhältnisses zwischen Arzt und Frau bzw. Paar dürfte dies oftmals allerdings kaum möglich sein.

Therapie und Beratung

In der Familie, im Freundes- und Bekanntenkreis oder am Arbeitsplatz finden ungewollt Kinderlose oft kein Gehör und Verständnis für ihre Situation. Zur Bewältigung der Situation der ungewollten Kinderlosigkeit besteht bei vielen Paaren der Wunsch nach Information, Rat und Unterstützung ausserhalb der Medizin. Diesem Bedürfnis kommen zahlreiche Angebote in nichtmedizinischen Beratungseinrichtungen wie Pro Familia, Frauengesundheitszentren, in Ehe- und Lebensberatungsstellen, Beratungsstellen für Familienplanung und der Freien Wohlfahrtsverbände sowie andere Gesundheitsberatungsstellen nach. Über Beratungsstellen kann ein Paar professionelle Hilfe in Anspruch nehmen oder sich einer Selbsthilfegruppe anschliessen. Dennoch besteht oft eine grosse Hemmschwelle, professionelle Hilfe in Anspruch zu nehmen oder sich einer Therapie zu unterziehen, obwohl bei allen Betroffenen die Erwartungen, Ängste und Enttäuschungen ähnlich sind und das Aufsuchen einer Einrichtung oder Gruppe eine Chance bietet, sich eingehend mit der Problematik auseinanderzusetzen.

Beratung hat zum Ziel, ungewollt kinderlosen Frauen und Männern bei der Suche nach Lösungsmöglichkeiten für ihre Situation zu unterstützen, Hilfe zur Wiedererlangung von Handlungs- und Entscheidungsfähigkeit sowie Entscheidungshilfen anzubieten. Auch eine Psychotherapie kann der einzelnen Frau helfen, das Leiden an der Kinderlosigkeit zu überwinden, indem sie darauf zielt, die Bedeutung ungewollt kinderlos zu sein im Kontext ihrer Lebenssituation zu reflektieren. Gleichzeitig sollen Wünsche und Bedürfnisse, die mit der ungewollten Kinderlosigkeit verbunden sind, entdeckt werden, um neue Handlungsmöglichkeiten, Lebensperspektiven und -inhalte entwickeln zu können. Psychologische oder psychotherapeutische Angebote sowie die aktive Teilnahme an einer Selbsthilfegruppe können helfen, Hintergründe und Zusammenhänge des Leidensdruckes zu begreifen, Schwierigkeiten zu bewältigen und Abstand vom verzweifelten Denken, der Dominanz des Kinderwunsches und der Konzentration auf eine Schwangerschaft zu gewinnen. Sie tragen dazu bei, Spannungen, die aufgrund der ungewollten Kinderlosigkeit in der Beziehung entstanden sind, zu bearbeiten und Lösungsansätze zu finden. Dadurch kann anderen Lebensinhalten eine neue und eventuell höhere Bedeutung beigemessen und mit dem Kinderwunsch ohne Leistungsdruck umgegangen werden.

Ethische und rechtliche Aspekte der Reproduktionsmedizin

Mit der Entwicklung und den rasanten Fortschritten in der Biomedizin werden die Menschen in Hinblick auf das Machbare in Reproduktionsmedizin, Pränataldiagnostik und Gentechnik vor Entscheidungen gestellt, die sie nicht treffen können. Die Möglichkeiten der Reproduktionsmedizin haben medizinische, ärztliche, ethische, soziale und gesellschaftliche Grundfesten erschüttert. Seitdem ist der Anfang eines neuen Lebens nicht mehr notwendigerweise an das „Geheimnis" der Natur oder die Gesetze der Fortpflanzungsphysiologie gebunden, sondern liegt nunmehr in den Händen der Menschen, in ihrer Kunst- und Technikfertigkeit und ihrem Wissen (Autiero, 1996). Die neuen Techniken der Reproduktionsmedizin breiten und weiten die Grenzen des Machbaren aus, werfen rechtliche Probleme auf und stellen die Gesellschaft vor die Herausforderung einer neuen Wertung bei der Entstehung von menschlichem Leben bzw. Eingriffen in Lebensprozesse. Die körperlichen und seelischen Schranken von Fruchtbarkeit bzw. Unfruchtbarkeit werden durch die Labortechnik zur Erzeugung von Embryonen durchbrochen und machen die Zeugung zu einem „emotionsfreien, sichtbaren, a-sozialen, biochemischen Vorgang", der beobachtbar, reproduzier- und steuerbar wird (Brockmann, zitiert in Winkler, 1992, S. 170).

Ethische Aspekte der Reproduktionsmedizin

Der Einsatz reproduktionsmedizinischer Massnahmen hat grosse öffentliche Aufmerksamkeit gefunden und in Fachkreisen sowie bei Vertretern unterschiedlicher Institutionen ethische Diskussionen ausgelöst. Im folgenden sollen kurz einige Positionen angerissen werden.

Auf die zahlreichen ethisch-moralischen und rechtlichen Probleme, die z.B. die heterologe Insemination, die zur Trennung von biologischem und sozialem Vater führt, die Mikroinjektion, die die Gefahr der Manipulation und Menschenzüchtung birgt, und die Eizellspende und Leihmutterschaft aufwerfen, soll an dieser Stelle nicht weiter eingegangen werden.

Zur ethischen Position kirchlicher Vertreter

In der Instruktion der römischen Kongregation für die Glaubenslehre „Über die Achtung vor dem beginnenden menschlichen Leben und die Würde der Fortpflanzung" (1987) und der Enzyklika Papst Johannes Paul II. „Evangelium vitae" (1995) finden sich die entscheidenden offiziellen Stellungnahmen über die Auseinandersetzung der katholischen Kirche mit der In-vitro-Fertilisation (Demmer, 1996). Darin wird jede Art von „künstlicher Fortpflanzung" oder „künstlicher Befruchtung", die Zeugung eines Kindes in einer anderen Weise als durch die sexuelle Vereinigung von Frau und Mann abgelehnt. Die Ablehnung jeglicher Zuhilfenahme reproduktionsmedizinischer Massnahmen wird darin begründet, dass es keinen Anspruch auf Kinder gibt - Kinder sind Gabe und Aufgabe - (Von der Würde menschlichen Lebens, 1985) und der Mensch die von Gott bestimmte unlösbare Verknüpfung von liebender Vereinigung und Fortpflanzung nicht eigenmächtig auflösen darf. Hinter dieser Begründung steht u.a. die Befürchtung, dass überzählige Embryonen als Material für ehrgeizige Forschungszwecke benutzt werden (Demmer, 1996), womit bereits zu Beginn eines menschlichen Lebens Gelegenheiten zur Manipulation eröffnet werden können. Zur Würde eines Menschen gehöre jedoch das Recht, sich genetisch nicht erforschen zu lassen.

Stellungnahmen weltanschaulicher Vertreter

An der konfessionell getragenen Auffassung geben Kritiker zu bedenken, dass durch diese Sichtweise das Zueinander von Ausdruck gegenseitiger Liebe und Offenheit auf Zeugung zu starr auf den rein sexuellen Akt in den Mittelpunkt rückt. Nach Demmer (1996) kann die Last, die ein Paar zur Erfüllung seines Kinderwunsches bei reproduktionsmedizinischer Behandlung auf sich nimmt, als Ausdruck ehelicher Liebe gewertet werden. Vor dem Hintergrund dieser Intention will die technische Trennung von Befruchtungs- und Sexualakt aufgehoben sein. Eltern müssen sich beim Wunsch nach einem Kind ihrer sozialen Verantwortung bewusst bleiben, denn „Eltern sind um der Kinder Willen da und nicht umgekehrt" (Demmer, 1996, S. 448).

Engelhardt (1988) gibt zu bedenken, dass es das Ethos einer pluralistischen Gesellschaft ist, in schwierigen normativen Fragen ethische Kooperation und Toleranz zu ermöglichen. Er plädiert deshalb für eine sog. Toleranzlösung. Toleranz und Achtung vor der Gewissensentscheidung jedes einzelnen gelten als Basisprinzip der Demokratie. Sie erfordern, unterschiedliche Positionen - als Ergebnis anderer Abwägungen und Prioritätensetzungen - als ethisch allgemein akzeptierte und akzeptable Werte anzusehen und zu respektieren.

Unter Abwägung aller Vorteile und Risiken bietet die Entscheidung für die Inanspruchnahme einer reproduktionsmedizinischen Massnahme für viele Paare auch in Fällen, die primär nicht durch Unfruchtbarkeit einer der Partner bedingt ist, eine Möglichkeit, ein leibliches Kind zu bekommen. Beispielsweise nutzen an einem Tumor erkrankte Männer die Möglichkeit der Kryokonservierung von Samen, um nach der Tumorbehandlung mit einer - häufig keimschädigenden - Bestrahlung oder Chemotherapie noch ein Kind zeugen zu können.

Rechtliche Aspekte

Neben der ethischen Problematik der ungewollten Kinderlosigkeit wird in der Reproduktionsmedizin auch eine Vielzahl an rechtlichen Problemen, insbesondere im Zusammenhang mit den entstehenden Embryonen, aufgeworfen. Der rechtliche Rahmen für die Regulierung reproduktionsmedizinischer Massnahmen ist in Deutschland durch das Embryonenschutzgesetz (ESchG), das am 1. Januar 1991 in Kraft trat, und durch die zweite Novellierung der Richtlinien zur Durchführung der „assistierten Reproduktion" der Bundesärztekammer vom Dezember 1998 gesetzt. Das Embryonenschutzgesetz soll sicherstellen, dass die reproduktionsmedizinischen Massnahmen einzig zum Zweck der Fortpflanzung eingesetzt und ausschliesslich von ÄrztInnen durchgeführt werden. Es verbietet zudem die Ersatz- oder Leihmutterschaft, wie sie zum Beispiel in den USA möglich ist. Sogenannte überzählige Embryonen, die nicht in die Frau transferiert werden, von der die Eizellen stammen, dürfen nicht gezeugt werden. Der Missbrauch von Embryonen zu Forschungszwecken o.ä. ist strafbar. Ebenso ist das Klonen verboten, wodurch auch die Präimplantationsdiagnostik, d.h. die Erbgutanalyse des Embryos in vitro, in Deutschland nicht möglich ist. Während Verstösse gegen das Embryonenschutzgesetz nach dem Strafgesetzbuch geahndet werden, kann Verstössen gegen die Richtlinien zur Durchführung der assistierten Reproduktion der Bundesärztekammer nur mit berufsrechtlichen Sanktionen begegnet werden. Wesentliche Aspekte der zweiten Novellierung der Richtlinien der Bundesärztekammer sind die Aufnahme der ICSI-Methode sowie die Einführung einer prospektiven Datenerfassung der bundesweit vorgenommenen Massnahmen der assistierten Reproduktion zur Qualitätssicherung. Bisher war in Deutschland nur die homologe IVF oder ein verwandtes Verfahren zulässig, d.h. die sterilen Paare mussten verheiratet sein. Im Zuge der Einführung des Kindschaftsreformgesetzes am 1. Juli 1998 können die Methoden der assistierten Reproduktion jedoch auch im sogenannten heterologen, d.h. ausserehelichen, System angewendet werden, was allerdings ein beratendes Votum der Kommission für assistierte Reproduktion der Bundesärztekammer voraussetzt und ausschliesslich für die Herkunft des Samens gilt. Zur Verhinderung einer gespaltenen Mutterschaft, d.h. genetische und aufziehende Mutter sind verschieden, darf nach wie vor keine Eizellspende stattfinden. Die Entscheidungsmacht für oder gegen die Anwendung reproduktionsmedizinischer Massnahmen bei einem verheirateten Paar liegt alleine beim Arzt.

Ein rechtliches Problem stellen - weil sie das Embryonenschutzgesetz nicht ausdrücklich berücksichtigt - die sog. imprägnierten Eizellen, d.h. noch nicht verschmolzene weibliche und männliche Vorkerne, dar. Aus den gesetzlichen Bestimmungen lässt sich ableiten, dass es nicht verboten ist, Eizellen in diesem Stadium einzufrieren. So betrachtet, beruht in Deutschland die Praxis der Kryokonservierung von - nach biologischem Verständnis - befruchteten Eizellen im Prinzip auf einer Gesetzeslücke. Eberhardt et al. (1997) weisen darauf hin, dass in diesem Zusammenhang zahlreiche rechtliche und ethische Fragen aufgeworfen werden, z.B. bei der Trennung eines Paares, wenn der Mann die Vernichtung der tiefgefrorenen Embryonen wünscht, während sich die Frau dagegen ausspricht. Weitere Fragen stellen sich im Zusammenhang mit dem Tod eines oder beider vermutlichen Elternteile. Wäre es ethisch vertretbar, tiefgefrorene Embryonen nach dem Tod des Mannes noch zu transferieren, und können so entstandene Kinder als eheliche Kinder anerkannt werden? Oder es stellt sich gar die Frage: Sind tiefgefrorene Embryonen nach dem Tod beider Elternteile erbberechtigt?

Alternative Möglichkeiten zu reproduktionsmedizinischen Massnahmen

Hat sich ein ungewollt kinderloses Paar gegen einen reproduktionsmedizinischen Eingriff entschieden oder ist der Wunsch nach einem eigenen Kind trotz mehrerer Behandlungsversuche erfolglos geblieben, suchen betroffene Paare häufig nach anderen Möglichkeiten, mit dem unerfüllten Kinderwunsch umzugehen.

Alternative Massnahmen und Behandlungsverfahren

In den letzten Jahren haben naturheilkundliche Methoden und Behandlungsverfahren - obwohl eine systematische Untersuchung auf ihre Wirksamkeit bei den meisten Alternativmethoden bislang noch aussteht - eine zunehmende Akzeptanz in der Bevölkerung erfahren und auch im Rahmen der Massnahmen gegen ungewollte Kinderlosigkeit an Bedeutung gewonnen.

Während reproduktionsmedizinische Massnahmen durch die Behandlung von Normabweichungen unmittelbar auf das Erzielen einer Schwangerschaft ausgerichtet sind, stellen alternativ-medizinische Methoden die ganzheitliche Betrachtung des Menschen in den Vordergrund: Beschwerden und Beeinträchtigungen des Wohlbefindens werden im Zusammenhang mit der psychischen, sozialen und gesundheitlichen Situation der betroffenen Person betrachtet (Fränznick & Wieners 1996). Ziel der alternativ-medizinischen Behandlungen ist, die Selbstheilungskräfte anzuregen und den Körper dabei zu unterstützen, sein Gleichgewicht wiederherzustellen. Alternativ-medizinische Methoden und Massnahmen tragen zu einer Stärkung des (Wohl-)Befindens bei, unterstützen die Selbstregulierung, fördern die Entspanntheit und schaffen dadurch günstige Voraussetzungen für das Eintreten einer Schwangerschaft.

Positiv auf die Herbeiführung einer Schwangerschaft wirken sich homöopathische Methoden und Akupunktur aus. Reimers (1997) wies z.B. nach, dass bei Frauen mit leichten hormonellen Störungen und Partnern mit normalem Spermiogramm mit einer homöopathischen Sterilitätstherapie gute Erfolge erzielt werden. Aufgrund der geringen Nebenwirkungen kann eine homöopathische Sterilitätstherapie in diesen Fällen eine Alternative zur hormonellen Behandlung darstellen.

Das Eintreten einer Schwangerschaft kann ausserdem durch alternativ-medizinische Methoden wie Entspannungstechniken (Autogenes Training, Meditation, Yoga) oder spezielle Massagen bzw. gymnastische Behandlungen gefördert werden.

Adoptions- oder Pflegekind

Einen Weg, um den gehegten Kinderwunsch doch noch in Erfüllung zu bringen, stellt für etliche Paare die Adoption eines Kindes oder die Aufnahme eines Pflegekindes dar. Ein Adoptiv- oder Pflegekind vermittelt das Gefühl, dass sich der Wunsch nach einem eigenen - wenn auch nicht leiblichen Kind - erfüllt hat. Das Paar kann sich bei der Auseinandersetzung mit der Möglichkeit einer Adoption oder Übernahme einer Pflegschaft wie bei der Planung eines eigenen Kindes für ein Leben mit oder ein Leben ohne Kind entscheiden. Das dadurch vermittelte Gefühl der Entscheidungsfreiheit hilft dem Paar, das Problem der Kinderlosigkeit zu überwinden.

Allerdings haben Erfahrungen gezeigt, dass es sich bei der Adoption oder Annahme eines Pflegekindes nicht immer um einen einfachen und leichten Weg handelt. Von der Bewerbung um ein Adoptiv- oder Pflegekind (beim Jugendamt oder bei Wohlfahrtsverbänden) bis hin zur Adoption oder Aufnahme eines Pflegekindes ist oft ein mühsamer und langwieriger Prozess zu bewältigen. In den letzten Jahren übersteigt die Zahl der Bewerber um Adoptivkinder die Zahl der zur Adoption freigegebenen, so dass ein Paar lange auf ein Kind warten muss (Bode, 1989). Zudem ist eine Adoption an bestimmte Voraussetzungen wie Gesundheitszustand und das Alter der Bewerber (bei der Adoption von Säuglingen sollte kein Adoptivelternteil älter als 35 Jahre sein), eine stabile Partnerschaft und geordnete wirtschaftliche Verhältnisse einschliesslich der Wohnsituation gebunden. Der unerfüllte Kinderwunsch allein ist für das Jugendamt kein hinreichender Adoptionsgrund. Ein Adoptivkind sollte als eigene Persönlichkeit und nicht als Ersatz eines leiblichen Kindes angenommen werden. Dies setzt voraus, dass beide Partner die Erfüllung des Wunsches nach einem eigenen leiblichen Kind abgeschlossen haben.

Eine Adoption oder Übernahme einer Pflegschaft kann für das Paar eine Belastungsprobe darstellen. Adoptiv- und Pflegekinder kommen z.B. häufig aus einem schwierigen sozialen Milieu und stellen Adoptiveltern oftmals vor grössere pädagogische Anforderungen. Der Gedanke an ein Pflege- oder Adoptivkind sollte deshalb nicht der letzte „Strohhalm" sein, wenn reproduktionsmedizinische Massnahmen erfolglos bleiben. Darüber hinaus ist bei einem Pflegekind zu bedenken, dass ein Pflegekindverhältnis auf die Rückführung des Kindes in die Herkunftsfamilie ausgerichtet und deshalb oftmals zeitlich begrenzt ist.

Ausblick: Reproduktionsmedizin international und in der Zukunft

Vor dem Hintergrund der deutschen Richtlinien scheint es angebracht, sowohl einen Blick in andere Länder als auch in die Zukunft zu werfen. Die Reproduktionsmedizin hat längst ihre Skandale und Auswüchse: 1992 wurde beispielsweise der US-amerikanische Gynäkologe Jacobs verklagt, da er seine ungewollt kinderlosen Patientinnen ohne deren Wissen mit seinem eigenen Sperma befruchtete. 1996 mussten in Grossbritannien über 3.000 befruchtete Eizellen vernichtet werden, da sie laut Gesetz nicht länger aufbewahrt werden durften (Riewenherm, 1998). 1993 wurde in der Zeitschrift „Fortschritt Medizin" von Schwangerschaften bei über fünfzigjährigen Frauen berichtet, denen durch künstliche Befruchtung gezeugte Embryonen übertragen wurden. Die Eizellen stammten von bedeutend jüngeren Frauen, die pro Eispende 2.000 Dollar erhielten. Inzwischen werden genetische Mütter, austragende Mütter und soziale Mütter unterschieden, so dass ein Kind durchaus drei Mütter haben kann. Zu fragen bleibt, wer denn nun die „wahre" Mutter ist. In den USA haben sich bereits eine kommerzielle Ersatzmutter-Industrie und Spendersamenbanken etablieren können, über deren Angebot man sich per Internet informieren kann. Dies verdeutlicht, wie auch Lauritzen (1990) herausstellt, dass aus Sicht der Reproduktionsmedizin die Menschen immer mehr zu Produkten degradiert werden.

Die reproduktionsmedizinische Technik lässt sich bereits heute nicht mehr getrennt von den humangenetischen Kenntnissen und Entwicklungen denken. Die in Deutschland noch verbotene Präimplantationsdiagnostik, deren Zulassung von führenden deutschen Reproduktionsmedizinern gefordert wird, ist die genetische Diagnostik des in vitro gezeugten Embryos vor dessen Übertragung in den Mutterleib. Bisher geht es dabei um die Frühdiagnostik von möglichen Erbkrankheiten, was bedeutet, dass auffällige Embryonen abgetötet werden. Es tauchen jedoch bereits eugenische Überlegungen auf, dass bei weiterer Erforschung der menschlichen Fortpflanzung und der Entwicklung dieser Verfahren, diese in Zukunft zu einer Verbesserung des menschlichen Erbgutes und der Zucht von Menschen mit besonderen Eigenschaften dienen könnten. Noch ist es nicht möglich, Embryonen ausserhalb des weiblichen Körpers zu gesunden Menschen heranwachsen zu lassen. Jede Frau, die sich reproduktionsmedizinischen Eingriffen in ihren Körper unterzieht, unterstützt die skizzierten Entwicklungen, ob sie will oder nicht - und in der Regel unwissentlich.

Zweifelsohne hat die rasche Entwicklung reproduktionsmedizinischer Massnahmen grosse Hoffnungen für kinderlose Paare eröffnet, sich den Wunsch einer leiblichen Elternschaft erfüllen zu können. Dennoch kann aus der medizinisch-technischen Machbarkeit kein Absolutheitsanspruch abgeleitet werden. Kinderwunsch-Paare müssen sich über die Komplexität des Vorganges bewusst sein, dürfen die medizinischen Behandlungsmöglichkeiten nicht überschätzen und auf schnelle Erfolge hoffen: In der Realität erfüllt sich derzeit nach reproduktionsmedizinischer Behandlung nur für etwa ein Drittel der Betroffenen der ersehnte Kinderwunsch. Alle übrigen Paare müssen sich darauf einstellen, ihre Lebensplanung ohne leibliches Kind zu gestalten. Hierzu ist eine Unterstützung im sozialen, beratenden und therapeutischen Bereich sowie die weitere Entwicklung alternativ-medizinischer Angebote notwendig.

Julia Lademann

Hormone oder keine?

Wechseljahre - Lebensphase oder Krankheit?

Die Wechseljahre werden in der westlichen Gesellschaft im Spektrum zwischen Chance und Schicksal diskutiert. Ausschlaggebend für die Bewertung sind die jeweiligen Grundannahmen, unter denen die Wechseljahre betrachtet werden: der naturwissenschaftliche Blick, der zur medizinischen Normierung herangezogen wird und damit entscheidet, was als normal und gesund bzw. abnorm und krank gilt; der sozialwissenschaftliche Blick, der Erklärungsansätze jenseits biologischer Determination bereithält und schliesslich der pragmatische Blick der Betroffenen, der das gesamte Spektrum vom positiven bis negativen Erleben der Wechseljahre beschreibt. Zur Beurteilung, ob und wie eine Medikalisierung der Wechseljahre sinnvoll ist, spielt die Entscheidung, ob diese als „natürliche" Lebensphase oder als krankhafte Veränderung bewertet wird, eine massgebliche Rolle.

Wechseljahre: Biologisch-medizinisch betrachtet

Biologisch gesehen bilden die Wechseljahre das Pendant zur Pubertät: bei der einen *beginnt* die Phase der Fortpflanzungsfähigkeit, bei der anderen *endet* sie.

Medizinisch werden die Wechseljahre als Klimakterium bezeichnet und in folgende Abschnitte aufgeteilt:

- Die *Prämenopause* ist die erste Phase des Klimakteriums, in der die Hormonumstellungen auftreten. Sie beginnt etwa ab dem 40. Lebensjahr und dauert ca. 5 Jahre.

- Die eigentliche *Menopause* ist die letzte Menstruation; sie gilt als eingetreten, wenn eine Frau seit einem Jahr keine Periode mehr hatte. In westlichen Ländern ist dies im Alter von ca. 51 Jahren der Fall.

• Danach wird von *Postmenopause* gesprochen.

Mit dem Begriff der *Perimenopause* wird die Phase um die Menopause bezeichnet: Etwa zwei Jahre vor bis zwei Jahre nach diesem Zeitpunkt; hauptsächlich in dieser Phase äussern Frauen Beschwerden, die von der Medizin als klimakterisches Syndrom beschrieben werden.

Der Verlauf des Menstruationszyklus während der fortpflanzungsfähigen Jahre ist von einer Reihe unterschiedlicher Faktoren abhängig, die sich wechselseitig in unterschiedlichem Masse beeinflussen bzw. voneinander abhängig sind. Die Sexualhormone stehen in Wechselwirkung mit Hormonen des Zentralen Nervensystems, und beide werden beeinflusst durch äussere Faktoren wie Licht und Dunkelheit, Ernährung, psychische und körperliche Verfassung (Feige et al., 1997).

Mit der Erforschung ursächlicher Zusammenhänge der hormonalen Umstellungen während der Wechseljahre beschäftigen sich medizinische Studien überraschend wenig. Man geht davon aus, dass in den Ovarien (Eierstöcke) die reifungsfähigen Eizellen zur Neige gehen und deshalb kein Eisprung mehr stattfinden kann und die Östrogenbildung kontinuierlich abnimmt. Während der fortpflanzungsfähigen Jahre werden die *Östrogene* hauptsächlich in den Eizellen in den Eierstöcken gebildet. Ihre Produktion in der Nebennierenrinde, der Leber, im Unterhautfettgewebe, der Muskulatur und im zentralen Nervensystem wird auch nach der Menopause aufrechterhalten (Feige et al., 1997). Zwischen der Menge an körpereigenem Fettgewebe und Östrogenproduktion besteht ein Zusammenhang: Wenn viel Fettgewebe vorhanden ist, kann auch mehr Östrogen gebildet werden (Gannon, 1990).

Wenn keine Ovulation mehr stattfindet, entfällt die Bildung von *Gestagenen*. Dazu zählt das Gelbkörperhormon Progesteron, welches in der zweiten Hälfte des Menstrualzyklus zur Vorbereitung und während der Schwangerschaft zu deren Erhaltung beiträgt.

Die *Gonadotropine* FSH (follikelstimulierendes Hormon) und LH (luteinisierendes Hormon) werden von der Hirnanhangsdrüse produziert und bewirken während der fortpflanzungsfähigen Zeit die Eireifung, Östrogenproduktion und Ovulation. Nach der Menopause ist die Konzentration der Gonadotropine deutlich erhöht, da weniger Östrogene als deren hemmende Substanzen vorhanden sind.

Der Verlauf der Hormonumstellung erfolgt weder plötzlich noch langsam kontinuierlich, sondern in Schüben. So ist die Phase der Prämenopause vor allem durch stark schwankende und auch erhöhte Östrogenwerte gekennzeichnet. Während der Postmenopause sinkt das Östrogen Östradiol dann auf etwa ein Sechstel der ursprünglichen Konzentration, während die Menge des FSH um etwa das Sechsfache ansteigt (Kaiser & Pfleiderer, 1989). Die schwankenden Hormonspiegel, v.a. in der Prä- und Perimenopause führen dazu, dass klimakterische Verläufe individuell ganz unterschiedlich sein können.

Eine medizinische Beurteilung bezüglich der klimakterischen Phase, in der sich eine Frau befindet, ist über Hormonmessungen nicht eindeutig möglich (Love, 1997). Problematisch bei der Bewertung des Östrogenspiegels im Blutserum ist vor allem der oben beschriebene schwankende und schubhafte Verlauf. In Bezug auf eine mögliche Indikation zur Hormonersatztherapie in den Wechseljahren scheint die Hormondiagnostik nicht angebracht (Baltzer & Mickan, 1994). Diese Einschätzung ist vor allem in Bezug auf die Handhabung der Hormonersatztherapie von Bedeutung, da die diagnostischen Möglichkeiten zur Feststellung eines Östrogenmangels offensichtlich wenig beitragen können.

In der medizinischen Literatur wird das Resultat der hormonellen Umstellungen während der Wechseljahre überwiegend als „Hormonmangelstatus" mit entsprechenden Folgen beschrieben. Eine rein biologische Betrachtung der oben beschriebenen Vorgänge der Hormonumstellung kann diese Bezeichnung nicht rechtfertigen, wenn der Verlauf *aller* Hormone während der Umstellung beobachtet wird: Im Vergleich zu den hormonellen Verhältnissen während der fortpflanzungsfähigen Jahre *sinken* zwar die Östrogene und Gestagene, aber die Gonadotropine *steigen* an.

Dass mit Hormonmangel hauptsächlich die Östrogene gemeint sind, zeigt, wie selektiv die Bezeichnung „Hormonmangelstatus" für die gesamten Wechseljahre - aus einer Vielzahl an Veränderungen - gewählt ist. Beachtenswert ist auch die *Perspektive*, die von der Medizin eingenommen wird, um den Mangel zu konstatieren: Die Hormonverhältnisse der reproduktiven Jahre einer Frau werden als Referenzwerte für die Beurteilung der Hormonverhältnisse nach dieser Zeit herangezogen. Eine gewisse Willkür bei der Wahl gerade dieser Werte wird deutlich, wenn man sich folgende Überlegung vergegenwärtigt: Aus der Perspektive vorpubertärer und postmenopausaler Östrogenwerte wären die Verhältnisse in den fruchtbaren Jahren als „Überschuss" zu interpretieren. Dieser „Überschuss" ist jedoch aus bestimmten funktionellen (nämlich reproduktionsbezogenen) Gründen als normal und damit gesund definiert und somit eben kein Überschuss, sondern die Norm. Warum die in den Wechseljahren dennoch als Mangel konstatierten Hormonverhältnisse nicht genauso aus funktionellen Gründen (nämlich das Beenden reproduktiver Funktionen) als normal und gesund betrachtet werden, muss also jenseits rein biologischer Betrachtungsweise geklärt werden.

Vom „mangelhaften" Wesen der Frau zum Hormonmangel

Bis ins 17. Jahrhundert galt die Frau in den Wissenschaften und damit in den Vorläufern der modernen Medizin als „unvollkommener Mann", die weiblichen Sexualorgane wurden als Pendant der männlichen beschrieben:

> „Alle Teile des Mannes hat auch die Frau, nur in einem unterscheiden sie sich, (...) dass bei den Frauen die Teile im Inneren liegen, bei den Männern ausserhalb des Körpers" (Galenus, 1533, zitiert nach Schiebinger, 1993, S. 234).

Die Vorstellung, dass es sich bei Frauen um die anatomisch gleichen Geschlechtsorgane wie bei Männern handelt, führte allerdings nicht zu der Annahme, dass beide Geschlechter als ebenbürtig zu betrachten sind. Die innere Lage weiblicher Sexualorgane wurde vielmehr als Ursache der Unvollkommenheit der Frauen interpretiert. Grundlage dafür war die aristotelisch-galenische Humoraltheorie, die dem menschlichen Körper die vier Elemente (Feuer, Wasser, Luft und Erde) und deren entsprechenden Eigenschaften (Hitze, Feuchtigkeit, Trockenheit und Kälte) zuschrieb. Während der Mann aufgrund seines „heissen und trocken" Wesens seine Genitalien aussen trug, war dies der „feuchten und kühlen" Frau nicht möglich.

Gegen Ende des 18. Jahrhunderts fand ein Wechsel des wissenschaftlichen Erklärungsansatzes von Weiblichkeit statt: Im Rahmen der Entwicklung moderner Naturwissenschaften (in der Tradition eines mechanistischen Weltbildes) gilt bis heute die Biologie als entscheidendes Modell. Neu für den hier dargestellten Zusammenhang war vor allem die Deutung der weiblichen Geschlechtsorgane: Sie werden nicht mehr als „unvollkommen männlich", sondern als explizit weiblich, d.h. als Ursprungsort weiblichen Wesens identifiziert und gewertet. Als logische Konsequenz dieses Erklärungsansatzes werden die biologischen Vorgänge der Wechseljahre als Verlust von Weiblichkeit interpretiert. Seit Beginn des 19. Jahrhunderts gelten die hormonellen Veränderungen als die eigentliche Ursache dieser Vorgänge. Der in diesem Rahmen als Hormonmangel definierte Zustand der Wechseljahre wird als behandlungsbedürftige Krankheit gedeutet. Eine über die Wechseljahre historisch arbeitende Soziologin zieht treffend den Schluss:

> „Weiblichkeit wird in einer Überspitzung dieser biologistischen Argumentationsweise als ein hormongesteuertes Faktum angesehen, das sich mithilfe medizinischer Eingriffe regulieren lässt." (Panke-Kochinke, 1998, S. 9)

Die Wechseljahre im Spektrum individueller, medizinischer und gesellschaftlicher Betrachtung

Auf der Suche nach einer Antwort auf die Frage, ob es sich bei den Wechseljahren eher um eine Lebensphase oder um eine Krankheit handelt, findet sich in der entsprechenden Literatur die individuelle, medizinische und gesellschaftlich-kulturelle Perspektive. Diese drei Hauptargumentationsstränge mit den entsprechenden Schlussfolgerungen werden im folgenden dargestellt.

Wie sie von Frauen erlebt werden ...

Obwohl die biologischen Vorgänge während der Wechseljahre bei allen Frauen mehr oder weniger ähnlich verlaufen, ist das Spektrum des individuellen Erlebens dieser Umbruchphase sehr breit. Während einige Frauen den Eintritt in eine neue Lebensphase bewusst als Chance zu Veränderungen begreifen und positiv erleben, beginnt für einen Teil der Frauen mit den Wechseljahren eine Lebensphase, deren Veränderungen als negativ und einschränkend erlebt werden. Ausschlaggebend für das Erleben ist vor allem das Ausmass an körperlichen Beschwerden. Während manche Frauen lediglich das Ausbleiben der Menstruation als Zeichen der Umbruchphase wahrnehmen, fühlen sich andere Frauen durch verschiedene körperliche Veränderungen mehr oder weniger stark beeinträchtigt. Wissenschaftliche Untersuchungen zur Sicht der Frauen, die die Wechseljahre erleben, sind im Vergleich zur Vielzahl der medizinisch-biologischen Studien sehr selten. So steht beispielsweise die Klärung der Fragen, warum und wann Frauen in den Wechseljahren ärztliche Hilfe in Anspruch nehmen oder nicht, noch aus. Zu fordern wären Forschungsansätze, die die Sicht der Frauen im Rahmen medizinischer, psychosozialer und kultureller Gegebenheiten in den Vordergrund stellen.

... und wie sie von der Medizin beschrieben werden

Da der wissenschaftliche Blick auf die Wechseljahre hauptsächlich aus der medizinischen Perspektive erfolgt, liegt der Fokus auf der Betrachtung von Beschwerden, dem sog. klimakterischen Syndrom. Über das negative Erlebens der Wechseljahre in Verbindung mit somatischen und psychischen Beeinträchtigungen ist deshalb wesentlich mehr bekannt als darüber, wie und warum Wechseljahre als eher neutrale oder positive Lebensphase erlebt werden. In den meisten medizinisch-wissenschaftlichen Studien über das klimakterische Syndrom bilden Frauen, die als Patientinnen mit entsprechenden Beschwerden zum Arzt bzw. zur Ärztin gehen, die Untersuchungsgruppe. Damit bleiben die beschwerdefreien Frauen unberücksichtigt, was dazu führt, dass der Anteil von Frauen mit klimakterischen Beschwerden insgesamt höher erscheint als er in Wirklichkeit ist.

Wenn Beschwerden während der Wechseljahre auftreten, so stellt sich dies in Bezug auf deren Schweregrad in etwa folgendermassen dar: Ein Drittel aller Frauen hat kaum oder wenige Beschwerden, ein Drittel aller Frauen gibt mässige Beschwerden an und ein Drittel aller Frauen leidet unter starken Beschwerden. Welche Symptome das klimakterische Syndrom ausmachen bzw.

wieviele genannt und wie sie beschrieben werden, unterscheidet sich in der entsprechenden Literatur enorm: Coney (1994) fand heraus, dass die Anzahl wechseljahresbedingter Beschwerden je nach AutorIn zwischen einem bis über 40 Symptomen variiert. Diese Beschwerden lassen sich als somatische, psychische und eher unspezifische, altersbedingte Zeichen zusammenfassen. Die am häufigsten im Zusammenhang mit dem klimakterischen Syndrom genannten Symptome sind Störungen im vegetativen Bereich (Hitzewallungen, Nachtschweiss), verschiedene Probleme im psychischen Bereich (Schlafstörungen, Depressionen, Stimmungsschwankungen), unspezifische Altersbeschwerden (Gelenk- und Muskelbeschwerden, Leistungs-, Konzentrationsminderung) sowie Harnwegsprobleme und vaginale Trockenheit. In der medizinischen Literatur werden diese und weitere Beschwerden, die Patientinnen während der Wechseljahre äussern, als Krankheitssymptome aufgefasst. Frauen suchen dann medizinischen Rat, wenn die Beschwerden so stark sind, dass sie sich behandlungsbedürftig fühlen. Die ärztliche Profession wiederum muss, um medizinisch intervenieren zu können, die Beschwerden als Symptome ursächlich einer Erkrankung zuschreiben. Diese Erkrankung lautet, wie oben beschrieben, Östrogenmangel und wird in der Regel in diesem Sinne therapiert.

Die sozio-kulturelle Perspektive

Seit der Relativierung des naturwissenschaftlich-mechanistisch geprägten Menschenbildes in der Medizin steht fest, dass psychische, soziale und kulturelle Bedingungen und Normen sowohl bei der Wahrnehmung, als auch bei der Bewertung und Umgangsweise mit körperlichen, geistigen und seelischen Vorgängen eine grundlegende Rolle spielen. Es gibt individuelle, soziale und kulturelle Unterschiede, wann etwas als Symptom wahrgenommen wird - oder auch nicht - und wann es als Krankheit bewertet wird - oder auch nicht. Dieses Phänomen ist gerade im Zusammenhang mit den Wechseljahren ausgiebig studiert worden.

Besonders eindrücklich sind die *offensichtlich kulturell determinierten Unterschiede* in der Wahrnehmung der Wechseljahre (Love, 1997). Hitzewallungen beispielsweise werden zumeist als die häufigsten und lästigsten Beschwerden beschrieben, allerdings nicht weltweit: Hauptsächlich Europäerinnen und Amerikanerinnen scheinen darunter zu leiden. In Japan rangieren Hitzewallungen (ein Wort, das es in der japanischen Sprache nicht gibt) und nächtliche Schweissausbrüche auf der Symptomliste ganz unten. Die häufigsten Beschwerden während der Wechseljahre sind hier steife Schultern, Kopfschmerzen und Schwindel. Es gibt eine Reihe verschiedener afrikanischer, indianischer und fernöstlicher Kulturen, innerhalb derer von Frauen gar keine oder nur leichte Beeinträchtigungen berichtet werden. Die Ursachen dieser kulturellen Unterschiede könnten einerseits in der unterschiedlichen Lebensweise begründet sein; andererseits fällt auf, dass die weitgehende Abwesenheit von Symptomen deutlich mit dem Eintritt in einen verbesserten sozialen Status einhergeht. In einigen Kulturen geniessen Frauen nach Eintritt der Menopause ein höheres Ansehen, verfügen über mehr Freiheiten, tragen grössere Verantwortung und haben dadurch auch mehr Macht. Das gesellschaftliche Bild der älter werdenden Frau in der westlich industrialisierten Welt ist dagegen eher von sozialem Abstieg gezeichnet. In einer Gesellschaft, die jugendliche Attraktivität und Leistungsfähigkeit als wichtigste Werte propagiert, ist eine positive Selbstbehauptung vor allem für ältere Frauen äusserst schwierig. Dass die gesellschaftlichen Erwartungen - um nicht an sozialem Ansehen zu verlieren - kaum erfüllbar sind, scheint vorprogrammiert:

„Die ältere Frau von heute sollte aktiv und attraktiv, leistungsfähig und verständnisvoll, erfolgreich, ausgeglichen und freundlich sein und als Ehefrau, Geliebte, Hausfrau, Mutter, Grossmutter und Berufstätige alle an sie gerichteten Erwartungen erfüllen. Nicht akzeptiert ist die unzufriedene, nörgelnde, aufbegehrende, lustlose oder ruhebedürftige Frau" (Röring, 1993, S. 99).

Bezüglich *sozialer Faktoren* konnte bislang in den meisten Studien ein Zusammenhang zwischen niedrigem sozialem Status (verbunden mit niedrigem Einkommen bzw. Arbeitslosigkeit und geringem Ausbildungsgrad) und erhöhten Symptomwerten festgestellt werden (Rosemeier & Schultz-Zehden, 1995). Möglicherweise ist mit einer höheren Schulbildung eine bessere Chance verbunden, anregenden Beschäftigungen im Beruf nachzugehen, die die Bewältigung der Lebensphase erleichtern (v. Arnim-Baas, 1995).

Neben den kulturell und sozial bedingten Determinanten bestimmen auch *persönliche Eigenschaften*, wie die Wechseljahre erlebt werden. Rosemeier & Schultz-Zehden (1995) kamen in ihrer Untersuchung zu psychologischen Aspekten des Klimakteriums zu dem Ergebnis, dass Frauen mit einem niedrigen Selbstwertgefühl besonders unter klimakterischen Beschwerden (mit Ausnahme der Hitzewallungen) leiden.

In solch einer getrennt dargestellten Betrachtung psycho-sozialer und kultureller Einflüsse auf die Wahrnehmung und das Erleben der Wechseljahre zeigt sich eine gewisse methodische Problematik: Viele dieser Faktoren sind miteinander verknüpft bzw. voneinander abhängig. Dies macht es schwierig oder sogar unmöglich, den konkreten Einfluss einzelner Phänomene zu bestimmen. Wichtig ist jedoch die Erkenntnis, dass neben biologisch-medizinisch erfassbaren Parametern in Bezug auf das Erleben der Wechseljahre noch andere, offensichtlich entscheidende Faktoren eine Rolle spielen. Die meisten der in diesem Abschnitt genannten AutorInnen kommen deshalb zu dem Schluss, dass die Betrachtung der Wechseljahre als multivariates Geschehen wesentlich sinnvoller und angemessener erscheint als deren rein naturwissenschaftliche Beurteilung.

Medikalisierung der Wechseljahre

Gemäss der medizinischen Definition der Wechseljahre als „Hormonmangelkrankheit" erfolgt die Behandlung des klimakterischen Syndroms in erster Linie durch die Zufuhr von Hormonen, die sog. Hormonersatztherapie, die in verschiedenen Formen angewendet werden kann. Die ärztliche Indikation zum Einsatz dieser Therapie bezieht sich nicht nur auf die Behandlung von Beschwerden, sondern auch auf die Prävention von verschiedenen altersbedingten Erkrankungen.

Um den Nutzen und die Grenzen der Hormonersatztherapie aufzuzeigen, werden der Behandlungs- und Präventionsansatz im folgenden dargestellt und kritisch beleuchtet. Im Abschnitt über Risiken und Nebenwirkungen werden die möglichen Schäden, die mit der Hormonersatztherapie verbunden sind, diskutiert.

Formen der Hormonersatztherapie

Die pharmazeutische Industrie hat mittlerweile eine breite Angebotspalette zur Hormonsubstitution entwickelt. Hormone können oral in Tablettenform oder transdermal als Pflaster verabreicht werden. Besonders die Pflaster erfreuen sich wachsender Beliebtheit. Die Hormone können zudem intramuskulär (als Depot) für mindestens einen Monat gespritzt werden. In jüngster Zeit wurden auch Hormone zur lokalen Anwendung (als Salbe, Zäpfchen, Gel oder Vaginalring) auf dem Markt plaziert.

Grundsätzlich ist die reine Östrogentherapie von der kombinierten Östrogen-Gestagentherapie zu unterscheiden. Aus Gründen, die im Abschnitt „Risiken und Nebenwirkungen" näher erläutert werden, ist Erstere nur bei Frauen empfohlen, die keine Gebärmutter mehr haben. Bei der kombinierten Gabe von Östrogenen und Gestagenen kann es zu menstruationsäquivalenten Gebärmutterblutungen kommen, ein medizinisch gewünschtes, von den betroffenen Frauen aber eher unerwünschtes Phänomen.

Östrogene und Gestagene können in chemisch unterschiedlichen Formen und in unterschiedlichen Dosierungen (je nach Indikation) verabreicht werden. Bei den Östrogenen gibt es *konjugierte* und *synthetische* Formen. Konjugierte Östrogene, die oft auch als „natürliche" bezeichnet werden, sind aus dem Harn trächtiger Stuten gewonnen und meistens besser verträglich als die synthetischen Formen.

Behandlung klimakterischer Beschwerden

Es gibt eine Reihe von Argumenten, die den ursächlichen Zusammenhang zwischen dem Mangel an Östrogenen und dem den Wechseljahren zugeschriebenen Symptomkomplex in Frage stellen lassen. Die Tatsache, dass die Hormonumstellungen zwar bei allen Frauen eintreten, jedoch nicht alle Frauen unter behandlungsbedürftigen Symptomen leiden, legen schon erste Zweifel nahe. Ein Vergleich mit der - von den Hormonbefürwortern gern bemühten - Stoffwechselerkrankung Diabetes mellitus macht dies deutlich: Bei einem krankheitsbedingten Mangel an Insulin tritt *stets* die Erkrankung Diabetes mit entsprechenden, schwerwiegenden Symptomen auf; diese Zwangsläufigkeit ist bei den Hormonumstellungen der Wechseljahre nicht zu beobachten.

Körperliche Beschwerden

Zum somatischen Symptomkomplex des Klimakteriums zählen hauptsächlich Störungen im vegetativen Bereich sowie Beschwerden durch Schleimhautveränderungen der ableitenden Harnwege und der Vagina. Für viele WissenschaftlerInnen und praktizierende MedizinerInnen gelten Hitzewallungen und trockene oder entzündliche Veränderungen der Vagina als die einzigen „echten" Symptome der Wechseljahre.

Die konkreten ursächlichen Zusammenhänge zwischen *Hitzewallungen* und den Hormonumstellungen sowie die physiologischen Mechanismen des Symptoms sind nicht vollständig geklärt. Die Hitzewallungen kommen durch eine plötzliche Erweiterung der Blutgefässe zustande, ausgelöst durch entsprechende physiologische Vorgänge des im Gehirn liegenden temperaturregulierenden Zentrums. Man geht davon aus, dass es eine Beziehung zwischen diesen Mechanismen und den Hormonumstellungen während der Wechseljahre gibt. Die Tatsache, dass bei ca. 80 % aller Frauen, die unter Hitzewallungen leiden, die Symptome durch eine Hormonersatztherapie gelindert werden können, legen einen solchen Zusammenhang nahe. Es gibt aber auch eine Reihe von Erkenntnissen, die einer ausschliesslichen Verursachung der vegetativen Symptomatik durch niedrige Östrogenwerte widersprechen. So kann man sich beispielsweise nicht erklären, warum Frauen, die während der Wechseljahre *keine* Hitzewallungen verspüren, mehrheitlich niedrigere Östrogenwerte haben als diejenigen, die unter der Symptomatik leiden (Shaw, 1997). Bei Untersuchungen über Erkrankungen, die zu niedrigen Östrogenwerten *vor* den Wechseljahren führen (also innerhalb der fortpflanzungsfähigen Jahre) wurde festgestellt, dass Hitzewallungen als Symptom *nicht* auftreten. Zudem kann eine Verminderung der vegetativen Symptomatik nicht nur durch die Verabreichung von Östrogenen, sondern auch durch Gestagene und nichthormonelle Medikamente erreicht werden (Gannon, 1990). Obwohl also der empirische Beweis zum kausalen Zusammenhang zwischen vasomotorischen Symptomen mit hormonellen Veränderungen aussteht, ist in der Regel eine Behandlung mit Hormonpräparaten über einen Zeitraum von wenigen Monaten bis zu zwei Jahren ausreichend und effektiv. Wie eine adäquate Behandlung durchgeführt werden soll, scheint aber noch nicht festzustehen.

Vaginale und Harnwegsbeschwerden während der Wechseljahre sind durch Veränderungen der Schleimhäute bedingt. Durch die klimakterischen Hormonumstellungen wird die Scheide insgesamt kleiner, weniger feucht und die Haut dünner. Dadurch können bei manchen Frauen Beschwerden auftreten, z.b. vermehrter Juckreiz im Genitalbereich, erhöhte Infektionsgefahr von Scheide und Blase sowie Schmerzen beim Geschlechtsverkehr. Die Behandlung dieser Symptome mit Hormonen (nach Ausschluss anderer Ursachen wie hygienische Defizite, Allergien oder Partnerschaftsproblemen) wird sowohl oral als auch lokal empfohlen. Bildet das Problem vaginale Trockenheit das Hauptsymptom, kann dem durch die lokale Anwendung in Form von niedrig dosierten östrogenhaltigen Salben oder Zäpfchen gezielter und effektiver begegnet werden.

Zur Behandlung körperlicher Beschwerden während der Wechseljahre kann die Hormonersatztherapie sinnvoll eingesetzt werden. Jede Frau sollte jedoch wissen, dass es eine Reihe sehr hilfreicher Alternativen gibt. Viele Autorinnen von entsprechender Ratgeberliteratur (z.B. Ojeda, 1993; Nissim, 1995; Love, 1997) haben z.t. als praktizierende Gynäkologinnen positive Erfahrungen mit alternativen Behandlungsformen gesammelt. Die einfachsten Ratschläge stellen keine Therapie an sich dar, sondern beziehen sich auf Umstellungen der Lebensweise. Regelmässiges körperliches Training beispielsweise vermindert nachweislich das Auftreten von Hitzewallungen; als hilfreich hat sich auch der Ersatz von tierischem Protein in der Ernährung mit Sojaprotein (enthält Phytoöstrogene) erwiesen, und Atemtherapie kann erfolgreich bei der Eindämmung von Hitzewallungen eingesetzt werden.

Wird vaginale Trockenheit zum Problem bei der Sexualität, sind oft einfache Gleitmittel ausreichend, und durch regelmässige sexuelle Aktivität produziert die Schleimhaut der Scheide auch mehr Flüssigkeit. Bei Harnwegsproblemen, die mit Inkontinenz verbunden sind, ist eine spezielle Beckenbodengymnastik wirksam.

Die erfolgreiche Behandlung mit Heilkräutern, Homöopathie und Akupunktur ist zwar meist aufgrund mangelnder Untersuchungen wissenschaftlich nicht nachgewiesen, stellt aber in vielen Ratgeberbüchern den Grossteil an Alternativtherapien dar; auch in der medizinischen Literatur wird z.B. Homöopathie vorgeschlagen (Feige et al., 1997).

Psychische Beschwerden

Der Problembereich psychischer Beschwerden stand in den 50er und 60er Jahren im Mittelpunkt der Medikalisierung der Wechseljahre. Aufgrund der Möglichkeit zur Behandlung mit den sich damals etablierenden Psychopharmaka („mother's little helper"), galten die Wechseljahre eher als geistig-seelische, denn somatische Erkrankung. Obwohl heute bekannt ist, dass während der Wechseljahre kein Anstieg psychiatrischer Störungen zu verzeichnen ist, werden geistig-psychische Beschwerden dem klimakterischen Syndrom zugerechnet. Die medizinische Indikation zur Behandlung psychischer Probleme während der Wechseljahre mit Hormonpräparaten ist nicht nur aufgrund eines fragwürdigen ursächlichen Zusammenhanges, sondern auch aufgrund mangelnder Wirksamkeit kritisch zu beurteilen (Goodman, 1990). Zwar ist bekannt, dass es Zusammenhänge gibt zwischen Sexualhormonen und Endorphinen bzw. anderen körpereigenen Substanzen, die innerhalb des Nervensystems wirksam sind. Trotzdem reicht dies zur Erklärung psychischer Befindlichkeit nicht aus, zumal es Studien gibt die belegen, dass die Behandlung seelisch-geistiger Beschwerden während der Wechseljahre mit Placebos genauso gut bzw. nicht zu beeinflussen sind. Obwohl in der Mehrzahl der medizinischen Lehrbücher psychische Probleme dem klimakterischen Syndrom zugerechnet werden und die Behandlung mittels Hormonersatztherapie in Betracht gezogen wird, äussern sich viele AutorInnen zurückhaltend bei dieser Empfehlung, denn die Ursachen psychischer Störungen in den Wechseljahren sind noch weitgehend ungeklärt. Selbst im Beipackzettel eines entsprechenden Hormonpräparates wird die Anwendung bei psychischen Symptomen folgendermassen relativiert:

„Schlafstörungen, leichte depressive Verstimmungen, nervöse Reizbarkeit und Kopfschmerzen, die auf einen relativen Mangel an Eierstockhormonen zurückzuführen sind, werden durch [Präparatname] günstig beeinflusst. Die letztgenannten Symptome können auch die Folge anderer Ursachen sein und sollten dann auf andere Art behandelt werden" (Gebrauchsinformation Wyeth-Pharma GmbH, 1991).

Wenn körperliche Beschwerden wie Hitzewallungen, nächtliche Schweissausbrüche und vaginale Trockenheit zur psychischen Belastung werden, ist der Einsatz von Hormonpräparaten (wenn Alternativen nicht greifen) zur Beseitigung der somatischen Problematik sinnvoll, wenn dadurch die psychische Befindlichkeit verbessert werden kann („Domino-Effekt"). Bevor psychische Beschwerden in den Wechseljahren mit Psychopharmaka angegangen werden, ist es aber sicherlich ratsam, zunächst nicht medikamentös zu intervenieren. Als hilfreich erweisen sich auch hier regelmässiges körperliches Training, das Engagement in Selbsthilfegruppen, Entspannungsübungen, sowie bestimmte Heilkräuter und Homöopathie.

Hormonersatztherapie zur Prävention

Während vor der Entscheidung, ob klimakterische Beschwerden mittels Hormonersatztherapie behandelt werden sollen, nur diejenigen Frauen stehen, die tatsächlich entsprechende Probleme haben, geht der Präventionsansatz dieser Therapie *alle* Frauen an. Werden die Hormonumstellungen der Wechseljahre per se als pathologisch erklärt, gelten sie nicht nur als Auslöser der oben beschriebenen klimakterischen Beschwerden, sondern werden auch als Verursacher von Erkrankungen angesehen, die potentiell jede Frau jenseits der Menopause treffen können. Dazu zählen Osteoporose, Herz-Kreislauf-Erkrankungen, und neuerdings ist auch Morbus Alzheimer im Gespräch (Groth, 1994). Die medizinische Indikation einer Hormonersatztherapie zur Prävention dieser Erkrankungen scheint unter diesen Annahmen logischerweise bei allen Frauen in den Wechseljahren gerechtfertigt (einzige Ausnahmen bilden sog. medizinische Kontraindikationen) und wird auch nahezu durchgängig - mal mehr, mal weniger kritisch - in der medizinischen Literatur empfohlen.

Der Präventionsgedanke ist im Gesundheitswesen sicher ein begrüssenswertes Konzept. Allerdings müssen Nutzen und Risiken in Bezug auf eine tatsächlich effektive Prävention genau abgewogen werden, da der Einsatz präventiver Massnahmen immer grössere Bevölkerungsgruppen betrifft. Während bei der Behandlung zumindest bestimmter klimakterischer Beschwerden Einigkeit zum Nutzen einer zeitlich begrenzten Hormonersatztherapie besteht, ist deren Nutzen bezüglich einer Prävention der oben genannten Erkrankungen auch in medizinisch-wissenschaftlichen Kreisen stark umstritten.

Warum die Hormonersatztherapie gerade in Bezug auf das Konzept der Prävention äusserst kritisch zu betrachten ist, wird in den folgenden Abschnitten aufgezeigt. So gibt es eine Reihe von Fragen, die der Präventionsansatz mittels Hormonersatztherapie bezüglich Osteoporose und Herz-Kreislauf-Erkrankungen offenlässt. In diesem Zusammenhang ist es auch unerlässlich, auf Nebenwirkungen und eindeutige bzw. widersprüchliche Forschungsergebnisse zu den Risiken der Hormonersatztherapie einzugehen.

Osteoporose

Die Hormonersatztherapie wird in der medizinischen Literatur mehr oder weniger uneingeschränkt zur Behandlung und Prävention der Osteoporose empfohlen. KritikerInnen weisen dagegen auf ernstzunehmende Defizite bezüglich der Definition und Ursachenforschung, der bisherigen Diagnosemöglichkeiten und auf Mängel der bisherigen hormonellen Präventionsstrategie dieser Erkrankung hin.

Definition

Osteoporose ist eine degenerative Erkrankung des Skelettsystems, die durch eine Verminderung der Knochenmasse und Schwächung der Mikroarchitektur der Knochen gekennzeichnet ist und deren Verbreitung v.a. ab dem 60. Lebensalter zunimmt. Bei einem gesunden Menschen wird etwa im 35. Lebensjahr eine individuell unterschiedliche, maximale Knochendichte erreicht, und danach erfolgt ein (ebenfalls individuell unterschiedlich verlaufender) kontinuierlicher Abbau im Rahmen physiologisch natürlicher Alterungsprozesse. Problematisch ist die Entscheidung, ob es sich bei den Abbauprozessen der Knochensubstanz um altersbedingte Veränderungen handelt, die ohne gesundheitliche Beeinträchtigungen bleiben, oder ob und ab wann Abbauprozesse pathologisch wirksam sind, d.h. zu Knochenverformungen und -frakturen (-brüchen) führen können. Obwohl es aufgrund dieser Problematik schwierig ist, epidemiologisch verwertbare Indikatoren für Osteoporose festzulegen, gilt als sicher, dass dieses Krankheitsbild mit seinem vermutlich hohen Auftreten in westlichen Kulturkreisen von grosser Bedeutung ist.

Bei der Suche nach den Ursachen der Osteoporose stösst man eher auf ein grosses Bündel von Risikofaktoren, die das Auftreten der Erkrankung wahrscheinlich machen, denn auf konkrete Auslöser, die nachweislich hundertprozentig diese Erkrankung verursachen. Zu den wichtigsten und nahezu durchgängig in der entsprechenden Literatur genannten Risikofaktoren zählen ein fortgeschrittenes Alter, eine familiäre Vorbelastung (genetische Disposition), eine weisse Hautfarbe, weibliches Geschlecht, eine bewegungsarme Lebensweise, Ernährungsdefizite bzw. Ess- und Resorptionsstörungen (Kalziummangel, Vitamin D-Mangel), Untergewicht, Rauchen, hoher Alkoholkonsum, verschiedene Stoffwechselerkrankungen, regelmässige Medikamenteneinnahme (z.B. Kortison) sowie bei Frauen ein pathologisches Ausbleiben der Periode (Amenorrhoe) und ab der Menopause ein Ausbleiben der Monatsblutung durch die Hormonumstellungen, bei Männern niedrige Testosteronwerte.

Die Hormonumstellung innerhalb der Wechseljahre stellt also nur *einen* von vielen Risikofaktoren dar, die eine Osteoporose mitverursachen können. Die positive Wirkung von Östrogen auf den Knochen wird durch dessen günstige Beeinflussung des Kalziumstoffwechsels erklärt, wodurch der Abbau von Knochensubstanz verhindert wird. Da während der Wechseljahre die Östrogenproduktion nachlässt, fällt auch die schützende Funktion dieses Hormons bezüglich der Knochenmasse weg. Doch ähnlich wie der klimakterische Symptomkomplex nicht bei allen Frauen auftritt, führen die Hormonumstellungen nicht unweigerlich bei allen Frauen zu Osteoporose, und umgekehrt ist nicht jede Osteoporose auf die hormonellen Vorgänge der Menopause zurückzuführen:

„Das Auftreten einer Osteoporose in der Menopause darf nicht dazu verführen, den Östrogenmangel als alleinige Ursache zu unterstellen und die Suche nach weiteren Ursachen zu vernachlässigen" (Feige et al., 1997, S. 190).

Die Definition des Krankheitsbildes „Osteoporose" unterlag innerhalb der letzten zehn Jahre einem deutlichen Wandel. Galt 1989 noch laut der Deutschen Gesellschaft für Endokrinologie: „Osteoporose ist ein mit Frakturen einhergehender Verlust bzw. Verminderung von Knochenmasse, -struktur und -funktion." (zitiert nach Dören & Schneider, 1994, S. 33), wurde auf der Internationalen Osteoporose-Konsensus-Konferenz 1993 der Krankheitsbegriff dahingehend erweitert, dass einer Diagnosestellung nicht zwingend ein Knochenbruch vorauszugehen hat. Die Knochenfraktur stellt dennoch die schwerwiegendste Komplikation der Osteoporose dar, die durch Prävention bzw. frühzeitige Behandlung verhindert werden soll. Selbstverständlich sind nicht alle Frakturen im fortgeschrittenen Alter ausschliesslich osteoporotisch bedingt. Deshalb weisen viele AutorInnen darauf hin, dass bezüglich einer effektiven Prävention von Frakturen nicht nur das *Osteoporose*-Risiko, sondern unabhängig davon auch das *Fraktur*-Risiko zu berücksichtigen ist. Ein erhöhtes Fraktur-Risiko auch ohne Osteoporose-Erkrankung haben v.a. ältere Menschen mit einem erhöhten Sturzrisiko, das bedingt sein kann durch schlechte Sehfähigkeit, Orientierungs- und Gleichgewichtsstörungen oder verlangsamte Reflexe, was durch entsprechende Erkrankungen oder Medikamentennebenwirkungen verursacht sein kann. Diese ursächlichen Zusammenhänge dürfen gerade bei Überlegungen zu angemessener Prävention nicht vernachlässigt werden.

Diagnose

Die Unterscheidung eines „natürlichen" altersbedingten Knochenabbaus von dem eines pathologischen zur Diagnosestellung der Erkrankung Osteoporose bzw. eines Osteoporose-Risikos (im Sinne der neuen Definition dieser Erkrankung) ist äusserst schwierig. Wenn eine Fraktur zur Absicherung der Indikation nicht vorliegt, bleibt nur noch die Knochendichte als messbares Merkmal. Aber gerade die Knochendichtemessung (Osteodensitometrie) ist als verlässliches und effektives Diagnoseinstrument stark umstritten und gerät deshalb, vor allem auch aus finanziellen Gesichtspunkten, in letzter Zeit zunehmend in den Fokus öffentlicher Diskussion (Der Spiegel, 1998).

Es herrscht keine Einigkeit darüber, welche der verschiedenen Messmethoden an welchen Messorten eingesetzt werden sollen. So kritisieren Bergmann und KollegInnen (1994), dass Grenzwerte willkürlich festgelegt werden, obwohl es bislang nicht gelungen ist, einen allgemeingültigen „Schwellenwert" als statistisch gesicherten Vergleichswert festzulegen, ab dem von einer tatsächlich existierenden Osteoporose bzw. einem erhöhten Osteoporoserisiko gesprochen werden kann. Bei der Beurteilung des Nutzens der Knochendichtemessung als „Screening" aller postmenopausalen Frauen kommen die im Folgenden zitierten WissenschaftlerInnen zu dem Schluss, dass diese nicht ausreichend effizient für die Beurteilung einer Frühdiagnose ist und dass in Bezug auf eine präventiv einzusetzende Hormonersatztherapie

„... bei einer Therapieentscheidung auf einer solchen Basis mit einer sehr hohen Rate unnötig behandelter Patienten gerechnet werden muss" (Lange et al., 1994, S. 429).

Prävention
Bei Durchsicht der Literatur zum Thema „Osteoporose" fällt auf, dass zumeist keine deutliche Trennung zwischen Behandlung und Prävention dieser Erkrankung gemacht wird. Der Einsatz der Hormonersatztherapie sowohl zu therapeutischen als auch zu präventiven Zwecken bezüglich Osteoporose wird beispielsweise in vielen medizinischen Lehrbüchern und Artikeln empfohlen. Allerdings ist noch nicht abschliessend geklärt, wann mit der hormonellen Therapie begonnen und wie lange sie mindestens durchgeführt werden muss, um das spätere Frakturrisiko zu verringern (Johnson, 1996).

Neben der Tatsache, dass Studien zur Vorgehensweise einer effektiven Prävention mittels Hormonersatztherapie noch ausstehen, sollte die Entscheidung für eine pharmakologisch intervenierende Präventionsstrategie (die nicht nur Nutzen, sondern auch Risiken bzw. Nebenwirkungen einschliesst) genau überdacht werden. Aus diesen Gründen wird von einer Reihe MedizinerInnen und WissenschaftlerInnen von einem generellen Einsatz der Hormonersatztherapie abgeraten, zumal es wirksame und unbedenklichere Alternativen gibt (Kaiser & Pfleiderer, 1989; Coney, 1994; Johnson, 1996; Love, 1997; Schweitzer, 1998).

Um osteoporotisch bedingten Knochenbrüchen vorzubeugen, ist eine ausführliche Anamnese zur Abschätzung des Osteoporoserisikos und des in der Hauptsache zu verhindernden Frakturrisikos unerlässlich. Als effektive alternative Präventionsstrategien ohne Risiken und Nebenwirkungen werden körperliche Bewegung, ausgewogene Ernährung und eine Reduzierung des Sturzrisikos empfohlen. Regelmässige sportliche Betätigung führt nachweislich zum Aufbau von Knochensubstanz, v.a. wenn diese mit Gewichten bzw. gegen einen Widerstand durchgeführt wird (Slemenda & Johnston, 1994; Goede & Gadomski, 1998). Um einen gesunden Knochenstoffwechsel zu gewährleisten, müssen mit der Ernährung ausreichend Kalzium und Vitamin D zugeführt werden; ausserdem können die Risikofaktoren Rauchen und übermässiger Alkoholkonsum verringert werden. Zur Reduzierung des Sturzrisikos gehört die ärztliche Überprüfung der Seh- und Hörfähigkeit, sowie die Abklärung von Schwindelzuständen. Hilfreich ist auch die Beseitigung häuslicher Stolperschwellen, das Anbringen von Haltegriffen und angemessenes Schuhwerk. Als Schutz vor Knochenbrüchen im Oberschenkelbereich wird neuerdings, vor allem für ältere Menschen, das Tragen von Hosen mit Silikonpolsterung diskutiert (Schweitzer, 1998).

Herz-Kreislauf-Erkrankungen

Seit Ende der 80er Jahre wird verstärkt die Indikation der Hormonersatztherapie zur Prävention und Behandlung von Herz-Kreislauf-Erkrankungen diskutiert. Ausgehend von der Beobachtung, dass bei Frauen das Risiko, Herz-Kreislauf-Erkrankungen zu erleiden bzw. daran zu sterben, nach der Menopause deutlich zunimmt, begann man den Zusammenhang mit dem Hormonstatus zu erforschen und kam zu folgenden Ergebnissen.

• Frauen, die während der Wechseljahre mittels Hormonersatztherapie behandelt werden, haben (im Vergleich zu Frauen, die in diesem Alter keine Hormonersatztherapie erhalten) ein um etwa 50% geringeres Risiko, Herz-Kreislauf-Erkrankungen zu erleiden bzw. daran zu sterben (Stampfer & Colditz, 1991).

• Östrogen wirkt „herzschützend" auf den Cholesterinstoffwechsel, indem die Cholesterinformen LDL (low density lipoproteins) gesenkt und HDL (high density lipoproteins) erhöht werden (LDL erhöhen das Herzkrankheitsrisiko, HDL vermindern es).

• Ausserdem wird von einer direkten Wirkung des Östrogens auf die Herzkranzgefässe ausgegangen, dessen gefässerweiternde Wirkung zu einer Verminderung des Herzinfarktrisikos beitragen könnte (Sarrel, 1994).

Diese Ergebnisse klingen zunächst vielversprechend - dennoch gibt es eine Reihe von einschränkenden Argumenten, die gegen einen universellen Einsatz der Hormonersatztherapie zur Prävention von Herz-Kreislauf-Erkrankungen sprechen. Neben dem Problem der Risiken und Nebenwirkungen dieser Therapie (siehe folgenden Abschnitt) werden vor allem zwei Argumente ins Feld geführt: Das Studiendesign der bislang durchgeführten Untersuchungen schränkt die Generalisierbarkeit der Ergebnisse stark ein und der Hormonstatus bei Frauen ist nur einer von vielen Risikofaktoren für Herz-Kreislauf-Erkrankungen.

Die positive Wirksamkeit von Östrogen auf das Herz-Kreislauf-System gilt auf der zell- und molekularbiologischen Ebene als erwiesen. Ob tatsächlich auch ein ursächlicher Zusammenhang zwischen der Hormonersatztherapie und einer verminderten Rate an Herz-Kreislauf-Erkrankungen besteht, wird noch kontrovers diskutiert (Rifkind & Rossouw, 1998). Der Hauptkritikpunkt an den bislang durchgeführten Untersuchungen bezieht sich auf deren Design: Das Hauptproblem besteht in der Auswahl der Frauen, die in diese Untersuchungen miteinbezogen werden. So hat man festgestellt, dass diejenigen, die eine Hormonersatztherapie erhalten, im Schnitt gesünder sind und weniger Risikofaktoren aufweisen, als die Vergleichsgruppe, also die Frauen, die keine Hormonersatztherapie erhalten. Eine Erklärung dafür, warum Frauen unter Hormonersatztherapie ein deutlich niedrigeres Risiko für das Auftreten von Herz-Kreislauf-Erkrankungen haben, könnte deshalb lauten: weil sie gesundheitsbewusster leben, weniger übergewichtig sind, öfter zum Arzt oder zur Ärztin gehen (die wiederum Risikofaktoren und Krankheitszeichen früh erkennen und entsprechend intervenieren) und deren Therapieratschläge eher befolgen. Werden diese Einschränkungen in die Studien miteinbezogen, gibt es immer noch widersprüchliche Ergebnisse. Um die offenen Fragen und die widersprüchlichen Ergebnisse bisheriger Studien zu klären, werden zur Zeit mehrere grossangelegte epidemiologische Untersuchungen durchgeführt: PEPI-Trial (The Postmenopausal Estrogen/Progestin Interventions) soll klären, welchen Einfluss der Zusatz von verschiedenen Gestagenformen auf die herzschützende Wirkung der Östrogene hat. Bei der WHI-Studie (Women's Health Initiative) geht es neben der Wirkung der Hormonersatztherapie um die Erforschung des Einflusses von Ernährung und Mineralstoff- bzw. Vitaminzusätze auf Herz-Kreislauf-Erkrankungen, Osteoporose und Krebserkrankungen. HERS (Heart and Estrogen Progestin Replacement Study) ist eine Untersuchung, die den Einfluss der Hormonersatztherapie bei Frauen erheben soll, die bereits eine Herzkrankheit erlitten haben. Die Studien sind noch nicht abgeschlossen, doch erste Ergebnisse dämpfen die anfängliche Euphorie über die für das Herz-Kreislaufsystem günstige Wirkung der Östrogene: Der Zusatz bestimmter Gestagenformen bei der Hormonersatztherapie vermindert die durch das Östrogen induzierte Erhöhung der herzschützenden Cholesterinform HDL (The Writing Group for the PEPI Trial, 1995). Die positive Wirkung von Östrogen bei Frauen, die schon an einer Herzkrankheit leiden, konnte nicht bestätigt werden, weshalb die WissenschaftlerInnen der entsprechenden Studie vom Einsatz der Hormonersatztherapie zur sog. Sekundärprävention bei diesen Frauen abraten (Hulley et al., 1998).

Die Liste der Risikofaktoren für Herz-Kreislauf-Erkrankungen ist bekanntermassen recht lang, und bei den meisten Faktoren liegt auf der Hand, wie diese reduziert werden können: Es handelt sich in erster Linie um Veränderungen der Lebensweise. Zu den in westlichen Industrieländern am weitesten verbreiteten Risikofaktoren zählen Übergewicht, Rauchen und Bewegungsmangel. Durch das Einstellen von Rauchen kann das Risiko für ein Auftreten von Herz-Kreislauferkrankungen um 50 % bis 70 % gesenkt werden; die Reduktion von Übergewicht bis zum idealen Körpergewicht kann das Risiko dieser Erkrankungen um 35 % bis 55 % senken (Gorodeski & Utian, 1994). Zur Erinnerung: Es wird von einer 50%igen Reduktion des Risikos „Östrogenmangel", bei Frauen jenseits der Menopause, mithilfe der Hormonersatztherapie ausgegangen. Bei den vorher aufgeführten Risikofaktoren handelt es sich um in der Bevölkerung weit verbreitete Attribute, die fast alle über nicht-medikamentöse Interventionen (z.B. Ernährung, Bewegung) positiv beeinflussbar sind. Angesichts dieser einfachen und medizinisch nicht invasiven Alternativen sowie unter Berücksichtigung der Kritikpunkte, die den ursächlichen Zusammenhang der Hormonersatztherapie mit der Senkung der Rate von Herz-Kreislauf-Erkrankungen in Frage stellen lassen, ist die folgende Einschätzung der oben zitierten Autoren kaum nachvollziehbar und lässt Zweifel an einer objektiven Sichtweise aufkommen:

„Sicherlich ist der am besten erforschte Risikofaktor bei Frauen der postmenopausale Östrogenmangel, und (die) Hormonersatztherapie erweist sich als der einzige hochsignifikante Faktor, der manipuliert werden kann, um das Risiko von Herzerkrankungen bei Frauen zu senken" (Gorodeski & Utian, 1994, S. 200; Übersetzung JL).

Im Gegensatz dazu weisen andere WissenschaftlerInnen im Bereich der Forschung über die Hormonersatztherapie auf die vielfältigen Möglichkeiten zur Prävention von Herz-Kreislauf-Erkrankungen hin, die im Vergleich zu einer medizinischen Behandlung relativ einfach durchzuführen sind und auch nicht mit zusätzlichen Risiken verbunden sind.

Risiken und Nebenwirkungen der Hormonersatztherapie

Wie nahezu jede medikamentöse Therapie ist auch die Hormonersatztherapie mit unerwünschten Nebenwirkungen und Risiken verbunden. Nebenwirkungen, die keine dauerhaften Schäden zur Folge haben, können dennoch so unangenehm sein, dass sie nicht selten der Grund sind, die Therapie abzubrechen. Die häufigsten Nebenwirkungen sind Kopfschmerzen, Magen-Darm-Beschwerden (Übelkeit, Obstipation), Gewichtszunahme (Wassereinlagerung), Spannungsschmerz in den Brüsten, Wadenkrämpfe, Zwischenblutungen, Abbruchblutungen (je nach Therapieform) sowie bei Hormonpflastern Juckreiz und allergische Reaktionen.

Abbruchblutungen gelten aus medizinischer Perspektive als erwünschte Wirkung. Die reine Östrogentherapie führt zu einem vermehrten Wachstum der Gebärmutterschleimhaut, wodurch das Risiko zur Ausbildung von Gebärmutterschleimhautkrebs (Endometriumkarzinom) stark ansteigt. Durch die kombinierte Östrogen-Gestagentherapie in zyklischer Form wird ein regelmässiges Abbluten des Endometriums erreicht und damit das Risiko einer Karzinombildung deutlich gesenkt. Die Abbruchblutungen haben innerhalb der Hormonersatztherapie einen erwünschten Zweck - trotzdem werden sie aus Sicht der behandelten Frauen als unerwünschte Nebenwirkung empfunden: Viele Frauen sind froh, dass mit der Menopause auch das Ende der monatlichen Blutungen erreicht ist und sind nicht bereit, sich einer Therapie zu unterziehen, die das Andauern von Gebärmutterblutungen über die Menopause hinweg verlängert.

Obwohl durch die kontinuierliche Form der Östrogen-Gestagentherapie die regelmässige Abbruchblutung verhindert werden soll (und trotzdem als Schutz gegen Endometriumkarzinom wirksam sein soll), kann es unter dieser Therapieform zu unerwünschten Zwischenblutungen kommen, die eventuell eine Ausschabung der Gebärmutter notwendig machen. Auch wenn dies aus medizinischen Gesichtspunkten gerechtfertigt und wenig gefährlich erscheint, ist es verständlich, wenn Frauen, bei denen unter der Hormonersatztherapie Zwischenblutungen auftreten (die möglicherweise eine Ausschabung zur Folge haben) dies als unzumutbar empfinden und deshalb die Hormonersatztherapie ablehnen.

Über das tatsächliche Ausmass der medizinisch „harmlosen" Nebenwirkungen der Hormonersatztherapie ist in der einschlägigen Literatur wenig zu erfahren. Die Autorin Coney (1994) nimmt an, dass die oben Genannten, allen voran die Abbruch- und Zwischenblutungen, oftmals die Hauptgründe für viele Frauen sind, die Hormonersatztherapie abzubrechen. Die Gefahr einer Krebserkrankung der Gebärmutterschleimhaut und der Brust sind die meistdiskutierten, medizinisch schwerwiegenden Risiken der Hormonersatztherapie. Mitte der 70er Jahre wurde erstmals der Zusammenhang zwischen der (damals ausschliesslich) reinen Östrogentherapie und einem deutlich erhöhten Risiko für *Endometriumkarzinom* wissenschaftlich bestätigt: Mit steigender Dosis und Anwendungsdauer steigt auch das Risiko. Dementsprechend schwanken die Angaben zwischen einer zwei- bis 30fachen Erhöhung des Risikos, das noch bis zu 15 Jahre nach Absetzen der Therapie erhöht bleibt (Sismondi et al., 1994; Barrett-Connor, 1998). Aus diesem Grund erfolgt heute die Hormonersatztherapie, ausser bei Frauen, die keine Gebärmutter mehr haben, nur in Kombination mit einem Gestagen. Wie bereits oben erwähnt, wirkt dies dem proliferativen (wuchernden) Effekt von Östrogen auf das Endometrium entgegen. Allerdings scheint in Fachkreisen noch keine Einigkeit darüber zu herrschen, wieviel, wann und in welcher Form die Gestagengabe erfolgen soll, um das Risiko für ein Endometriumkarzinom so gering wie möglich zu halten (Sismondi et al., 1994).

Barrett-Connor (1998) weist in einer aktuellen Veröffentlichung darauf hin, dass die Rate an Gebärmutterentfernungen unter Frauen, die eine Hormonersatztherapie (vor allem ohne Gestagenzusatz) erhalten, deutlich erhöht ist. Ursache dafür können beispielsweise maligne Tumore oder auch Myome (gutartige Muskelgeschwulste der Gebärmutter) sein, deren Wachstum östrogenabhängig ist (siehe hierzu den Beitrag von Müller in diesem Band).

Während der 80er bis Mitte der 90er Jahre gab es eine Reihe von Studien zum Thema *Brustkrebs* im Zusammenhang mit der Hormonersatztherapie, die zu widersprüchlichen Ergebnissen bezüglich einer Risikoerhöhung kamen (Mazade, 1993; Johnson, 1996). Die neuesten und bislang zuverlässigsten Erkenntnisse stammen aus einer Studie, die nahezu alle weltweit verfügbaren Daten zum Zusammenhang zwischen Brustkrebs und Hormonersatztherapie berücksichtigt hat. Die AutorInnen kamen zu dem Schluss, dass eine langfristige Hormonersatztherapie über fünf Jahre oder länger eine Erhöhung des Brustkrebsrisikos um das 1,35fache zur Folge hat (Collaborative Group on Hormonal Factors in Breast Cancer, 1997). Das klingt zunächst weniger besorgniserregend, als die Wirkung der Östrogentherapie auf das Risiko von Endometriumkarzinom. Allerdings ist Brustkrebs bei Frauen die häufigste bösartige Tumorart. Das bedeutet, dass jede - und wenn auch nur geringe - Erhöhung des Risikos nicht nur für jede einzelne Frau sondern auch epidemiologisch hochrelevant ist. Da in den bisherigen Studien die kombinierte Östrogen-Gestagentherapie kaum berücksichtigt wurde, kann die Wirkung verschiedener Gestagenformen auf das Brustkrebsrisiko noch nicht abgeschätzt werden.

Schlussfolgerungen

Um zu einer abschliessenden Beurteilung der Medikalisierung der Wechseljahre zu kommen, sollen vor dem Hintergrund der vorangegangenen Diskussion noch einmal folgende Fragen aufgegriffen und zusammenfassend beantwortet werden: Sind die Wechseljahre eine Lebensphase oder eine Krankheit? Und: Inwieweit sind die derzeitigen Medikalisierungsstrategien sinnvoll? Ebenso wichtig ist eine Betrachtung der Motivationen und Erwartungen der AkteurInnen (Frauen - ÄrztInnen - Pharmaindustrie) im Medikalisierungsprozess. Schliesslich wäre zu überlegen, wie die - für die betroffenen Frauen wenig hilfreiche - stark kontrovers geführte Diskussion zum Einsatz der Hormonersatztherapie sinnvoller gestaltet werden kann. Anstatt eine generelle Empfehlung für ein „pro" oder „contra" dieser Therapie auszusprechen, sollte die Vermittlung von Entscheidungshilfen angestrebt werden, die es den Frauen ermöglicht, eine individuelle, effektive und akzeptable Lösung für eventuell auftretende Probleme während der Wechseljahre zu finden.

Die Wechseljahre als vielschichtige, individuelle Lebensphase

Im ersten Abschnitt wurde aufgezeigt, dass die Wechseljahre nicht per se eine Erkrankung darstellen, sondern eine Umbruchphase im Leben von Frauen sind, die - ähnlich wie in der Pubertät - eine Veränderung der reproduktiven Körperfunktionen zur Folge hat. In der modernen Medizin wird mit dem Festsetzen von Normen bestimmter Parameter über gesund und krank entschieden: Die medizinische Definition des Hormonstatus von Frauen jenseits der Menopause als Mangelzustand und damit als Erkrankung setzt voraus, dass der Hormonstatus von Frauen *vor* der Menopause zur Norm erklärt wird und dass aus einer Reihe hormoneller Veränderungen der Fokus auf die Östrogenwerte gelenkt wird. Diese stark eingeschränkte Perspektive der Wechseljahre führt in letzter Konsequenz dazu, dass alle Frauen mit Eintritt der Menopause als krank gelten. Die anscheinend unausweichbare Verknüpfung der Wechseljahre mit Krankheit stimmt glücklicherweise mit der Lebensrealität vieler Frauen nicht überein - eine Tatsache, die von der normierenden Medizin wenig wahrgenommen wird.

Tatsächlich werden die Wechseljahre von Frauen mehr oder weniger beschwerlich erlebt. Obwohl das individuelle Erleben dieser Umbruchphase kaum systematisch erforscht ist, zeigt sich, dass nur wenig generalisiert werden kann: Die individuellen Unterschiede sind sowohl bezüglich körperlicher, als auch geistigseelischer Befindlichkeit sehr gross. Hinzu kommt, dass das Erleben dieser Umbruchphase nicht nur und auch nicht hauptsächlich durch biologische Veränderungen erklärt werden kann. An-

hand einer Reihe entsprechender Untersuchungen konnte nachgewiesen werden, dass kulturelle und psychosoziale Bedingungen das Erleben der Wechseljahre entscheidend beeinflussen.
Damit wird deutlich, dass die Betrachtung der Wechseljahre unter rein bio-medizinischen Gesichtspunkten diesem von vielen
Faktoren abhängigen Geschehen nicht gerecht werden kann.

Begrenzter Nutzen der Hormonersatztherapie

Das Mittel der Wahl zur Regulierung der von der Medizin als
Mangelkrankheit definierten Wechseljahre ist in logischer Konsequenz die Hormonersatztherapie. Sinnvoll scheint die effektive
und eher risikoarme, da relativ kurzfristige Behandlung bestimmter somatischer Beschwerden (Hitzewallungen, vaginale
Trockenheit). Bei vielen anderen körperlichen Beschwerden sowie bei seelisch-geistigen Befindlichkeitsstörungen übersteigt die
Wirksamkeit der Hormonersatztherapie kaum den Placebo-
Effekt.

Der generelle Einsatz der Hormonersatztherapie zur Prävention
von Erkrankungen, die mit den Hormonumstellungen während
der Wechseljahre in Zusammenhang gebracht werden, muss sehr
kritisch betrachtet werden, da hier eine Behandlung *aller* Frauen
mit Beginn der Menopause bis an ihr Lebensende vorgesehen ist.
Neben der Tatsache, dass Nutzen und Risiken in Fachkreisen
noch deutlich kontrovers beurteilt werden, würden viele Frauen
unnötig behandelt, die *kein* erhöhtes Risiko - beispielsweise für
Osteoporose oder Herz-Kreislauf-Erkrankungen - haben. Aus gesundheitswissenschaftlicher Perspektive ist ein genereller Präventionsansatz mittels medizinischer Therapie (hier der Hormonersatztherapie), die nachgewiesenermassen eine Reihe an
ernstzunehmenden Nebenwirkungen und Risiken birgt - vor allem angesichts der Fülle an effektiven und deutlich risikoärmeren
Alternativen - nicht zu verantworten.

Die InteressentInnen der Hormonersatztherapie

Welche Erwartungen haben die *Frauen* in Bezug auf die Medikalisierung der Wechseljahre? Die Motivation derjenigen, die
unter Beschwerden leiden, die von ihnen bzw. von den behandelnden ÄrztInnen auf die Wechseljahre zurückgeführt werden,

ist eindeutig: Sie erwarten medizinische Hilfe. Da die Medizin heute nicht nur die Heilung und Linderung von Leiden verspricht, sondern sich zunehmend für die Erhöhung von Lebensqualität zuständig erklärt, trifft dies gerade bei Frauen, die einen negativen Verlauf der Wechseljahre befürchten, auf offene Ohren: Warum sollte „frau" sich dem medizinischen Angebot, dem Alter oder zumindest den Alterserscheinungen, möglichen Krankheiten und damit eventueller Pflegebedürftigkeit vorzubeugen, verschliessen? Die Motivation für Frauen, aus diesen Gründen medizinische Unterstützung in Anspruch zu nehmen, liegt zu einem grossen Teil in kulturellen und gesellschaftlichen Bedingungen begründet: Jugendlichkeit und Selbständigkeit sind in westlichen Industriegesellschaften Ideale, die ein Leben lang als erstrebenswert gelten. Schliesslich gibt es noch eine Reihe von Frauen, die sich gegenüber einer eigenen Beurteilung gerade körperlicher Veränderungen sehr unsicher fühlen und bei ihrem Arzt bzw. ihrer Ärztin eine medizinische Bestätigung (körperlicher) Normalität erwarten (Schindele, 1996). Sie sind es gewohnt, die Verantwortung medizinisch definierter Probleme beim Arzt oder bei der Ärztin abzugeben und gehen davon aus, dass diese als ExpertInnen die richtige Entscheidung treffen.

ÄrztInnen sind oftmals die einzige Anlaufstelle für Frauen bei einem problematischen Verlauf der Wechseljahre. Neben der Motivation, den Frauen zu helfen, haben die MedizinerInnen durchaus auch ein ökonomisches Interesse, die von ihnen einmal behandelten Frauen als Patientinnen zu behalten. Die langfristige Hormonersatztherapie kommt diesem Bestreben entgegen: Zur Verschreibung des Medikamentes und für Kontrolluntersuchungen sind regelmässige Arztbesuche notwendig, die für die ÄrztInnen - zumindest in Deutschland - routinemässig und problemlos mit den Krankenkassen abgerechnet werden können. Da alternative Hilfsangebote möglicherweise weder geleistet noch adäquat abgerechnet werden können (z.B. mehrere ausführliche Beratungsgespräche) bzw. ausserhalb ärztlicher Kontrolle liegen (z.B. präventive Massnahmen im Rahmen gesunder Lebensführung), liegt auf der Hand, warum die Hormonersatztherapie im Fokus der ärztlichen Bemühungen steht. Hinzu kommt, dass die Pharmaindustrie für viele ÄrztInnen eine wichtige Informationsquelle für Ergebnisse der wissenschaftliche Forschung darstellt,

wobei davon ausgegangen werden kann, dass der Informations-
schwerpunkt auf der Nutzenseite der Hormonersatztherapie liegt.

Die Rolle der *Pharmaindustrie* im Prozess der Medikalisierung
der Wechseljahre ist erwartungsgemäss in erster Linie von ökonomischen Interessen geprägt (siehe auch den Beitrag von v.
Reibnitz und List und in diesem Band); schliesslich gibt es eini-
ges zu gewinnen: alle Frauen jenseits der Menopause als potentielle Kundinnen. Während bis in die 70er Jahre die Behandlung
klimakterischer Beschwerden im Mittelpunkt pharmazeutischer
Forschung stand, liegt der Schwerpunkt heute auf dem Nachweis
des präventiven Nutzens der Hormonersatztherapie. Die Marketingstrategien orientieren sich an den Idealen Jugendlichkeit und
Selbständigkeit und kommen so den gesellschaftlichen Erwartungen westlicher Kulturkreise entgegen.

Bedauerlicherweise gibt es zur Beantwortung der Frage, inwieweit der Einsatz der Hormonersatztherapie die geschilderten Erwartungen der Frauen erfüllt, nur wenig Untersuchungen. Es gibt
allerdings deutliche Hinweise, die darauf schliessen lassen, dass
die Bedürfnisse vieler Frauen durch eine Hormonersatztherapie
nicht gedeckt werden. So brechen beispielsweise viele Frauen die
Therapie aufgrund der Nebenwirkungen ab (Coney, 1994). Die
Wissenschaftler Birkhäuser & Hänggi (1994) gehen davon aus,
dass nicht mehr als ca. 10 % aller Frauen die behandelt werden,
zu einer Langzeitbehandlung über mindestens 10 Jahre und darüber hinaus bereit sind. Für Grossbritannien wird sogar angenommen, dass weniger als 5 % aller behandelten Frauen über
mehrere Jahre bei der Hormonersatztherapie bleiben (Jacobs,
1996). Die Tatsache, dass offensichtlich die Erwartungen vieler
Frauen in Bezug auf die Hormonersatztherapie nicht erfüllt werden, wird von medizinischer und pharmazeutischer Seite weitgehend ignoriert bzw. mit Unwissenheit und daraus resultierender
mangelnder Bereitschaft zur Mitwirkung bei therapeutischen
Massnahmen der Frauen erklärt.

Hormonersatztherapie - ja oder nein?
Frauen entscheiden für sich selbst!

Die Hormonersatztherapie wird sowohl in Fachkreisen, als auch
im populärwissenschaftlichen Bereich sehr kontrovers diskutiert.

Die Autorin Kaufert hat dies in einem Aufsatz zum „Mythos" Menopause treffend zusammengefasst. Sie analysierte den medizinischen und den feministischen Diskurs der Wechseljahre zu Beginn der 80er Jahre, bei denen sich die dualistische Darstellung zuspitzt: Die medizinische Sichtweise betont den potentiell pathologischen Charakter der Wechseljahre und streicht den Nutzen der Hormonersatztherapie hervor; die feministische Sichtweise dagegen betont den potentiell schädlichen Charakter der Medikalisierung der Wechseljahre und streicht damit die Risiken der Hormonersatztherapie heraus (Kaufert, 1982). Betroffenen Frauen hilft diese Art der kontroversen Diskussion wenig, da der zynische Eindruck entsteht, sie könnten lediglich zwischen zwei verschiedenen Risiken wählen. Nicht zuletzt deshalb wird heute vermehrt auf ein statistisches Abwägen von Nutzen und Risiken der Hormonersatztherapie gesetzt: So wird beispielsweise vermutet, dass der präventive Nutzen bezüglich Herz-Kreislauf-Erkrankungen das Brustkrebsrisiko weit übertrifft und die Lebenserwartung um bis zu 41 Monate erhöht werden könne (Col et al., 1997). Wer dieses Ergebnis als Argument *für* den Einsatz der Hormonersatztherapie aufführt, vergisst zum einen, dass es sich hier bei weitem nicht um den Gipfel der Erkenntnisse handeln muss, da die Studien mit einer Reihe von Vorbehalten zu beurteilen sind. Zum anderen wird ignoriert, dass Lebenserwartung kein Mass für Lebensqualität darstellt, die unter Umständen durch die Nebenwirkungen der Hormonersatztherapie deutlich beeinträchtigt sein kann. Bezüglich der Risiken dieser Therapie ist zu berücksichtigen, dass die entsprechenden Studien mit den gleichen Einschränkungen zu lesen sind, wie die Untersuchungen zu deren Nutzen: Der „Gold-Standard" epidemiologischer Studien wurde bislang auch hier nur selten erfüllt. Dies bedeutet, dass die zum derzeitigen Forschungsstand generalisierten Nutzen und Risiken gleichermassen über- oder unterschätzt sein können.

Vielleicht schwieriger, aber wesentlich sinnvoller wäre ein Ansatz, bei dem die kontroverse Diskussion und die relative Unsicherheit der Forschungsergebnisse zusammen geführt werden - und zwar nicht über die Köpfe der betroffenen Frauen hinweg. Im Sinne eines „informed decision making" können Frauen die Möglichkeit erhalten, eine eigene Entscheidung zu treffen, indem die wichtigen Informationen verständlich, aber nicht grob vereinfachend oder moralisierend dargestellt werden. Dabei sollte der

Tatsache Rechnung getragen werden, dass sowohl das Risiko-
faktorenprofil als auch der Verlauf der Wechseljahre bei jeder
Frau individuell sehr unterschiedlich sein können und dass es
Alternativen zur Hormonersatztherapie gibt. Inzwischen gibt es
eine Reihe von ExpertInnen, die erkannt haben, dass sich mathe-
matische Modelle als Entscheidungshilfen in der Lebensrealität
vieler Frauen als zu abstrakt erweisen. Vielmehr ist es sinnvoll zu
berücksichtigen, was für die Frauen selbst wichtig ist:

> „Idealerweise sollte die Patientin die Entscheidung nach Ab-
> wägen der Risiken und Nutzen, die für *sie* wichtig sind, treffen
> (...) Ob eine Frau HET (Hormonersatztherapie) nimmt oder
> nicht, sollte ihre 'informierte Entscheidung' sein" (Paganini-
> Hill, 1994, S. 403; Übersetzung JL).

Frauen müssen keine medizinische Expertinnen werden, um für
sich über die Hormonersatztherapie zu entscheiden - wenn sie
sich bewusst machen, dass *sie* die Expertinnen für ihren eigenen
Körper sind.

Klaus Müller

Die Entfernung der „nutzlosen" Gebärmutter

Die operative Entfernung der Gebärmutter (Hysterektomie) ist der häufigste Eingriff, der an Frauen im Verlauf ihrer zweiten Lebenshälfte vorgenommen wird. Diese Lebensphase ist für viele Frauen durch die Erwartung sozialer und körperlicher Veränderungen gekennzeichnet: Lebensziele werden überdacht und eine Auseinandersetzung mit dem Älterwerden findet statt. Ein körperlicher Aspekt, der diesen Prozess begleitet, ist die Erwartung oder das Erleben von Veränderungen des Zyklus, die durch einen Wandel des weiblichen Hormonhaushaltes bedingt sind. Eisprung und Menstruation werden unregelmässig und hören irgendwann ganz auf. Nach der letzten Regelblutung (Menopause) können Frauen keine Kinder mehr bekommen. Das Erleben der Wechseljahre ist sehr unterschiedlich. Wie Emily Martin (1989) illustriert, empfinden manche Frauen diesen Prozess als einen Verlust ihrer Fruchtbarkeit und damit eines Teils ihrer Weiblichkeit; andere erfahren den Wegfall der Menstruation als eine Befreiung, als einen Ausdruck für mehr Selbstbestimmung. Für viele Frauen gehen die hormonellen Veränderungen der Wechseljahre einher mit Hitzewallungen, Schweissausbrüchen und depressiven Verstimmungen. Andere erleben diese Symptome kaum oder gar nicht (vgl. dazu Lademann in diesem Band).

Ursächlich verbunden mit Menstruation und Schwangerschaft ist die Gebärmutter. Wird sie vor der Menopause entfernt, ergibt sich ein Bild wie am Ende der Wechseljahre: Trotz des weiterhin vorhandenen hormonellen Zyklus bleibt die Menstruation aus, und die betroffene Frau kann keine Kinder mehr bekommen. Darüber hinaus führt die operative Entfernung der Gebärmutter zu einem ca. fünf Jahre früheren Eintreten der hormonellen und damit auch organischen Veränderungen der Wechseljahre (Cutler

& Minker, 1997). Betroffene Frauen erleben die operative Entfernung ihrer Gebärmutter sehr unterschiedlich. Viele Frauen empfinden die Hysterektomie als einen Verlust, ein Beraubtwerden um ihre Weiblichkeit, eine Verstümmelung. Andere sind froh, das Organ, welches sie viele Jahre gequält hat, endlich loszuwerden. Sie fordern den Arzt sogar nachdrücklich auf, eine Hysterektomie bei ihnen durchzuführen. Eine optimale Therapieentscheidung lässt sich also nur individuell mit jeder betroffenen Frau finden.

Bei der Entscheidung über die Durchführung einer Hysterektomie treffen zwei AkteurInnen mit unterschiedlichen, sehr individuellen Hintergründen aufeinander. Auf der einen Seite befindet sich die Frau, die aufgrund körperlicher Beschwerden den Kontakt zur ÄrztIn aufgenommen hat. Sie erhofft sich eine Linderung der Beschwerden bzw. eine Heilung und erwartet von der Ärztin bzw. dem Arzt diesbezügliches Wissen. Vielleicht fühlt sich die Frau in ihrer Situation überfordert und wünscht sich, dass die Ärztin/der Arzt ihr die Entscheidung über das weitere Vorgehen abnimmt. Auf jeden Fall besitzt die Frau ein eigenes Körperbild, eine individuelle Körper- und Krankheitswahrnehmung und eine eigene Lebensgeschichte, die den Behandlungs- bzw. Entscheidungsprozess beeinflussen. Ihre Gebärmutter hat für sie eine individuelle Bedeutung, die über das Erleben und die Verarbeitung einer möglichen Hysterektomie massgeblich mitbestimmen wird.

Auf der anderen Seite steht die ÄrztIn, die unter schulmedizinischen Gesichtspunkten aus auftretenden Symptomen und Befunden eine Diagnose formuliert und daraus die Indikation für eine Operation ableitet. Hierbei wird ihr/ihm die fachwisssenschaftliche Kompetenz unterstellt, zu wissen, wie Befunde zu bewerten sind, und welche Therapie durchzuführen ist. Dieses Wissen basiert auf dem vor Jahrhunderten begonnenen Erkenntnisprozess der Medizin, der unterschiedlichsten Einflüssen ausgesetzt war und ist. Medizinisches Wissen muss vor dem Hintergrund seiner Entstehungsgeschichte gesehen und bewertet werden. Auch die Art und Weise, welche Inhalte wie weitergegeben werden, hat Auswirkungen auf die Behandlungsrealität. Medizinisches Wissen beinhaltet Wertvorstellungen, die in Abhängigkeit von der anwendenden Person die Gesellschaft beeinflussen.

Die Häufigkeit von Gebärmutterentfernungen: Internationale Vergleiche und Zeittrends

Die Häufigkeit der Hysterektomie schwankt im internationalen Vergleich stark. In Deutschland wird rund einem Drittel aller Frauen die Gebärmutter operativ entfernt. Es scheint, als wäre der Verlust der Gebärmutter fast ein Bestandteil der Wechseljahre geworden, als würde sie ab einem bestimmten Moment im Leben einer Frau zum *nutzlosen* Organ. Diese Entwicklung gilt es zu hinterfragen in bezug auf das Erleben der betroffenen Frauen und die Indikationsstellung seitens der Medizin. Unter Berücksichtigung bestehender, weniger radikaler Therapiealternativen lässt sich das Anraten einer Hysterektomie nicht nur durch harte medizinische Daten erklären, sondern es müssen vielmehr kulturell verankerte Grundhaltungen gegenüber dem weiblichen Körper und die Wertigkeit und Bedeutsamkeit des Organs Gebärmutter an sich herangezogen werden. Die historische Betrachtung zeigt, dass die Gebärmutter als mystischer Inbegriff der Weiblichkeit schon früh zum Objekt der männlichen Medizin wurde, nicht zuletzt, um das unbekannte Andere zu beherrschen.

Bis vor wenigen Jahren nahm die Häufigkeit der Gebärmutterentfernungen stetig zu, in den letzten Jahren ist sie jedoch rückläufig. Die Operationserfolge werden jedoch von ÄrztInnen und betroffenen Frauen sehr unterschiedlich bewertet. Während die Hysterektomie für viele ÄrztInnen die ideale, weil komplikationsarme Methode zur „endgültigen" Beseitigung gynäkologischer Beschwerden darstellt, bleibt vielen operierten Frauen die Indikationsstellung wenig nachvollziehbar, und es geht ihnen nach der Operation schlechter als vorher. Dies ist vor allem für Selbsthilfegruppen und Frauengesundheitszentren Anlass, gängige Indikationsstellungen in Frage zu stellen und zu überprüfen, ob zu viele Hysterektomien durchgeführt werden. Im Vergleich verschiedener Länder und Regionen fällt auf, dass die Operationshäufigkeit international wie regional sehr unterschiedlich ist, was durch Unterschiede in den Erkrankungshäufigkeiten nicht hinreichend erklärt werden kann. Das zur Verfügung stehende Zahlenmaterial ist lückenhaft, nicht immer aktuell und es liegen ihm in den einzelnen Ländern unterschiedliche Verfahren der Datenerhebung zugrunde. In den meisten europäischen Ländern findet eine regelmässige, standardisierte Erhebung durchgeführter Hysterektomien nicht statt. Deswegen kann das vorliegende Zahlenmaterial nur dazu dienen, die internationalen Unterschiede grob zu verdeutlichen und ihre Erklärungsbedürftigkeit zu illustrieren. Tabelle 1 gibt einen ersten Überblick.

Tabelle 1: Anzahl der Hysterektomien in verschiedenen Ländern je 100.000 Frauen

Land	Jahr	je 100.000
Deutschland	1989 (West)[2]	454
	aktuell (gesamt)[4]	357
Frankreich	1970[6]	170
	1980[6]	100
	1991/92[6]	90
Schweiz	1982[5]	1539
	1986[5]	1661
	1987[7]	435
	1991[7]	344
England/Wales	1973[1]	234
Niederlande	1976[1]	371
	1981[5]	391
Schweden	1977[1]	126
Finnland	1988[5]	244
	1992[5]	287
	1996[7]	255
Norwegen	1986[5]	145
	1993[7]	130
Dänemark	1982[5]	255
	1993[7]	221
Portugal	1991[7]	131
	1996[7]	217
Australien	1976[1]	383
	1980[5]	405
	1995[7]	378
Kanada	1974[1]	619
	1994[7]	376
USA	1975[1]	549
	1980[3]	710
	1987[3]	660
	1993[3]	550
	1995[7]	430
Japan	1970[5]	84
	1980[5]	90

Quellen: [1]Wijma, Kauer & Janssens, 1984; [2]Stratenwerth, 1994; [3]Lepine et al.,1997; [4]Böddeker, 1997; [5]OECD-Health-Data 1995; [6]Lecomt, Mizrahi & Mizrahi 1995; [7]OECD-Health-Data, 1998

176

Die Anzahl der jährlichen operativen Gebärmutterentfernungen je 100.000 Frauen stieg bis Mitte der 80er Jahre an und nahm danach in den meisten Ländern ab. Sie schwankt in den 90er Jahren zwischen 550 in den USA und 90 in Frankreich.[1]

Für die Unterschiede in den Operationshäufigkeiten im Zeitverlauf, insbesondere für den Anstieg bis Mitte der 80er Jahre, werden in der Literatur sehr heterogene Gründe benannt. Zunächst gilt ein geringer werdendes chirurgisches Risiko als Ursache für eine breitere Indikationsstellung und damit für vermehrtes Operieren. Weiterhin wird behauptet, dass eine Veränderung der Haltung der Patientinnen, d.h. eine geringere Akzeptanz gynäkologischer Beschwerden sowie die Angst vor Krebs am Anstieg der Hysterektomien beteiligt ist. Auch wird beschrieben, dass die Hysterektomie in bestimmten Regionen mit sehr restriktiven Moralvorstellungen in bezug auf Empfängnisverhütung für viele Frauen die einzige Möglichkeit ist, in einer gesellschaftlich akzeptierten, weil medizinisch verordneten Form weitere Schwangerschaften dauerhaft auszuschliessen (Stratenwerth, 1994).

Eine weitere Ursache wird im Einzug des medizinischen Präventionsgedankens bei Krebserkrankungen gesehen - Gebärmutter und Eierstöcke sind Organe, die potentiell Krebs entwickeln und deshalb nach Erfüllung des Kinderwunsches aus Sicht vieler MedizinerInnen prophylaktisch entfernt werden sollten. Auch der durch die steigende Anzahl von GynäkologInnen erhöhte Ausbildungsbedarf (ein/e Gebietsarzt/ärztin für Gynäkologie benötigte ca. 30 Hysterektomien) sorgte zeitweise für ein Ansteigen der Hysterektomierate. Diese Ursache ist mittlerweile entschärft: Die Ausbildungsordnung in Deutschland sieht keine Pflichtoperationen für die Weiterbildung Gynäkologie mehr vor. Diese müssen lediglich für die weitere Zusatzqualifikation für operative Gynäkologie nachgewiesen werden (Ehret-Wagener, 1994).

Als weitere Einflussfaktoren auf die Anzahl der durchgeführten Hysterektomien werden die Bettendichte, die Struktur des Krankenversicherungssystems und die Stellung der Patientinnen im

---

1 Auffallend ist eine relativ starke Zunahme der Hysterektomien in Portugal. Die rapide Abnahme der Hysterektomierate in der Schweiz zwischen den Jahren 1986 und 1987 ist unverständlich. Eventuelle Veränderungen bei der Datenerhebung müssten hier abgeklärt werden.

Gesundheitswesen, d.h. auch die jeweilige kulturelle Bewertung des weiblichen Körpers benannt. Die Variabilität bei der Indikationsstellung stellt Murphy (1992) dar, indem sie die Untersuchungsergebnisse von Domenighetti und KollegInnen aus dem Jahre 1988 über Hysterektomien im Schweizer Kanton Tessin diskutiert. Domeninghetti konnte zeigen, dass eine Aufklärungskampagne durch die Massenmedien sowie sogenannte „second-opinion Programme", welche die Frauen dazu auffordern, immer die Stellungnahme einer zweiten ÄrztIn einzuholen, die Anzahl der Hysterektomien gesenkt hat. Andere Untersuchungen zeigen, dass Hysterektomien seltener bei Frauen mit hohem Bildungsstand durchgeführt werden, und dass Ärztinnen diese Operation seltener empfehlen als Ärzte (Domenighetti & Casabianca, 1997). Diese Variabilität bei der Indikationsstellung weist darauf hin, dass anscheinend nicht alle durchgeführten Hysterektomien tatsächlich notwendig gewesen sind.

Die wesentlich geringeren Hysterektomieraten in Frankreich begründet Payer (1989) mit einem vollkommen anderen Körperverständnis der französischen ÄrztInnen, die im Mittelpunkt ihrer Behandlung mehr den gesamten Menschen mit einem in Wechselwirkung stehenden Organismus sehen. Dies bedeutet, dass z.B. Myome nicht durch eine Hysterektomie beseitigt werden, sondern durch gebärmuttererhaltende Myomenukleation. In Frankreich sind das Körpergefühl und die Erhaltung der Körpergesamtheit, des sogenannten *terrain*, von übergeordneter Bedeutung. Bei der Betrachtung soziodemographischer Variablen zeigt sich, dass in Frankreich die Hysterektomierate mit ansteigenden formalen Bildungsabschlüssen abnimmt. Darüber hinaus wird Frauen, die in der Landwirtschaft arbeiten, häufiger die Gebärmutter entfernt als Frauen, die in der mittleren Führungsebene tätig sind, wie Lecomt und Mitarbeiter (1995) zeigen.

In Ländern wie den USA oder Deutschland herrscht dagegen eine reduktionistische Sichtweise vor. Im Falle gynäkologischer Beschwerden steht die Betrachtung der betroffenen Organe hinsichtlich ihrer Funktionalität im Vordergrund. Ihre Bedeutsamkeit für das Körperempfinden und den Gesamtorganismus der Frau findet wenig bis keine Berücksichtigung.

Medizinische Gründe für die operative Entfernung der Gebärmutter

Bei der Betrachtung der möglichen Indikationen für eine Hysterektomie fällt auf, dass diese, mit Ausnahme Frankreichs, in den Industrieländern nur gering voneinander abweichen. Will man die internationalen Schwankungsbreiten erklären, müssen die Unterschiede in der Indikationsstellung gesehen werden, d.h., es muss die Frage beantwortet werden, wie stark Organveränderungen oder Symptome ausgeprägt sein müssen, damit zu einer Entfernung der Gebärmutter geraten wird. In der Literatur werden sogenannte harte und weiche Indikationen unterschieden. Bei einer harten Indikation wird die Hysterektomie als unumgänglich erachtet. Dies ist bei allen bösartigen Gewebeentartungen (Krebs) der Fall. Bei weichen Indikationen ist die Operationsempfehlung Ermessenssache der Ärztin bzw. des Arztes und hängt massgeblich von der Ausprägung der Symptome und der Wirksamkeit anderer therapeutischer Massnahmen ab. Man spricht hier auch von den sogenannten elektiven Hysterektomien.

Folgende Indikationen für eine Hysterektomie werden in der Literatur genannt:

- bösartige Gewebevermehrungen (Krebs) von Hals und Körper der Gebärmutter,
- potentiell bösartige Gewebevermehrungen,
- nicht bösartige Gewebevermehrungen (Myom, Endometriose),
- hormontherapieresistente Menstruationsstörungen (Zwischen- u. verlängerte Blutungen),
- Vorfall von Gebärmutter, Blase, Vagina (Prolaps),
- ständig wiederkehrende Entzündungen,
- Schmerzen (z.B. Dysmenorrhoe) sowie
- Geburtenkontrolle (Sterilisation).

Bemerkenswert ist, dass rund 90 % aller Hysterektomien aufgrund nicht bösartiger Erkrankungen durchgeführt werden, wobei die Angaben über die Indikationstellung international sehr unterschiedlich sind. In Deutschland stehen Myome mit 49 % an erster Stelle, gefolgt vom Prolaps und Endometriose mit 19 % und der Angabe Sonstiges mit 13 %. Es folgen Regelbeschwerden mit

10 % und Krebs mit 9 % (Stratenwerth, 1994; FFGZ, 1997).
Auch in den USA führen nach Angaben von Hufnagel (1987)
Myom und Prolaps die Rangliste der Indikationen an. Interessant
ist hier ein Vergleich der Indikationsstellung bei Frauen unterschiedlicher ethnischer Zugehörigkeit: Der aktuelle Zwischenbe-
richt der Hysterectomy surveillance in den USA (Lepine et al.,
1997) für die Jahre 1980-93 gibt Myome als Indikation mit 62 %
bei schwarzen Frauen, 45 % bei Frauen anderer Hautfarbe und
29 % bei weissen Frauen an. Die Indikationshäufung bei schwarzen Frauen kann nicht erklärt werden und wird als Forschungs-
bedarf formuliert.

Die Zahlen zeigen, dass die häufigste Indikation für eine Hysterektomie das Myom ist. Bei ca. 20 % aller Frauen bilden sich im
Verlauf des vierten Lebensjahrzehnts gutartige Muskelgeschwül-
ste in der Gebärmutterwand. Das Wachstum dieser sogenannten
Myome wird durch Östrogen gefördert. Durch die physiologische
Abnahme der körpereigenen Östrogenproduktion im Klimakterium kommt das Wachstum von Myomen in der Menopause zum
Stillstand bzw. es kommt zu einer teilweisen Rückbildung. Dieser normale Prozess wird durchbrochen, wenn die Wechseljahre
durch eine Hormonersatztherapie ausgesetzt werden. Werden
dauerhaft Östrogene zugeführt, wachsen die Myome kontinuierlich weiter, so dass ab einer gewissen Grösse und Ausdehnung
eine operative Entfernung des Uterus aufgrund von Schmerzen
und Beeinträchtigungen benachbarter Organe unumgänglich ist.
Die Medizin schafft sich über die Definition der Wechseljahre als
Hormonmangelerkrankung mit daraus abgeleiteter Notwendigkeit einer Hormonsubstitution eine Vielzahl wachsender Uterus-
myome, die sie operativ entfernen muss.

Alternativen zur Operation

Für Myome existieren jedoch auch weniger radikale Therapiealternativen, die zumindest vor der Durchführung einer Hysterektomie erörtert werden sollten. Eine mögliche Herangehensweise
ist die Auseinandersetzung mit den Ursachen der Myome aus
psychosomatischer Sicht, wie sie etwa Cutler und Minker (1997)
vertreten. Diesem Vorgehen liegt die Annahme zugrunde, dass
die Gebärmutter der betroffenen Frauen zu einem Ausdrucksor-
gan von psychischen Konflikten geworden ist. Über Einfühlen,

Bewusstmachen, Meditation und Gesprächstherapie sollen neue Problemlösungsstrategien gefunden werden, so dass sich die Probleme nicht mehr als Gewebevermehrungen in der Gebärmutter manifestieren müssen.

Im Rahmen der schulmedizinischen Therapie können Myome auch medikamentös mit wachstumshemmenden Hormonen (Gestagenen, Gonadotropin-Releasing-Hormon-Analoga) und nichtsteroidalen Antiphlogistika behandelt werden. Die Therapie von Myomen mit Hormonen ist in der Fachwelt jedoch umstritten und nicht frei von Nebenwirkungen. Weiterhin besteht als Alternative zur Hysterektomie die Möglichkeit der Myomenukleation bzw. Myomektomie, dem operativen Herausschälen der einzelnen Myome bei Erhaltung der Gebärmutter (Cutler & Minker, 1997).

Folgen und Risiken der Hysterektomie

Die operative Entfernung der Gebärmutter ist ein Eingriff in die Ganzheit des Körpers. Ein Bestandteil eines Organsystems wird entfernt. Dies hat Auswirkungen auf die Funktionszusammenhänge im Körper und auf das Körperempfinden der Frau. Die Bedeutung der Gebärmutter für den Gesamtorganismus ist bislang wenig erforscht. Es herrscht z.B. Unklarheit darüber, ob die Gebärmutter selbst Hormone produziert, die für die hormonelle Regulation im Körper wichtig sind. Auch ist ihre Bedeutung für das Orgasmuserleben umstritten und unzureichend erforscht. Vorliegende Untersuchungen sind teilweise widersprüchlich und wenig aussagekräftig.

Bei den bisher bekannten Folgen lassen sich zwei grosse Bereiche unterscheiden. Zum einen treten nach einer Hysterektomie organische Folgen auf. Durch die Entfernung der Gebärmutter kommt es zu einer vorübergehenden Minderdurchblutung der Eierstöcke mit daraus resultierendem Abfall der Hormonproduktion. Wie lange diese verminderte Produktion anhält, ist bislang unzureichend erforscht. Gleichzeitig lassen sich weitere postoperative Verschiebungen im Hormonhaushalt feststellen, über deren Auswirkungen bislang Unklarheit herrscht. Durch die operationsbedingten Hormonschwankungen erleben viele Frauen in den ersten Tagen nach dem Eingriff Beschwerden wie sie in den Wechseljahren auftreten: Hitzewallungen, Schweissausbrüche, Kopfschmerzen und Schlafstörungen. Anerkannt sind als Folgen einer Hysterektomie ein erhöhtes Risiko, an Osteoporose und Arteriosklerose zu erkranken. Ebenfalls gilt ein vier bis fünf Jahre früheres Eintreten in die Wechseljahre als wahrscheinlich. Weitere mögliche Folgen einer Hysterektomie sind Inkontinenz und Verdauungsbeschwerden aufgrund der Verlagerung der Beckenorgane, Unterleibsschmerzen aufgrund von Verwachsungen des Narbengewebes sowie Zystenbildung.

Zum anderen können nach einer Hysterektomie Veränderungen im Körper- und Gefühlserleben der Frau auftreten. Zahlreiche Frauen berichten über Depression und Trauer, Antriebsarmut, negative Veränderungen des Sexual- und Körperempfindens sowie Identitäts- und Partnerschaftsprobleme. Ein direkter Zusammenhang dieser Veränderungen mit dem körperlichen Eingriff wird kontrovers diskutiert. Es ist wahrscheinlich, dass die Veränderungen im Fühlen und Erleben massgeblich von der psychischen Verfasstheit vor der Operation und der individuellen Haltung gegenüber der Hysterektomie abhängen (Ehret-Wagener, 1994; Cutler & Minker, 1997; Schmitt-Robe et al., 1992).

Die Gefühle nach einer Entfernung der Gebärmutter werden von Frauen sehr unterschiedlich beschrieben. Haupteinflussfaktoren auf Wahrnehmung und Befindlichkeit dürften dabei die individuelle Biographie und das subjektive Körperempfinden und -erleben sein. Die Gebärmutter einer jeden Frau ist besetzt mit eigenen Vorstellungen, Bewertungen und Bedeutungen. Entscheidend ist dabei auch, welches Körperbild sich eine jede Frau im Verlauf ihrer Sozialisation in Abhängigkeit gesellschaftlich vermittelter Wahrnehmungsmuster geformt, und wie sie ihre geschlechtliche Identität und soziale Rolle als Frau ausgebildet hat. Liegt dem eigenen Körperbild ein naturwissenschaftliches, mechanistisches und organbezogenes Körperverständnis mit Vorstellungen von einzelnen, funktionsbezogenen Regelkreisen zugrunde, wird das Erleben der Hysterektomie gänzlich anders sein, als wenn das Körperbild auf einer ganzheitlichen Wahrnehmung, der Einheit und Wechselwirkung von Körper und Geist basiert. Wird die Gebärmutter dem medizinischen Paradigma folgend ausschliesslich als ein der Fortpflanzung dienendes Organ angesehen, fällt es eher leicht, nach erfülltem Kinderwunsch den medizinischen Argumenten zu folgen und eine Hysterektomie durchführen zu lassen. Ist die Gebärmutter hingegen das subjektive Merkmal des Frau-Seins und damit massgeblich einbezogen in alle Prozesse, die subjektive weibliche Identität betreffen, wird ihre Entfernung komplexe Fragestellungen aufwerfen und weitreichendere Folgen haben als die medizinisch beschriebenen.

Letztlich entscheidet ein individuelles Bedingungsgefüge darüber, wie die operative Entfernung der Gebärmutter erlebt und verarbeitet wird und welche psychischen Folgen sie hat. Wird den Frauen ein aus ihrer Sicht eher nutzloses und krankes Organ entfernt, das für sie nicht mehr von Bedeutung ist, wird es ihnen nach der Operation wahrscheinlich besser gehen (Strauss et al., 1996).

Die dargestellte grosse Bedeutsamkeit individueller Aspekte für die subjektiven Folgen einer Hysterektomie zeigt, wie wichtig und gleichzeitig sensibel der Entscheidungsprozess ist. Für grosse Teile unserer Gesellschaft besitzt die Medizin das Wissen und die Kompetenz, körperliche Vorgänge zu bewerten und Handlungsstrategien zu benennen. Es besteht der Wunsch, die Verantwortlichkeit für den Körper betreffende Entscheidungen an Fachleute abzugeben. Dadurch wird jedoch gleichzeitig ein wissenschaftliches Paradigma akzeptiert, das nicht unbedingt mit den eigenen Sichtweisen und Bedürfnissen übereinstimmt. Die möglichen Folgen einer Hysterektomie zeigen, welche Auswirkungen dies unter Umständen haben kann.

Medizinische Sichtweisen und historische Erklärungsansätze

Vor dem Hintergrund der grossen Macht, die ÄrztInnen bei der Definition und Bewertung körperbezogener Vorgänge besitzen, ist es interessant zu hinterfragen, warum und wie sie diese Macht erhalten haben und welche Konsequenzen für das medizinische Tun daraus erwachsen. Wie beschrieben, bestehen bei der Hysterektomie grosse Ermessensspielräume bei der Indikationsstellung. Zum Verstehen der Therapieempfehlungen zu den sogenannten elektiven Hysterektomien müssen historisch entstandene Sichtweisen und Bewertungsmuster für den weiblichen Körper

183

und die weiblichen Geschlechtsorgane sowie das mechanistische Körperverständnis der Schulmedizin betrachtet werden.

Der Körper - ganz besonders der weibliche - und seine Symptome sind aus Sicht der Medizin beherrschbar. Der Körper besteht aus Organsystemen, deren Funktion durch Regelkreise erklärbar ist. Erkrankungen sind als Störungen dieser regelhaften Abläufe zu verstehen und durch ärztliche Eingriffe zu beheben. Bei der Betrachtung von medizinischen Lehrbüchern fällt auf, dass die weiblichen Geschlechtsorgane nur als zur Reproduktion nützlich dargestellt werden. Physiologisch korrekt arbeitet die Gebärmutter z.B. nur, wenn sich eine befruchtete Eizelle in ihr einnistet. Der sehr viel häufigere Vorgang der Menstruation wird als das Zugrundegehen der auf die Einnistung der befruchteten Eizelle vorbereiteten Gebärmutterschleimhaut und als Ausdruck für die vergebene Chance einer Schwangerschaft dargestellt (Martin, 1989). Ist die Reproduktionsaufgabe erfüllt, wird die Gebärmutter zum überflüssigen Organ. Wright (1969, zit. n. Lucius-Hoene, 1991, S. 128) propagiert die Hysterektomie als „vorbeugende Massnahme":

„Die Gebärmutter wird ein nutzloses, blutendes, Beschwerden machendes, möglicherweise krebshervorbringendes Organ, das deshalb entfernt werden sollte."

Die Menstruation stellt er als einen Vorgang dar, den sich Frauen ersparen sollten:

„Werden Frauen in dieser modernen Zeit erkennen, dass der monatliche *Fluch* nicht länger ein notwendiger Teil des Lebens ist?" (Übersetzung KM).

Alle diese Aussagen bringen ein geringschätziges Verständnis der weiblichen Geschlechtsorgane durch die männliche Medizin zum Ausdruck. Diese Abwertung der weiblichen Geschlechtsorgane ignoriert die Verbindungen zu weiblicher und sexueller Identität und gesteht den Frauen nach einer Hysterektomie die Gefühle des „Verlustes von Stärke, Ganzheit und Vitalität" sowie das „Gefühl von Leere im Bauch und Verstümmelung" nicht zu (Lucius Hoene, 1991). Die Medizin betreibt die Hysterektomie als rein organisches Geschehen und spaltet die Seele der betroffenen Frauen ab.

Zur Annäherung an mögliche Erklärungen, warum die Medizin recht leichtfertig eine operative Entfernung der Gebärmutter - häufig als Therapie der Wahl - empfiehlt und so massiv in das Körpererleben und die körperliche Integrität von Frauen eingreift, lassen sich unterschiedliche Entwicklungslinien aufzeigen. Zwei Einflussfaktoren haben die Entstehung einer frauenfeindlichen Gynäkologie in besonderer Weise befördert. Einerseits war das Bedürfnis nach Entmystifizierung des weiblichen Körpers, verbunden mit einem ökonomischen, mechanistischen Körperverständnis, strukturbildend für das medizinische Paradigma; andererseits war die von den Männern beanspruchte Vormachtstellung bzw. ihr Herrschaftsanspruch über die Frauen - der durch die christliche Lehre bis heute genährt wird - Anlass für die repetitive biologische Begründung der Minderwertigkeit der Frau (Ries, 1994). Zum Objekt der von Männern initiierten Geschlechterkonkurrenz wurde die Gebärmutter quasi als Inbegriff der Weiblichkeit.

Die Andersartigkeit des weiblichen Körpers wurde von den Männern als bedrohlich empfunden, obwohl sie eine grosse Bedeutung für die Bildung der männlichen Identität hatte. Der weibliche Organismus galt mit seiner Fähigkeit, neues Leben hervorzubringen als die Verbindung von Leben und Göttlichkeit, er war das „Gefäss des Lebens und des Todes" (Duden, 1987). Der Frau wurde eine Zauberkraft zugewiesen, welche die Männer beängstigte (Shorter, 1984). Die anfänglichen anatomischen Vorstellungen gingen noch von einer Gleichheit des Körperaufbaus beider Geschlechter aus: Die Geschlechtsorgane liegen bei der Frau innerhalb des Körpers, beim Mann ausserhalb. Trotz dieser Gleichheit wurde aber nach Erklärungen für die offensichtliche physiologische Verschiedenheit gesucht, die für eine hierarchische Wertung benutzt wurden. Laqueur (1992) begründet die Persistenz des Ein-Geschlecht-Modells damit, dass die gesellschaftliche, soziale Differenzierung der Geschlechter ihren Ausdruck in der biologischen finden musste. Erkenntnisse der Anatomie sollten die soziale Realität abbilden. Gleichzeitig hätte die eigenständige Parallelität der Geschlechter männlich und weiblich die Vormachtstellung des Mannes als „Mass der Dinge" infrage gestellt. Trotz dieser anatomischen Absicherung der Minderwertigkeit von Frauen machten die physiologischen Vorgänge des weiblichen Organismus den Männern Angst. Die Menstruation hat die Mystifizierung und dämonische Verklärung des weiblichen Körpers unterstützt, da Blut in einer männlichen Analogie verknüpft ist mit Bedrohung, Kampf, Verletzung und Niederlage.

Der Begriff Hystera für Gebärmutter wurde von dem griechischen Arzt Hippokrates formuliert. In dieser Zeit galt die Gebärmutter als ein eigenständig lebendes Organ mit der Fähigkeit, im Körper herumzuwandern. Sie war verantwortlich für die Krankheiten und bestimmte den Seelenzustand der Frau. Daraus wurde das ausschliesslich weibliche Krankheitsbild der Hysterie (= an der Gebärmutter leidend) abgeleitet, das Plato zu der Behauptung veranlasste, dass das Frau-Sein eine Strafe der Götter sei, und dass „furchtsame" und „unrichtig lebende Männer" zur Strafe als Frau mit Gebärmutter wiedergeboren würden, an der sie im folgenden zu leiden hätten. Ruhigzustellen war die Gebärmutter nur durch eine Schwangerschaft oder, wie Hippokrates es ausdrückte, durch das Füttern mit männlichem Sperma.

Die Vorstellungen über das eigenständige Wesen Gebärmutter und ihrer Bedeutung für die Krankheitsentstehung bei Frauen hatten über viele Jahrhunderte Bestand. Die zyklisch blutende und Kinder hervorbringende Gebärmutter war quasi die Inkarnation der unerklärlichen Weiblichkeit. Sie wurde so zum Zielobjekt der Projektion männlicher Ängste und Machtansprüche sowie der Manipulationen durch die männliche Medizin. Zum Ende des 19. Jahrhunderts galten operative Eingriffe an den weiblichen Geschlechtsorganen als Therapie der Wahl bei Nymphomanie und Hysterie. Mit der Verbesserung der medizinischen Technik und dem zunehmenden Wissen in den Bereichen der Antisepsis und der Anästhesie im ausgehenden 19. und beginnenden 20. Jahrhundert nahm die Anzahl der - von Männern angeregten und durchgeführten - Unterleibsoperationen bei Frauen zu.

Mit der Etablierung der christlichen Lehre als philosophische Begründung des Handelns wird ein bis heute wirksamer Einfluss relevant, der gesetzesgleich ein biologisches und soziales Konstrukt der weiblichen Minderwertigkeit implementiert, das den Herrschaftsanspruch der Männer über die Frauen göttlich begründet und rechtfertigt und ihn damit unanfechtbar macht. Beispielhaft seien hier nur drei Bibelstellen angeführt. Die Nachrangigkeit von Frauen gegenüber Männern findet Ausdruck in Formulierungen wie „Und Gott der Herr baute ein Weib aus der

Rippe, die er vom Menschen genommen hatte ..." (Gen. 2,22) und „... ihr Frauen seid untertan euren Männern ..." (Eph. 5,22; 1. Petr. 3,1). Der von Männern nicht erlebbare Geburtsschmerz wird im 1. Buch Mose nicht etwa als ein zu bewunderndes Leid dargestellt, das Frauen auf sich nehmen, sondern er wird als die göttliche Strafe für die Verführung des Mannes konstruiert (Gen. 3,16). Ein Lebens- und Erlebnisbereich, der Männern nicht offensteht, wird so per definitionem abgewertet. Schwangerschaft und Geburt gehör(t)en für die Männer in den Bereich des Mystischen, für sie Unerklärbaren und deswegen zu Beherrschenden.

Ein weiterer bedeutsamer Faktor ist in der Philosophie und in der Wissenschaftsentwicklung zu sehen. Mit zunehmender Bedeutung der Naturphilosophie wird Natur zur „Ordnungskategorie des Denkens". Natur ist beherrschbar und steuerbar, die materielle Struktur der Welt wird zur Grundlage des Seins. Einerseits ist damit das naturwissenschaftliche Paradigma begründet, andererseits entfällt dadurch die vorgegebene soziale Ordnung. Eine Aufgabe der neuen Naturwissenschaften war es, die etablierten, männlichen Vorstellungen über das Verhältnis von Männern und Frauen mit den Eigenschaften der Natur zu begründen. So wurden soziale Rollenerwartungen anatomisch/physiologisch festgeschrieben und die Frau als Mangelwesen biologisch begründet. Alle körperlichen Zustände, die bei Männern nicht vorhanden waren, wurden als krankhaft bewertet (Duden, 1991; Martin, 1989). Die gleichzeitige Aufspaltung des Lebewesens in die autonomen Bereiche Körper und Seele erleichtert den Naturwissenschaften den Zugriff auf den (weiblichen) Körper und fördert das Bestreben der Entmystifizierung. Unterstützt wird dieser Prozess durch die Entwicklung eines mechanistischen Körperbildes mit Ursache-Wirkungsbeziehungen und einem hierarchischen Steuerungsverständnis sowie der Ökonomisierung des Welt- und Menschenbildes. Körpervorgänge werden mit den Massstäben von ökonomischer Rationalität und Produktivität gemessen. Die Gebärmutter wird zu einem ausschliesslich der Reproduktion dienenden Organ, das nach erfolgter Vermehrung besser entfernt wird, bevor es etwa bösartig entartet, d.h. ein Gebärmutterkrebs entsteht.

„Ein Arm ist nützlich; Brüste haben kosmetische Vorteile. Gewisse Organe sind absolut nutzlos, so zum Beispiel die Gebärmutter nach der Geburt der Kinder" (Morris, zit.n. Schindele, 1996, S. 79).

Fazit

Als Schlussfolgerung lässt sich die folgende Ansicht formulieren: Heutige Therapieempfehlungen basieren auf historisch gewachsenen Denk- und Handlungsmustern, die kritisch überdacht und modernisiert werden müssen. Die Hysterektomie ist eine der häufigsten Operationen. Im internationalen Vergleich zeigen sich grosse Unterschiede in der Indikationsstellung, die zu erklären versucht werden durch das funktionalistisch-mechanistische, auf Organfunktionen reduzierende Paradigma der Medizin, die Ausgestaltung des Gesundheitssystems und die jeweilige kulturelle Haltung zum weiblichen Körper. Die historisch von Männern im Rahmen einer Geschlechterkonkurrenz konstruierte Minderwertigkeit des weiblichen Körpers und der sozialen Rolle der Frau hat die Sichtweise der Medizin massgeblich geprägt. Die Medizin hatte sich den Auftrag gegeben, den weiblichen Körper zu entmystifizieren und ihn so für die Männer kontrollierbar zu machen. Gleichzeitig sorgten die Medizin und die Theologie, als von Männern geführte Wissenschaften, unter Zuhilfenahme anderer Disziplinen für die Aufrechterhaltung dieses Konstrukts und damit für die Absicherung des männlichen Herrschaftsanspruchs. Gesellschaftliche Wahrnehmungsmuster sind dadurch normativ gestaltet worden.

Die Variabilität der Indikationsstellungen legt die Vermutung nahe, dass nicht alle heutzutage durchgeführten Hysterektomien wirklich notwendig und medizinisch geboten sind. Das gegenwärtige Procedere bei Indikationsstellung und Therapieempfehlung ignoriert weitgehend die Selbstbestimmung, die Empfindungen und Bedürfnisse der Frauen. Als Konsequenzen aus der beschriebenen Situation sollten Indikationsstellungen und ihnen zugrunde liegende Bewertungsmuster sowohl in der Medizin als auch gesamtgesellschaftlich diskutiert und verändert werden. Dabei muss sich eine ganzheitliche Sichtweise durchsetzen, welche die betroffenen Frauen in den Mittelpunkt eines gleichberechtigten Entscheidungsprozesses stellt. Das heisst auch, dass Frauen mehr Verantwortung für ihren eigenen Körper übernehmen und die Entscheidungsgewalt nicht an die Medizin abtreten sollten. Die Indikationsstellungen sind kritisch zu überprüfen und sollten in Richtung der harten Indikationen eingeschränkt werden. Besonders den Neben- und Nachwirkungen der Hysterektomie muss vor dem Hintergrund der hohen Relevanz individueller Einflussfaktoren mehr Beachtung und Gewicht im Entscheidungsprozess gegeben werden. Therapiealternativen müssen einen grösseren Stellenwert in Beratung und Behandlung erhalten, so dass sie zu real verfügbaren Handlungsoptionen für Frauen werden. Dafür ist es notwendig, die Informations- und Aufklärungsmöglichkeiten für betroffene Frauen zu verbessern, und das Einholen einer zweiten Meinung stärker zu propagieren. Auch andere medizinische Vorgehensweisen sollten vor dem Hintergrund ihrer Implikationen analysiert werden. Die Hormonersatztherapie muss kritisch reflektiert werden, da sie das Wachstum von Myomen über die Menopause hinaus fördert und so häufig eine Hysterektomie notwendig wird.

Letztlich darf es jedoch nicht um die Neukonstruktion eines frauenunterdrückenden Medizin-Systems gehen. Es sollte gewährleistet sein, dass jede Frau frei - im Sinne eines wahren *informed consent* - darüber entscheidet, ob sie sich ihre Gebärmutter operativ entfernen lässt.

Christine von Reibnitz & Sabine Maria List

Ökonomische Aspekte der Medikalisierung von Umbruchphasen

Medikalisierung steht, und das nicht nur in der heutigen Zeit, in engem Zusammenhang mit Ökonomisierung. Was bedeutet Ökonomisierung in diesem Kontext? Die Inanspruchnahme und Bereitstellung medizinischer Versorgungsangebote verursacht Kosten, die je nach Sozialversicherungssystem von einer Solidargemeinschaft und/oder einem Individuum getragen werden müssen. Ökonomisierung verbindet sich aber auch mit Aspekten der Einkommenserzielung für die im System der Gesundheitsversorgung Beschäftigten. Am Prozess der medizinischen Leistungserstellung sind eine Vielzahl von Berufsgruppen beteiligt. Man denke nur an die Grosszahl der Beschäftigten im Krankenhaussektor, die niedergelassenen ÄrztInnen, PsychotherapeuInnten, freiberuflichen Hebammen, die Pharma- und Medizintechnikindustrie oder die Forschung. In der Einleitung dieses Buches wurde schon herausgestellt, dass es im Medikalisierungsprozess mindestens drei Akteure gibt, die auch im Hinblick auf die Ökonomisierung eine zentrale Rolle spielen. Sie werden im weiteren im Blickpunkt der Betrachtung stehen: der Arzt bzw. die Ärztin als SachwalterIn der Patientinnen, die Kostenträger sowie die Pharmaindustrie als Schnittstelle zwischen Forschung und Anbieter therapeutischer Möglichkeiten. Die ökonomischen Interessen an den Umbruchphasen im Leben der Frau sind vielschichtig, sie zeigen Gemeinsamkeiten, können jedoch durchaus divergieren.

Ökonomische Indikatoren für die Medikalisierung

Welche Indikatoren lassen sich für eine Analyse von Entwicklungstendenzen in Hinblick auf die Ökonomisierung heranzie-

190

hen? Ärztliche Professionalisierung kann als ein wesentlicher Grund für die Ökonomisierung der Gesundheitsversorgung angesehen werden. Das Verhältnis von ärztlicher Professionalisierung und Medikalisierung ist seit langem Gegenstand der medizinhistorischen Forschung, wobei dieser Prozess aus unterschiedlicher Perspektive untersucht wird. Interessant sind im Kontext dieses Beitrages zwei Ansätze, der bevölkerungs- und der nachfragebetonte. In ersterem wird die Bevölkerung als weitgehend ohnmächtiges Opfer eines Bündnisses zwischen ärztlichem Imperialismus und staatlichen Herrschaftsinteressen angesehen (Göckenjan, 1985; Illich, 1995). Aus der Kritik dieser Betrachtung entstand ein nachfrageorientierter Ansatz, der den Charakter der Gesundheitsversorgung als einen „market place", die aktive Nachfrage der Bevölkerung nach der ärztlicher Medizin, die gemeinsame Gestaltung einer medizinischen Lebenswelt durch Staat, Heilkundige und Bevölkerung in den Vordergrund stellt (Loetz, 1993). Elemente beider Ansätze sind in heutigen Gesundheitssystemem zu finden. In fast allen Ländern zeigen sich starke Tendenzen der Ökonomisierung, geprägt durch eine Dominanz der ärztlichen Profession und einen fortschreitenden Prozess der Medikalisierung. Dies lässt sich insbesondere für Frauen in Umbruchphasen feststellen. Dieser Entwicklungsprozess ist aber auch ein Ergebnis geänderter gesellschaftlicher Werthaltungen. Durch die therapeutischen Erfolge der vergangenen Jahre werden Krankheiten und Leiden nicht mehr als Schicksal betrachtet. Das Verlangen nach Verbesserung der Lebensqualität, die eine fortschrittliche Gesundheitsfürsorge einschliesst, wächst. Der heutige Mensch geht nicht nur davon aus, dass seine Krankheit geheilt wird bzw. die Symptome gelindert werden; die Behandlung soll darüber hinaus seine Tagesaktivitäten unbeeinträchtigt lassen, wenn nicht sogar fördern. Aus dieser Veränderung der gesellschaftlichen Werthaltungen erwächst ein neues Selbstbewusstsein der PatientInnen, die sich nicht scheuen, die Anwendung medikamentöser Therapien, wie sie vom Arzt verordnet werden, zu hinterfragen. Diese Entwicklung drücken Schütz und Eichin (1989, S. 186) prägnant aus:

„Die Patienten werden - aufgeschreckt durch spektakuläre Presse- und Rundfunkmeldungen - skeptischer gegenüber Ärzten und Pharmaindustrie. Sie lesen die Beipackzettel und ändern oft ohne Konsultationen des Arztes Einnahmeanweisungen oder verzichten ganz auf die Anwendung des Präparates. (...) Das Misstrauen gegen die Pharmaforschung und gegen Untersuchungen am Menschen sind Zeichen einer allgemeinen Skepsis gegenüber den Errungenschaften der modernen Technik."

Das Misstrauen gegenüber der Pharmaindustrie und der pharmazeutischen Forschung wirkt sich in der Änderung der Marketingstrategien aus. So werben die Firmen nicht mehr vornehmlich mit therapeutischen Erfolgen, sondern mit der Erfüllung gesellschaftlicher Normvorstellungen.

Die Pharmaindustrie versucht einerseits, den veränderten Bedürfnissen der medizinischen Professionen und der Gesellschaft nachzukommen, andererseits gehört die Etablierung neuer Produkte und Therapien zur allgemeinen Zielsetzung eines wettbewerbsorientierten Unternehmens. Die Pharmaindustrie steht im Spannungsverhältnis von Bedarf und Nachfrage. Der Bedarf leitet sich u.a. aus demographischen und epidemiologischen Kenngrössen ab. Mit steigender Bevölkerungszahl, insbesondere in bestimmten Alterssegementen, wächst der Bedarf nach Medikamenten und Therapien. Von Nachfrage spricht man, wenn z.B. ein Produkt über die Zahlung eines Preises vom Kunden gekauft wird. Sie stellt somit eine quantifizierbare Grösse dar, die immer im Kontext mit einem Angebot an Leistungen zu sehen ist. Kulturelle und gesellschaftliche Entwicklungen, Veränderungen in Wahrnehmung und Umgang mit Krankheit, medizinischer technischer Fortschritt, Wachstumsbestrebungen der Anbieter u.v.a. beeinflussen die Nachfrage.

Eine Schlüsselrolle nimmt der Arzt bzw. die Ärztin ein. Er/sie wählt unter den medizinischen Leistungen diejenigen aus, die den maximalen Erfolg seiner/ihrer Ziele gewährleisten, zu denen auch ökonomische gehören. Die Arzt-Patienten-Beziehung variiert in Abhängigkeit von der medizinischen Disziplin, der spezifischen Situation und der jeweiligen Krankheit. Sie gilt in der Gynäkologie wegen der notwendigen Thematisierung von Geschlechtlichem als besonders sensibel. Doch ist sie auch hier nicht nur Ausdruck eines individuellen Vertrauensverhältnisses, sondern gleichermassen geprägt von Kultur und Gesellschaft sowie den Bedürfnissen, die durch sie geweckt werden. Die praktische Umsetzung naturwissenschaftlicher Grundlagenforschung erfolgt immer rascher. Sie beeinflusst Gesellschaft, Kultur und Alltagsleben und trägt so zu einer wachsenden Nachfrage nach medizinischen Leistungen bei, insbesondere Leistungen der „Fortschrittsmedizin". Eine Steigerung der Lebensquantität und -qualität ist mitunter durch die Medizin möglich geworden. Umbruchphasen der Frau, wie z.B. die Wechseljahre, werden als Krankheiten und Abweichungen von der Normalität thematisiert.

> „Dabei sind die meisten Frauen nicht krank, wenn sie zum Frauenarzt gehen. Sie fühlen sich oft nur in ihrer Geschlechtlichkeit verunsichert und kontrollbedürftig. Doch gerade durch die regelmässigen Inspektionen werden häufig Abweichungen von der Norm aufgedeckt, die dann vom Gynäkologen oft vorschnell als krankhaft und damit behandlungsbedürftig eingestuft werden" (Schindele, 1996, S. 8).

Umbruchphasen und den damit verbundenen Bedürfnissen der Frauen nach Kommunikation und Information wurden in der Vergangenheit wenig Beachtung geschenkt. Heute hingegen können sie nach Röring (1994) als „übertherapiert" angesehen werden. Frauen erhoffen sich von GynäkologInnen Bestätigung im Hinblick auf ihre Befindlichkeitsstörungen, die nicht unbedingt im medizinischen Sinne behandlungsbedürftig sind. Vielfach steht auch die Erwartung im Vordergrund, durch den Arzt oder die Ärztin entlastet zu werden, wenn gesellschaftliche Leistungsanforderungen mit Bedingungen der eigenen Körperlichkeit kollidieren. Dies trifft insbesondere auf Menstruationszyklen, Pubertät, Schwangerschaft und Wechseljahre zu (Schindele, 1996). Die Spirale gegenseitiger Ansprüche dreht sich immer schneller und bestimmt das Verhältnis von GynäkologInnen und Patientinnen und beeinflusst damit auch die zunehmende Ökonomisierung der ärztlichen Versorgung und des gesamten Gesundheitssystems.

Die AkteurInnen im Medikalisierungsprozess

Kostenträger

Als Kostenträger spielt die gesetzliche Krankenversicherung (GKV) eine wesentliche Rolle. Die GKV kommt aufgrund der

Vorgaben des Sozialgesetzbuches (SGB V) für verschiedene diagnostische und therapeutische Massnahmen für Frauen in Umbruchphasen auf. Damit unterstützt sie aber auch die fortschreitende Tendenz der Medikalisierung weiblicher Umbruchphasen.

Insgesamt zeigt sich in allen Gesundheitssystemen, dass Frauen eine höhere Lebenserwartung als Männer aufweisen und folglich im höheren Alter durch chronische Erkrankungen und Multimorbidität zunehmend Kosten verursachen. Untersuchungen weisen nach, dass die Folgen der Hormonsubstitution auch in einer weiteren „Verlängerung" des Lebens liegen und damit unter gesamtwirtschaftlicher Betrachtung eine nicht zu vernachlässigende Kostenkomponente bilden. Die Erhöhung der Lebenserwartung hat Effekte auf die Nachfrage nach medizinischen Leistungen und Therapieformen. Gerade im hohen Alter werden die Frauen zu attraktiven Marktpartnern für Leistungsersteller und Industrie. Von Seiten der Kostenträger wird dieser Aspekt wohl eher als negativ eingeschätzt. Eine 70jährige Frau verursacht dreimal so hohe Arzneimittelkosten wie eine 45jährige, bei Männern ist es fast das fünffache (VFA, 1998). Der Vergleich mit Frankreich, Grossbritannien und den USA zeigt, dass der Anteil der über 65-jährigen in Deutschland besonders schnell wächst. Prognosen für das Jahr 2029 sprechen für die BRD von einem Anteil von 23,5 % der über 65jährigen an der Gesamtbevölkerung.

Nicht alleine Arztbesuche und Medikamentenverordnungen in den verschiedenen Umbruchphasen belasten das Budget der Kostenträger, sondern auch verschiedene kostenintensive diagnostische Verfahren und stationäre Behandlungen. Ca. 4-6 Mio. Menschen in Deutschland gelten als manifest an Osteoporose erkrankt, wobei der Frauenanteil etwa 80 % beträgt. Alleine im Jahr 1993 erlitten sie 186.000 osteoporosebedingte Frakturen, die stationär behandelt werden mussten. Dies verursachte Kosten in Höhe von 2,6 Mrd. DM (Loch, 1998). Als Beispiel für kostenintensive diagnostische Verfahren sei hier die Knochendichtemessung (Osteodensitometrie) genannt (siehe hierzu den Beitrag von Lademann in diesem Band). Besonders häufig kommt sie bei Frauen in der Menopause zum Einsatz. Sie soll Auskunft über das mögliche Osteoporose bedingte Frakturrisiko geben. Ihr Vorhersagewert für die Osteoporoseprophylaxe und -therapie wird in der Literatur kontrovers diskutiert. Trotz der vielfältigen Kritik stieg die Anzahl der jährlich zu Lasten der GKV abgerechneten Knochendichtemessungen von 13.000 im Jahr 1988 auf ca. 800.000 im Jahr 1992. Alleine innerhalb dieses Vierjahreszeitraumes wurden hierfür rund 160 Mio. DM aufgewendet (Der Spiegel, 1998). Der zunehmende Einsatz aufwendiger diagnostischer Verfahren in den Umbruchphasen der Frau, besonders auffällig in der Menopause, kann als weiteres Indiz für die Medikalisierung angesehen werden.

Ein Grossteil der gynäkologischen Verordnungen entfällt auf die Indikationsgruppen Sexualhormone, Gynäkologica und Mineralstoffpräparate. Die Belastungen der GKV durch Verordnungen, die keine nachweislichen Therapieerfolge zeigen, sind nicht unerheblich. Berücksichtigt werden sollten auch die Zuzahlungsbelastungen der Patientinnen bei Dauerbehandlungen, wie z.B. Substitutionstherapien.

Pharmaindustrie

Als zweiter wichtiger Akteur im Medikalisierungsprozess ist die Pharmaindustrie zu nennen. Sie ist sowohl als Anbieter auf dem Arzneimittelmarkt als auch im Bereich der Forschung von Bedeutung. Der Arzneimittelmarkt setzt sich aus unterschiedlichen, teilweise überlappenden Teilmärkten zusammen. Die Transparenz des Marktes wird dadurch erschwert, dass zum einen der Vertriebsweg, zum anderen die Kostenträger oder der Abgabestatus - rezeptfrei oder rezeptpflichtig - die Abgrenzungskriterien bilden. Ausserdem werden entweder Herstellerabgabepreise oder Apothekenabgabepreise zugrundegelegt. Der Apothekenmarkt hatte 1997 zu Herstellerabgabepreisen ein Volumen von 37 Mrd. DM. Er umfasst alle in der Apotheke verkauften Medikamente: verordnete Arzneimittel ebenso wie von PatientInnen ohne Rezept erworbene Präparate. Der Umsatz an Arzneimitteln zu Lasten der GKV betrug 1994 29,2 Mrd. DM und stieg 1997 trotz der Massnahmen zur Ausgabenbegrenzung auf 38 Mrd. DM (VFA, 1998).

Auf dem Arzneimittelmarkt findet, bedingt durch die grosse Zahl der Anbieter, ein intensiver Wettbewerb statt. Die Arzneimittelhersteller konkurrieren nicht nur im Preis miteinander. Elemente des Wettbewerbs sind die Qualität der Produkte, Neuentwicklungen und Verbesserungen bekannter Arzneimittel, die Information des Arztes, die Werbung und das Serviceangebot der Unternehmen. Das Gesundheitsreformgesetz seit 1989 und das Gesundheitsstrukturgesetz von 1993 schränken den Wettbewerb zwischen den Unternehmen stark ein. Festbeträge für Arzneimittel markieren die Höchstgrenze für die Kostenerstattung. Der Wettbewerb der Arzneimittelfirmen untereinander wird dadurch im wesentlichen auf den Preis als zentrales Auswahlkriterium reduziert. Hieraus resultieren verstärkte Marketing-Bemühungen, Kundenbindung, Image-Kampagnen, Dienstleistungen etc.. Diese Tendenz hat sich durch die Einführung des Arzneimittelbudgets für Ärzte und Ärztinnen am 1.1.1993 deutlich verstärkt. Konsequenzen ergeben sich daraus für das Verschreibungsverhalten der GynäkologInnen. Ergebnisse des Preiswettbewerbs kommen den PatientInnen nur bedingt zu gute.

Bestandteil des Wettbewerbs der Pharmaindustrie ist die Werbung für und die Information über Arzneimittel. Laut einer Umfrage des Bundes der pharmazeutischen Industrie (BPI) aus dem Jahr 1997 geben Firmen 4 % ihres Umsatzes für Werbung und 12,2 % für wissenschaftliche Informationen aus. Im Gegensatz zu gewöhnlichen Verbrauchsgütern richten sich die Werbeanstrengungen der Pharmaindustrie (für verschreibungspflichtige Präparate) nicht direkt an die Verbraucherinnen, sondern an die niedergelassenen Ärzte und Ärztinnen, die über die Anwendung bei den Patientinnen entscheiden. Werbung für verschreibungspflichtige Medikamente ist nur in ärztlichen oder pharmazeutischen Fachzeitschriften möglich. Für rezeptfreie Medikamente darf auch in Publikumszeitschriften geworben werden. Dies trägt massgeblich zur Nachfrage nach Präparaten bei.

Die Analyse der Kostenstruktur der forschenden pharmazeutischen Unternehmen weist die grosse Bedeutung von Forschung, Entwicklung und Marketing nach. Ballance, Pogany und Forstner (1992) zeigen, dass forschungsorientierte Pharmaunternehmen im Bereich Forschung und Entwicklung 13 %, für Marketing 24 % und für die Produktion 25 % ihres Gesamtumsatzes ausgeben. Bei der Interpretation dieser Kostenstruktur sind verschiedene Faktoren zu berücksichtigen. Die Produktion beansprucht mit einem Viertel einen relativ kleinen Teil der Gesamtkosten. Nur ungefähr 30 % der Gesamtkosten sind einem Produkt direkt zurechenbar. Werden die Kosten anteilsmässig auf die Produkte verteilt, so leisten die erfolgreichen Präparate einen absolut höheren Beitrag an die Kostendeckung. Bedingt durch die hohe Misserfolgswahrscheinlichkeit im pharmazeutischen Forschungsprozess beinhalten F&E-Kosten nicht nur die unmittelbaren Ausgaben, die bei der Entwicklung eines Produktes anfallen, sondern auch Aufwendungen für fehlgeschlagene Projekte. In den vergangenen Jahren haben sich nachhaltige Verschiebungen in der Kostenstruktur forschender Pharmaunternehmen vollzogen. Während die Produktionskosten zurückgingen, haben die Ausgaben für Marketing, Forschung und Entwicklung deutlich zugenommen (Ballance et al., 1992). Wirft man einen Blick auf die Unternehmen, die sich im Verband forschender Arzneimittelunternehmen zusammengeschlossen haben, so konzentrieren sich alleine 10 Projekte auf den Bereich Osteoporose. Sie zählen zu den Forschungsprojekten 2000, d.h. mit grosser Wahrscheinlichkeit ist mit der Zulassung eines Medikaments bis zum Jahr 2000 zu rechnen. Die beeindruckende Anzahl von Forschungsprojekten unterstreicht das Interesse der führenden Pharmaunternehmen an der Zielgruppe der Frauen.

Marketingstrategien der Pharmaindustrie und Medizingerätehesteller

Nachfolgend sollen einige für die Industrie erfolgreiche Marketingstrategien vorgestellt werden, die einen konkreten Bezug zur Medikalisierung der Umbruchphasen von Frauen haben. Die Zusammenstellung ist exemplarisch und erhebt keinen Anspruch auf Vollständigkeit. Der jeweilige medizinische Hintergrund wird an anderen Stellen dieses Buches behandelt. Die Marketingstrategien sind aber auch im Kontext des Verordnungsverhaltens der Ärzte und Ärztinnen zu beurteilen. Anhand ausgewählter Beispiele wird die ökonomische Bedeutung der Verordnungen aufgezeigt.

Der Wehenschreiber (Kardiotocogramm)

Die Entwicklung des Wehenschreibers zur Überwachung des fetalen Herzschlags nach Beginn der Wehentätigkeit geht in die 60er Jahre zurück. In den USA, Deutschland und Uruguay wurde versucht, durch Ultraschall die Herzschlagrate des Ungeborenen während der Wehen aufzuzeichnen. Hierüber versprach man sich Informationen über den Geburtsverlauf und ein besseres Erkennen möglicher Gefahrensituationen für das Kind. Bis dato erfolgte die Überwachung der kindlichen Herztöne mittels Stethoskop durch die Hebamme bzw. den Geburtshelfer parallel zur Beobachtung der Wehentätigkeit. Ein länger anhaltender Abfall der Herzfrequenz deutet auf eine mögliche vitale Gefährdung hin. In einer Zeit der Technikbegeisterung, zu der auch in anderen medizinischen Disziplinen eine zunehmende Technologisierung einsetzte, begann die zunächst noch kleine Firma Corometrics Medical Systems, Inc. Of Wallingford, Conneticut, USA, diese Neuentwicklung aggressiv zu vermarkten. Ihrer Verkaufsstrategie lagen folgende Annahmen zugrunde:

- In der Gesellschaft herrschte der Gedanke vor, dass bessere Medizin gleichbedeutend sei mit mehr Technologie.
- Kein Elternpaar riskierte durch einen Verzicht auf die neue Technik eine eventuell unerkannte Gefährdung ihres Kindes.
- Die Versicherungen waren bereit, für ein mehr an Sicherheit die höheren Kosten in Kauf zu nehmen.
- Für ÄrztInnen und Krankenhäuser boten sich neue Abrechnungs- und Einnahmemöglichkeiten.

Zusätzlich war mit der Begeisterung der ÄrztInnen zu rechnen, die sich als Beherrscher der innovativen Technik neues Ansehen erwerben und ihren zeitweise zurückgedrängten Einfluss auf den Geburtsablauf zurückgewinnen konnten. Dies natürlich um so eher, als das Kardiotocogramm durch die kontinuierliche Überwachung versprach, die Geburten sicherer zu machen.

Der Einsatz der Geräte erfolgte - ausgehend von den Universitätskliniken - zunächst an grossen Krankenhäusern. Diese Strategie rechtfertigte sich nicht nur über die dort grössere Zahl an Risikogeburten, für die der Wehenschreiber eigentlich gedacht war. Alle grossen Kliniken sind Multiplikatoren: An ihnen werden ÄrztInnen und anderes medizinisches Personal ausgebildet. Was diese dort kennenlernen, übernehmen sie in ihre weitere Berufspraxis und führen es an kleineren Häusern ein. Auch durch die Erwartungshaltung der Patientinnen wurde Druck auf die übrigen Geburtsstätten ausgeübt, dieselben Überwachungsmöglichkeiten wie die grossen Kliniken zu bieten. Ist ein neues Verfahren schliesslich zumindest bei den Meinungsbildnern einer Disziplin (meist sind dies Universitätsprofessoren) als wichtig oder gar unverzichtbar anerkannt, tut jeder Arzt und jede Ärztin gut daran, es ebenfalls einzusetzen. Das Unterschreiten eines gewissen Standards kann sonst haftungsrechtliche Folgen haben. Diese Befürchtung erwies sich neben der personellen Entlastung - über eine zentrale Monitoranlage lassen sich mehrere in den Wehen liegende Frauen gleichzeitig von einer Person überwachen - und der Technikbegeisterung als wichtigste Motive für den Ankauf der Kardiotocographiegeräte. Letztlich war es für die beteiligten Firmen ein lukratives Geschäft mit der Angst. Ende der 70er Jahre war in den USA bereits eine nahezu flächendeckende Versorgung mit Wehenschreibern erzielt worden. Der Börsenkurs und die Gewinne von Corometrics Medical Systems stiegen rasch und kontinuierlich. Der scheinbare Gewinn an Sicherheit für das Baby wurde recht teuer erkauft. Nicht nur, dass sich Hebammen und ÄrztInnen zum Teil mehr mit dem Wehenschreiber als mit der werdenden Mutter beschäftigten. Die Bewegungsfreiheit der Kreissenden wurde stark eingeschränkt. Sie war praktisch ans Bett gefesselt, unbedachte Bewegungen konnten Fehlalarme auslösen. Schlimmer noch: Ende der 70er Jahre wurde eine starke Zunahme der Kaiserschnittraten beobachtet. Ein Teil dieser Schnittentbindungen, die ein nicht unerhebliches Gesundheitsrisiko für Mutter und Kind darstellen, wurde auf Fehlfunktionen oder Fehlinterpretationen der Kardiotocogramme zurückgeführt (Kunisch, 1989).

In den letzten Jahren hat - neben einer Verbesserung der Datenanalyse - eine gewisse Rückbesinnung auf das ursprüngliche Anwendungsgebiet der Wehenschreiber stattgefunden. Von ihren Erstanwendern waren sie für den gezielten Einsatz bei Risikogeburten gedacht. Die Firmenstrategien zielten jedoch von Anfang an auf den gewinnträchtigeren Gebrauch bei praktisch allen Geburten ab, obwohl hierfür keine zuverlässigen Daten vorlagen, die für die Abnahme unvorhergesehener kindlicher Geburtskomplikationen sprachen. Die Angst der Eltern vor möglichen Schäden für ihr Kind (und die Furcht der Ärzte vor Schadensersatzklagen) hat sich als erfolgreiche Verkaufsstrategie bewährt (Kunisch, 1989; Foster, 1995).

Die Hormonersatztherapie

Die sogenannten Wechseljahre der Frau sind seit langem ein bevorzugtes Indikationsgebiet für verschiedene Medikamente. Hinzu kommen sekundär auch apparative Verfahren wie Techniken zur Knochendichtemessung. Um Frauen zur Einnahme von Medikamenten zu bewegen, muss ein Grund gefunden werden. Die Umdeutung des Klimakteriums in eine „Hormonmangelkrankheit", vergleichbar der durch Insulinmangel bedingten Zuckerkrankheit, lieferte eine solche Begründung durch die einfache Gleichsetzung von Krankheit und Behandlungsbedürftigkeit. Ersatzweise kann auch einzelnen Symptomen, die der Abnahme der produzierten Östrogenmenge zugeschrieben werden (Hitzewallungen, Schlafstörungen, Osteoporose, etc.), Krankheitswert und damit Therapiebedarf und Therapierbarkeit zuerkannt werden. Damit wird jede älter werdende Frau automatisch zu einer Patientin und Konsumentin von Gesundheitsdienstleistungen. Eine solche Einordnung widerspricht jedoch dem Gefühl vieler Frauen - nicht jede lässt sich gern zur Kranken machen. Andere Motivationen müssen in die Verkaufsstrategien einbezogen werden: Die Konservierung von Jugendlichkeit als gleichbedeutend mit sexueller Attraktivität und Leistungsfähigkeit stellt in unserer westlichen Industriegesellschaft einen solchen Anreiz dar. Wer möchte keine glattere Haut, kräftigere Haare, Freiheit von Stimmungsschwankungen und Hitzewallungen? Allzeit gleichermassen einsatzfähig zu sein, gilt als erstrebenswerte Tugend. Die Furcht, der Mann könne sich eine Jüngere mit faltenfreier Haut und straffem Busen suchen, treibt viele Frauen um. Was nach landläufiger Meinung einen Mann erst interessant macht - graue Schläfen und Falten, die das Leben schrieb - gelten bei einer Frau als unattraktiv. Geradezu unverzeihlich ist, wenn sie etwas dagegen tun könnte und es nicht macht. Selbst wenn von den verordnenden ÄrztInnen keine übertriebenen Hoffnungen geweckt werden, suggeriert doch die Werbung einen Jungbrunneneffekt. Auch wenn die direkte Wirkung ausbleibt, können die eingenommenen Hormonersatztherapeutika eine Funktion übernehmen: Sie dienen als „Ersatz für unbefriedigende Lebensbedingungen, fehlende Zukunftsaussichten, unerfüllte sexuelle Bedürfnisse" (Röring, 1993, S. 42).

Als neuere Strategie der Verkaufsförderung ist in den letzten Jahren die Propagierung des Präventionsgedankens ausgebaut worden. Gerade bei Frauen fielen die zahlreichen Präventionskampagnen auf fruchtbaren Boden. In die Zukunft gerichtetes, vorausschauendes Handeln im Sinne von „Vorbeugen ist besser als Heilen" scheint ihnen vertraut zu sein. Wahrscheinlich ist dies vor dem Hintergrund täglicher Erfahrungen der Frauen zu sehen: Erst beugen sie der ungewollten Schwangerschaft vor, dann durch gesunde Lebensweise und regelmässige Arztbesuche der intrauterinen Fruchtschädigung, später sorgen sie für warme Kleidung und ausgewogene Ernährung bei ihren Kindern, um ihnen Krankheiten zu ersparen. Viele ihrer Handlungen sind Investitionen in die Zukunft, von denen nicht klar ist, ob sie sich einmal bezahlt machen werden.

Ähnliches gilt für die Prävention der Osteoporose durch Hormonersatztherapie. Noch 1985 hatten 77 % der amerikanischen Frauen nichts von Osteoporose gehört (Foster, 1995). Massive „Aufklärungs"-Kampagnen der Pharmaindustrie, beispielhaft dokumentiert für die Firma Ayerst Laboratories (Röring, 1993, Foster, 1995), sorgten dafür, dass sich dies bis zum Ende der 80er Jahre änderte. Ein neuer Markt war entstanden: Konnte bislang nur relativ wenigen Frauen für einen begrenzten Zeitraum zur Milderung klimakterischer Beschwerden eine Hormontherapie verkauft werden, waren jetzt alle Frauen praktisch bis an ihr Lebensende potentielle Kundinnen. Zumindest sollte die Empfehlung, zur wirksamen Prophylaxe der Osteoporose mindestens 7 bis 10 Jahre Hormone einzunehmen, für einen ausreichenden Absatz sorgen. Dieser Strategie konnten sich die Frauen immer weniger entziehen. Frauen wird suggeriert, mit der Hormonersatztherapie selbst etwas aktiv gegen die Schrecken des Alters - Gebrechlichkeit, Pflegebedürftigkeit, Abhängigkeit - tun zu können. Es entsteht ein gesellschaftlicher Druck in diese Richtung, Angst macht es schwer, sich ihm zu entziehen. In den USA stiegen zwischen 1979/80 und 1989 die Verordnungszahlen von 15 auf 32 Millionen (Foster, 1995), in Deutschland von 242 Millionen Tagesdosen 1987 auf 1.093 Millionen Tagesdosen 1995 (Schwabe & Pfaffrath, 1996). Doch nicht nur Hormone lassen sich mit der Angst vor Osteoporose besser verkaufen, sondern auch allerlei Mineralstoff- und Vitaminpräparate und die Osteodensitometrie. Die Knochendichtemessung verspricht, was sie nicht halten kann:

die trennscharfe Unterscheidung zwischen frakturgefährdeten und vor diesem Schicksal sicheren Personen. Die Indikation zu dieser Untersuchung sollte eigentlich besonderen Risikogruppen vorbehalten bleiben, pekuniäre Interessen und das mediengesteuerte Nachfrageverhalten der verunsicherten Frauen bewirken jedoch die zunehmend breitere Verwendung als teures Screening-Instrument. Das Versprechen, die Gebrechlichkeit im Alter zu vermindern, erweist sich als erfolgreiche Marketingstrategie.

Alternativen für hormonmüde Frauen

Zwar folgt ein grosser Teil der Frauen den Empfehlungen ihrer ÄrztInnen und der Pharmaindustrie, viele haben aber doch eine Abneigung gegen die langfristige Einnahme von Hormonpräparaten oder beklagen Nebenwirkungen. Für diese Gruppe werden als Alternative pflanzliche Präparate propagiert. Dabei wird auf deren „Natürlichkeit" und auf die Freiheit von unerwünschten Wirkungen verwiesen. Viele dieser Mittel werden ärztlich verordnet. Die Gründe hierfür bleiben unklar: Teilen die MedizinerInnen die Bedenken ihrer Patientinnen? Handeln sie ganzheitlich oder psychosomatisch-orientiert? Oder entsprechen sie lediglich der Nachfrage? Ein Grossteil der Arzneimittel ist als Over-the-counter-Präparat frei verkäuflich. Für sie kann also auch in den Laienmedien geworben werden, zielgruppenspezifisches Direktmarketing ist möglich. 1996 wurden 104,3 Mio. Tagesdosen an pflanzlichen Gynäkologica (überwiegend zur Therapie von Klimakteriumsbeschwerden) ärztlich verordnet. Dies entspricht einem Plus von 17,7 % gegenüber dem Vorjahr (Schwabe & Pfaffrath, 1996). Welcher Umsatz im Direktverkauf erzielt wurde, lässt sich nicht ermessen.

Pflanzliche Präparate kommen in erster Linie zur Bekämpfung akuter, mit den Wechseljahren assoziierter Beschwerden zum Einsatz. Mineralstoffe werden dagegen eher zur Vorbeugung der Osteoporose und zur Verlangsamung des Alterungsprozesses angeboten. Kaum ein Obstsaft oder Pausensnack, der nicht mit ihnen angereichert ist. Auf Milchtüten fehlt selten der Vermerk, wieviel vom Tagesbedarf an Calzium durch ein Glas Milch gedeckt werden kann. Neben den bereits oben erwähnten ärztlichen Verordnungen von Mineralstoffen finden sie auch in Supermärkten zunehmenden Absatz. Ein boomender Markt ist auch für spezielle Osteoporosegymnastik, Ernährungskurse und ähnliches entstanden.

Die Mineralstoffpräparate bilden aber auch eine wichtige Indikationsgruppe für die GynäkologInnen. Sie rangieren auf Platz fünf der Arzneiverordnungen. Insgesamt verschreiben aber AllgemeinmedizinerInnen und InternistInnen wesentlich häufiger Mineralstoffpräparate. Seit Einführung des Gesundheitsstrukturgesetzes sind die Verschreibungen wieder angestiegen. So haben die Magnesiumverordnungen kontinuierlich zugenommen, die Calciumverordnungen seit 1992 ebenfalls. Insgesamt allerdings hat diese Indikationsgruppe den Stand von 1992 noch nicht wieder erreicht.

Für die GynäkologInnen haben insbesondere die Calciumpräparate grosse Bedeutung, da sie zur substitutiv-adjuvanten Therapie der Osteoporose eingesetzt werden. Die Wirksamkeit von Calciumpräparaten zur Osteoporoseprophylaxe ist umstritten, weil normalerweise eine ausgewogene Ernährung den Tagesbedarf an Calcium von 1.000 mg abdeckt. Nur für schwangere, stillende und postmenopausale Frauen, die keine Östrogensubstitution erhalten, wird ein erhöhter Tagesbedarf von 1.500 mg empfohlen (Arnaud & Sanchez, 1990). Bei funktionierender Calciumhomöostase zeigt die über den Bedarf erhöhte Calciumzufuhr keinen Nutzen. Werden dennoch Calciumpräparate verordnet, müssen sie einen ausreichenden Calciumgehalt aufweisen. Dies wirkt sich massgeblich auf die Tagestherapiekosten aus. Auf Basis des Richtwertes von 1.000 mg Calcium sind nur wenige Präparate ausreichend hoch dosiert, um mit 1 bis 2 Tagesdosen das Optimum zu erzielen. Die durchschnittlichen Tagestherapiekosten belaufen sich auf 1,47 DM.

Die Überbevölkerung

Eine fast schon als zynisch anzusehende Marketingstrategie im Gesundheitsbereich trifft die, die sich am wenigsten wehren können: Frauen in Entwicklungsländern. In den letzten Jahrzehnten verschob sich die Bewertung und Propagierung von Verhütungsmitteln von der individuellen Geburtenkontrolle hin zu einer Populationswachstumskontrolle. Die Angst der geldgebenden saturierten Industrienationen vor einem ungebremsten Wachstum der Weltbevölkerung liess jedes Mittel zur Geburtenkontrolle zulässig erscheinen. Seit den 60er Jahren wurden vor allem in den USA zahlreiche private und staatliche Fonds (wichtigste: Agency for International Development's Office of Population) gegründet oder mit reichlichen finanziellen Mitteln versehen, um Massnahmen zur Kontrolle des Bevölkerungswachstums zu unterstützen. Dies förderte den Export westlicher Antikonzeptionstechnologie in andere Kulturkreise. Neue Märkte konnten erschlossen werden, finanziert durch Spenden und staatliche Gelder. Die Angst davor, von hungernden Dritte-Welt-Bewohnern überrannt zu werden, und nicht die Sorge um deren grösstmögliches Wohlergehen, bewirkte diese Freigiebigkeit. Bevorzugte Mittel zur Geburtskontrolle waren neben der Sterilisation die Applikation von hormonellen Depotpräparaten und der Spirale. Diese Verfahren waren preiswert, zuverlässig ohne Kooperation der betroffenen Frau und langfristig wirksam. Der logistische Aufwand liess sich durch Verzicht auf Aufklärung und Nachsorge minimieren. Bewusst vertrieben westliche Firmen in Entwicklungsländern Medikamente und Hilfsmittel, die wegen ihrer Nebenwirkungen in vielen Industrieländern entweder gar nicht zugelassen oder bereits vom Markt genommen waren. Unsterilisierte Grosspackungen von Spiralen kamen ebenso zum Einsatz wie in den USA selbst nicht zugelassene injezierbare Langzeithormonpräparate, die zum Teil freiverkäuflich waren und von nicht medizinsch ausgebildeten „Injektionisten" verabreicht wurden (Foster, 1995).

Viele Länder der sogenannten 3. und 4. Welt übernahmen die restriktive Bevölkerungskontrollpolitik (allen voran China und Indien), unter Missachtung der Gesundheitsfürsorgeverpflichtung und des Selbstbestimmungsrechtes der Frauen. Unter anderem angesichts der AIDS-Epidemie hat ein Umdenken eingesetzt. Zunehmend werden Barrieremethoden (Präservative) propagiert, die gleichzeitig vor Empfängnis und der Infektion mit sexuell übertragbaren Krankheiten schützen. Der Gedanke setzt sich durch, dass die Bekämpfung von Armut und Kindersterblichkeit, flankiert von Massnahmen zur Verbesserung der Ausbildung von Frauen und der Sicherung ihrer Rechte, wirksamere Mittel im Kampf gegen die Bevölkerungsexplosion sind als die Massenimplantation von Spiralen.

Der internationale Markt der In-vitro-Fertilisation

Ständig neue Vermarktungswege werden für die boomende Fertilisationsindustrie gefunden. Die Hoffnung auf ein eigenes Kind treibt zunehmend mehr Menschen zu beträchtlichen Geldausgaben. Ganz im Sinne des Sozialdarwinismus werden dabei Minderheiten und Menschen aus unteren sozialen Schichten benachteiligt. Die in einzelnen Ländern recht strengen Vorschriften, in Deutschland beispielsweise das Einfrieren befruchteter Eizellen betreffend, lassen sich leicht umgehen. Ein kleiner Abstecher nach Belgien genügt, um dort befruchtete, sich teilende Eizellen für einen erneuten Implantationsversuch kryokonservieren zu lassen, falls der erste fehlschlägt. Entsprechende Adressen, auch für andere Angebote, finden sich im Internet. Gerade das World Wide Web erweist sich als ideales Medium. So wurde über eine australische IVF-Klinik berichtet, die KlientInnen aus dem asiatischen Raum die Sterilitätsbehandlung als Ferienpaket verkaufte (Foster, 1995). Mit einigen Mouse-clicks erhält man detaillierte Angebotslisten privater Infertilitätsspezialisten. Auf der Strecke bleiben Qualitätsstandards und vergleichende Erfolgskontrollen, die Transparenz für die hilfesuchenden „KundInnen" ist nicht gewährleistet. Selbst der Gebrauchtwagenmarkt erscheint da übersichtlicher.

Ähnlich wie bei der Uminterpretation der Menopause zu einer Hormonmangelkrankheit bemüht sich die internationale Gemeinschaft der Infertilitätsspezialisten und der mitverdienenden Pharma- und Geräteindustrie darum, aus dem individuellen Schicksal Kinderlosigkeit eine Krankheit zu machen. Dies verschafft den betroffenen Paaren nicht nur soziale Achtung, sondern übt auch Druck auf die Sozialversicherungsträger aus, für einen immer grösseren Personenkreis immer komplexere Leistungen zu erstatten.

Ökonomische Aspekte der Verordnung von Sexualhormonen

Im folgenden werden an zwei Beispielen - der Verordnung von Sexualhormonen und der Reproduktionsmedizin - die Kosten der Medikalisierung körprlicher Umbruchphasen aufgezeigt.

Die höchsten Verordnungen von Sexualhormonen bilden mit 70 % die Gruppe der Östrogene, gefolgt von Kontrazeptiva und Gestagenen. Interessanterweise haben die Verordnungen von Östrogenen 1996 nicht weiter zugenommen und nach 10 Jahren anhaltender Steigerung ein Plateau erreicht (Abbildung 1).

Abb. 1: Verordnungshäufigkeit von GynäkologInnen in der Indikationsgruppe Sexualhormone 1996

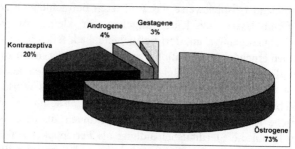

Therapeutische Bedeutung wird den Östrogenen insbesondere in der Menopause der Frau zugesprochen, insbesondere zur Verminderung des Knochenabbaus (siehe hierzu auch den Beitrag von Lademann in diesem Band). 1996 belief sich der Anteil der Östrogene an den verordneten Sexualhormonen auf 73 %. Aber auch im Verhältnis zu allen Verordnungen der GynäkologInnen nehmen die Östrogene eine Spitzenposition ein. Als Therapieziele gelten die Unterdrückung typischer klimakterischer Beschwerden und die Einschränkung der postmenopausalen Osteoporose. Die Östrogensubstitution kann in unterschiedlicher Form, wie z.B. oral, Hormonpflaster, Vaginalring, Depotinjektion etc. erfolgen.

In den letzten 10 Jahren war die Frage der Östrogensubstitution im Klimakterium Gegenstand zahlreicher Diskussionen. So haben Untersuchungen in England und Skandinavien ergeben, dass gerade Frauenärztinnen im Alter zwischen 45 und 65 Jahren der hormonellen Ersatztherapie besonders positiv gegenüberstehen. In England behandeln sich 55 %, in Schweden sogar 86 % der Frauenärztinnen mit Hormonen und setzen die Behandlung in 71 % der Fälle über fünf und noch in 59 % der Fälle über zehn Jahre fort.

**Abb. 2: Verordnungen von Sexualhormonen 1987-1996;
Gesamtverordnungen nach definierten Tagesdosen
(ab 1991 mit neuen Bundesländern)**

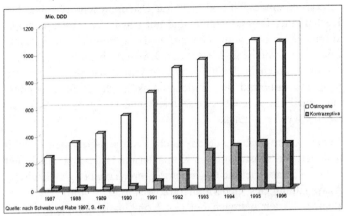

Quelle: nach Schwabe und Rabe 1997, S. 497

Die Deutsche Gesellschaft für Endokrinologie (1988) betonte in ihrer Stellungnahme, dass die Gesamtheit der Frauen von einer Östrogensubstitution, deren Nutzen für die Osteoporoseprophylaxe für eine mindestens zehnjährige Therapiedauer als gesichert gilt, profitieren kann. Für die USA schätzt man die Folgekosten für Osteoporose bedingte Frakturen auf ca. 10 Mrd. US $ pro Jahr. Nach einer englischen Studie kostet die Verhinderung eines osteoporosebedingten Wirbelkörperbruches durch Hormonersatztherapie 138 bis 680 £. Die Östrogenbehandlung erweist sich dabei gegenüber anderen Therapieverfahren als kosteneffektiv (Samsioe, 1995). Es ist davon auszugehen, dass die Kosteneffektivität massgeblich von der Akzeptanz und regelmässigen Mitwirkung (Compliance) der Patientinnen bei der Therapie abhängt.

Die mittleren Tagestherapiekosten einer oralen Östrogensubstitution belaufen sich auf 0,52 DM, bei einer mittleren monatlichen Therapiedauer von 25 Tagen verursacht dies jährliche Kosten in Höhe von 156,- DM. Werden zur Östrogensubstitution Hormonpflaster verwendet, so belaufen sich, bei einer mittleren monatlichen Therapiedauer von 25 Tagen, die Tagestherapiekosten (bei Applikation von 2 Pflastern pro Woche) auf 1,10 DM. Die jährlichen Therapiekosten betragen durchschnittlich 256,- DM. Sie liegen damit um mehr als die Hälfte über den Therapiekosten einer oralen Östrogensubstitution. Die Verwendung eines Vaginalrings führt zu jährlichen Kosten von 420,- DM (ein Ring wird für drei Monate in der Scheide belassen und dann gewechselt). Der Vaginalring wird aber nur zur Linderung der klimakterischen Beschwerden eingesetzt und nicht zur Osteoporoseprophylaxe. Die Kosten einer Depotinjektion sind mit denen der oralen Therapie vergleichbar. Die orale Therapie und der Einsatz von Hormonpflaster sind die häufigste Art der Östrogensubstitution. Hormonpflaster werden in der jüngsten Zeit immer häufiger eingesetzt, nicht nur aufgrund der „Pillenmüdigkeit" der Frauen, sondern auch weil sie vergleichsweise leicht und komplikationslos verwendet werden können.

Neben Östrogenen werden auch Östrogen-Gestagen-Kombinationen zur Substitution im Klimakterium eingesetzt. Auch hier ist das Therapieziel die Osteoporoseprophylaxe bei gleichzeitiger Ausschaltung des Gebärmutterkrebsriskos. Die mittleren Tagestherapiekosten betragen bei den Kombinationspräparaten 0,69 DM/Tag. Die Effekte einer Östrogensubstitution im Hinblick auf die Osteoporose sollten gegenüber negativen Effekten, wie einer möglichen Steigerung des Krebsrisikos, beurteilt werden. Derartige Studien wie z.B. Kosten-Nutzen- oder Kosten-Effektivitäts-Analysen liegen kaum in umfassender Form vor.

Ökonomische Aspekte der Reproduktionsmedizin

Die Reproduktionsmedizin hat im Hinblick auf die ökonomischen Aspekte der Medikalisierung eine besondere Bedeutung. Ökonomische, gesellschaftliche, sozialpolitische und rechtliche Bedingungen stehen hierbei in einem engen Kontext und können nicht losgelöst voneinander betrachtet werden. In diesem Abschnitt liegt der Fokus auf den ökonomischen und gesellschaftlichen Rahmenbedingungen. Die Mehrzahl der therapeutischen Möglichkeiten in der Reproduktionsmedizin sind für die ungewollt kinderlosen Paare eine zu begrüssende hilfreiche Massnahme. Im Hinblick auf die noch nicht fassbaren Auswirkungen über die primär Betroffenen hinaus ist eine kritische Reflexion notwendig. Anders als in anderen Bereichen der Medizin geht es in der Reproduktionsmedizin nicht um die Gesundung eines Menschen, sondern um die Genese der folgenden Generation und der darauf folgenden Generationen. Manipuliert wird in der Gegenwart, aber für die Zukunft. In den vergangenen Jahrzehnten hat die natürliche Reproduktion bekanntlich signifikant abgenommen, und zwar als Folge einer ungewollten, aber auch einer gewollten Kinderlosigkeit. So beträgt nach Daten des Statistischen Bundesamtes der Anteil kinderloser Frauen des Jahrganges 1940 zehn Prozent, des Jahrganges 1950 fünfzehn Prozent und des Jahrganges 1960 sogar 20 Prozent.

Erst einen Beruf zu erlernen und anschliessend Kinder zu bekommen, ist heute für viele Paare eine sinnvolle Lebens- und Familienplanung. Nicht nur sind Familien häufig auf das Einkommen beider Elternteile angewiesen, eine gute Ausbildung erhöht auch die Chancen auf einen attraktiven und ausfüllenden Job. Während 1970 noch 90 Prozent der Frauen bei der Geburt ihres ersten Kindes jünger als 30 Jahre waren, war 1990 bereits ein Viertel älter als 30. Mit dem 30. Lebensjahr nimmt die Fruchtbarkeit der Frau langsam ab.

In der Bundesrepublik Deutschland sind ca. zwei Millionen Paare ungewollt kinderlos, die Dunkelziffer liegt deutlich höher (Würfel et al., 1997). Ungewollte Kinderlosigkeit stellt ein weitverbreitetes soziales Problem dar, welches insbesondere wegen den Fortschritten der Reproduktionsmedizin und ihren Möglichkeiten immer mehr in den Mittelpunkt des öffentlichen Interesses tritt. Nach Würfel et al. (1997) ist bei über 3 % der Lebendgeburten (über 20.000 Kinder pro Jahr) eine Sterilitätsbehandlung vorausgegangen, die Tendenz ist eindeutig steigend. Im Hinblick auf die gegenwärtige und zukünftige Finanzierung unseres Gesundheitssystems ist dies von zentraler Bedeutung. Dies gilt um so mehr, als zukünftig ein weiterer Anstieg der Geburten durch Sterilitätsbehandlungen zu erwarten ist. Die zukünftigen Sozialversicherungsbeiträge und Steuerzahlungen, die durch diese Kinder gezahlt werden, übersteigen bei weitem die Kosten der Sterilitätsbehandlung bei ihren Eltern. Kosten-Nutzen-Analysen, die der Frage nachgehen, was eine „künstliche" Schwangerschaft eine Gesellschaft kosten darf und welche monetären Erträge (z.B. zukünftige Beiträge zum Bruttosozialprodukt einer Volkswirtschaft) daraus resultieren, werden bis dato in Deutschland vermutlich aus wirtschaftsethischer Sicht nicht durchgeführt. Bislang existieren nur wenige Kostenstudien zu Sterilitätsbehandlungen.

Jährlich lassen sich etwa 100.000 ungewollt kinderlose Paare ärztlich behandeln. Im Jahr 1996 wurde bereits 14.000mal konventionelle In-vitro-Fertilisationen und etwa 16.000 intrazytoplasmatische Spermieninjektionen (ICSI) vorgenommen. Für diese Behandlungen stehen 180 deutsche Zentren zur Sterilitätsbehandlung zur Verfügung. Die Erfolgsrate wird mit ca. 30 % der Frauen pro Therapiezyklus angegeben (Katzorke, 1997). Die Kosten für die Untersuchungen zu den Ursachen der Unfruchtbarkeit werden von der gesetzlichen Krankenkasse übernommen. Anders ist dies bei der Therapie. Nicht alle Behandlungen werden von der Krankenkasse bezahlt. Gemäss Fünftem Sozialgesetzbuch wird grundsätzlich jede hormonelle Stimulationsbehandlung im Rahmen einer Kinderwunschbehandlung von den Krankenkassen bezahlt. Künstliche Befruchtung wird durch den Gesetzgeber gewährt, wenn

- diese Massnahmen nach ärztlicher Feststellung erforderlich sind;
- nach ärztlicher Feststellung hinreichende Aussicht besteht, dass durch diese Massnahme eine Schwangerschaft herbeigeführt wird; eine hinreichende Aussicht besteht in der Regel nicht mehr, wenn die Massnahme viermal ohne Erfolg durchgeführt worden ist;
- die Personen, die diese Massnahme in Anspruch nehmen wollen, miteinander verheiratet sind;
- ausschliesslich Ei- und Samenzellen der Ehegatten verwendet werden (vgl. SGBV § 27 a).

Nach einer Sterilisation besteht generell kein Anspruch auf Leistungen zur medizinisch unterstützten Befruchtung. Ausnahmen bedürfen der Genehmigung durch die Krankenkasse. Bei der Insemination und der IVF-Behandlung übernimmt die Krankenkasse die Kosten, wenn eine hinreichende Erfolgsaussicht besteht. Diese ist dann nicht mehr gegeben, wenn eine bestimmte Anzahl von Behandlungen durchgeführt wurde, ohne dass es zu einer klinisch nachgewiesenen Schwangerschaft gekommen ist.

Im folgenden wird ein kurzer Überblick zu den Kosten und Kostenträgern der gängigen Verfahren gegeben. Zu den einzelnen

Verfahren im Detail sei auf den Beitrag von Schmedders und Wlotzka in diesem Band verwiesen.

Die *Insemination* mit dem Samen des Ehepartners in einem nicht hormonell stimulierten Zyklus wird bis zu achtmal und in einem hormonell stimulierten Zyklus bis zu sechsmal erstattet.

Die Krankenkasse der Frau übernimmt in der Regel bei der *In-vitro-Fertilisation (IVF)* die Kosten, wenn der Arzt die Notwendigkeit der Behandlung belegt. Haben vier Behandlungen nicht zu einer Schwangerschaft geführt, bedürfen weitere Behandlungen der Genehmigung durch die Krankenkasse. Bei Privatkassen kann die Situation anders sein.

Die *Mikro-Injektion (ICSI)* ist als neueste Methode in der Fortpflanzungsmedizin noch keine sogenannte Regelleistung der Krankenkassen. Angewandt wird die ICSI-Methode bei schwerer oder schwerster Einschränkung der männlichen Zeugungsfähigkeit, und zwar dann, wenn andere Massnahmen nachweislich versagt haben oder der Spermabefund von vornherein keinen Erfolg durch diese Methoden erwarten lässt. Die Krankenkassen übernehmen diese Kosten jeweils im Einzelfall nach Vorlage eines entsprechenden medizinischen Gutachtens. Ein Rechtsanspruch auf Kostenübernahme besteht nicht, da diese Methode von den Kostenträgern noch als experimentelles Verfahren eingestuft wird. Zuständig ist verabredungsgemäss bei den gesetzlichen Kassen die Krankenkasse der Ehefrau. Bei den Privatkassen ist die Zuständigkeit vorher abzuklären. Die Kosten liegen pro Behandlungszyklus etwa zwischen 2.100 und 3.100 DM (Stand: Herbst 1997).[1]

Wenn Frauen überzählige Eizellen für einen weiteren IVF-Zyklus aufheben lassen möchten, d.h. im Verfahren der *Kryokonservierung*, müssen sie die Kosten für die Aufbewahrung in jedem Fall selbst tragen. Die Kosten hierfür belaufen sich auf etwa 1.000 DM (Stand: Herbst 1997).

---

1 Im Vergleich von ICSI und IVF gibt es keine Unterschiede im Behandlungsablauf: Stimulationsprotokoll, Zykluskontrolle, Eizellentnahme und Embryotransfer gestalten sich in gleicher Weise. Unterschiedlich sind lediglich die Art der Aufbereitung des Spermas und der Vorgang der Befruchtung. Der Vorteil und Unterschied zur IVF

Insgesamt werden die Kosten für eine erfolgreiche IVF mit Voruntersuchungen (hormonelle Stimulation etc.) und Nachbetreuung mit 32.000 DM angegeben (Stand Herbst 1997). In der Ausgabe der Wochenzeitung Die Zeit vom 4.2.1999 wird sogar von 50.000 DM für eine erfolgreiche künstliche Befruchtung gesprochen. Es ist anzunehmen, dass die Kosten zur Behandlung ungewollter Kinderlosigkeit in Zukunft weiter ansteigen, da mittlerweile auch bei Zeugungsunfähigkeit des Mannes neue Verfahren zur Verfügung stehen. Mehr als 50 % der Indikationen zur IVF sind andrologisch, d.h. ursächlich für die Kinderlosigkeit sind Störungen der männlichen Fertilität.

Eine Grenze in der Reproduktionsmedizin ergibt sich durch das Alter der Frauen, denn die Schwangerschaftsrate nach ISCI beträgt bei Frauen über 40 Jahren nur noch 10 %. Es kann vermutet werden, dass die Kostenträger nur dann für eine Behandlung der Kinderlosigkeit aufkommen, wenn ein volkswirtschaftlicher Gewinn erwartet werden kann. Dieser wird offenbar in einer legalisierten Bindung höher angesetzt. Weiterhin ist kritisch anzumerken, dass obgleich nahezu 50 % der Indikationen für Kinderlosigkeit auf den Mann zurückzuführen sind, die Kosten für eine Behandlung zu weitaus grösseren Teilen von der Krankenversicherung der Frau getragen werden.

IVF-Praxen gehören aufgrund der Erstattungsmodalitäten (grosszügige Fallpauschalen, zusätzliche Abrechnungsfähigkeit aller Untersuchungen/Behandlungen, die der eigentlichen Therapie vorausgehen) und zahlreichen hoffnungsvollen Paaren, die vieles aus eigener Tasche zahlen, zu den umsatzstärksten überhaupt. Mit Blick auf die demographische und gesellschaftliche Entwicklung sind weitere Umsatzsteigerungen zu erwarten. Bei der Indikationsstellung wird kaum ein wirtschaftlich denkender Arzt Paaren von einem Behandlungsversuch abraten. Die Unübersichtlichkeit des Marktes mit rudimentären, unzureichenden Qualitätskontrollen und fehlender Transparenz, z.B. im Hinblick auf Erfolgsraten der einzelnen Anbieter, fördern den Medizintourismus und erhöhen die privaten und von der Solidargemeinschaft zu tragenden Kosten.

liegt darin, dass pro Eizelle eine einzige Spermazelle zur erfolgreichen Befruchtung benötigt wird.

Zusammenfassung

Die Medikalisierung weiblicher Umbruchphasen und die dahinterstehenden ökonomischen Interessen der verschiedenen Akteure im Gesundheitswesen werden auch zukünftig - in Wechselwirkung mit den Folgen gesellschaftlichen Wandels und demographischer Entwicklung - das Gesundheitssystem beeinflussen. Bei einer im wesentlichen konstanten Bevölkerungszahl in Mitteleuropa, aber einer Zunahme der über 65jährigen ist allein deshalb mit einer Mengenausweitung der medizinischen Leistungen zu rechnen, weil deren Inanspruchnahme mit dem Lebensalter zunimmt. Bezogen auf weibliche Umbruchphasen bedeutet dies vor allem einen Anstieg medizinischer Behandlung im Zusammenhang mit der Menopause. Wahrscheinlich wird es auch zu einer Zunahme von Infertilitätsbehandlungen kommen. Allerdings ist zu bezweifeln, dass sich ÄrztInnen und Pharmaindustrie allein mit der demographisch bedingten Nachfragesteigerung zufrieden geben. Soweit es die im Sinne der Kostendämpfung entgegengerichteten Interessen der Krankenkassen und des Staats erlauben, wird sich das Streben nach einer Ausweitung der speziell an Frauen gerichteten Gesundheitsdienstleistungen fortsetzen, notfalls auch ausserhalb des Regelleistungskataloges der GKV.

Frauen können als Marktsegment mit grossem ökonomischen Potential betrachtet werden. Ihrer Rolle als Marktpartnerinnen müssen sie sich bewusst werden, um ihre Belange nach eigenen Vorstellungen vertreten zu können. Theoretisch passt sich das Angebot der Nachfrage an. Die Macht der Frauen als Kundinnen ist unter diesem Gesichtspunkt gross. Die Nachfrage im Gesundheitswesen ist aber vielfach angebotsgesteuert, und die professionellen Anbieter von Gesundheitsdienstleistungen verfügen über die Definitionsmacht zur Festlegung von Gesundheitsnormen und Therapieindikationen. Über die Frage, was gesund oder krankhaft, was normal oder behandlungsbedürftig ist, entscheidet in der Regel nicht die einzelne Frau, sondern gesellschaftliche und medizinisch-wissenschaftliche Normen. Die Kriterien dieser Normierung und der daraus abgeleiteten therapeutischen Konsequenzen gilt es zu hinterfragen. Eine diesbezügliche Kosten-Nutzen-Analyse darf nicht nur die ökonomischen Aspekte in ihre Betrachtung einbeziehen, sondern muss besonderes Augenmerk auf die Wahrung der körperlichen und psychischen Integrität und Selbstbestimmung der Frauen legen.

Wir hoffen, einen Beitrag zur Aufdeckung von Mechanismen der Medikalisierung und Ökonomisierung zu liefern. Information kann die Position der Frauen als Nachfragerinnen von Gesundheitsdienstleistungen stärken.

Regina Stolzenberg

Frauengesundheitszentren und Geburtshäuser

Von Autonomie und Abgrenzung zu Einfluss und Kooperation

Die zweite Frauenbewegung, die in der Bundesrepublik mit dem legendären Tomatenwurf von 1968 ihren Auftakt fand, hat in der Folgezeit enorme kulturelle und soziale Veränderungen bewirkt. Sie hatte auch grosse Auswirkungen auf die Medizin und das Gesundheitssystem, die in ihrer Tragweite bisher noch kaum analysiert worden sind. Ihren organisatorischen Niederschlag fand die Bewegung in der Bundesrepublik u.a. in der Entwicklung von Frauengesundheitszentren (FGZ) und Geburtshäusern, die sich bis heute in ihrer Zwitterexistenz zwischen exotischer Randerscheinung und Innovationsprojekt, anerkanntem Bestandteil der Gesundheitsversorgung und Luxusangebot, Lückenbüsser für die Mängel des Systems und alternativem Gegenmodell erhalten haben. Im folgenden sollen die gemeinsamen Wurzeln dieser Einrichtungen, die in der Frauengesundheitsbewegung liegen, dargestellt und auf die Entwicklung dieser Angebote im einzelnen eingegangen werden. Von besonderem Interesse ist dabei die Frage, welchen Einfluss ihre Arbeit auf die medizinische Behandlung und Betreuung von Frauen hatte bzw. haben könnte.

Gemeinsamer Aufbruch

„Mein Bauch gehört mir" war die Parole, unter der zu Beginn der 70er Jahre Tausende von Frauen in Deutschland für das Recht auf Abtreibung auf die Strasse gingen und die auch zur programmatischen Grundlage für die Frauengesundheitsbewegung werden sollte. Wie in vielen anderen westlichen Ländern auch wurden dabei Kirche, Staat, Justiz und Medizin als Teil eines Herrschaftapparates analysiert und angegriffen, der zur Unterdrückung von Fraueninteressen diente. Amerikanische Gesundheitsaktivistinnen waren die ersten, die in Form der „Free Clinics" praktische Alternativen für Frauen zum bestehenden Gesundheitssystem entwickelten und dabei die Möglichkeit der vaginalen Selbstuntersuchung entdeckten.

Die deutsche Frauengesundheitsbewegung erblickte im November 1973 in Berlin das Licht der Welt. In einem Saal des damaligen Frauenzentrums, der mit 300 Frauen dicht gefüllt war, führten die beiden US-Amerikanerinnen Debbie Law und Carol Dawner mit Spiegel, Taschenlampe und Plastikspekulum eine Selbstuntersuchung vor. Diese Handlung ging weit über die blosse Entdeckung eines bis dahin für Frauen unbekannten Terrains hinaus. Sie war vielmehr ein symbolischer Akt, Tabubruch und Revolte zugleich, mit dem Frauen sich das Wissen und den Zugang zu bisher verbotenen Zonen ihres eigenen Körpers zurückeroberten, der bis dahin Männern - Ehemännern und männlichen Experten - vorbehalten war. In seinen Folgen war dieses Ereignis Teil einer Kulturrevolution, die die überkommene Frauenrolle und Moral grundlegend verändern sollte. Verständlich wird der mobilisierende Effekt dieser Erfahrung nur auf dem Hintergrund der bis dahin vorherrschenden engstirnigen Moral der Nachkriegszeit, der doppelte Standards für Frauen und Männer als selbstverständlich erscheinen liess und Frauen auf rigide Rollenvorstellungen verwies.

Ausgehend von diesem einen Abend entstanden eine Vielzahl von sog. Selbsthilfegruppen, die Selbstuntersuchungen durchführten und sich über ihre Erfahrungen mit dem eigenen Körpergeschehen sowie die Behandlung in der Gynäkologie austauschten (Anonyma, 1976). Allein 150 Gruppen entstanden in Berlin, von wo aus sie sich schnell nach Westdeutschland ausbreiteten, teilweise sogar bis in mittlere Kleinstädte hinein, wo sie entsprechenden Aufruhr verursachten.

Die vaginale Selbstuntersuchung war einerseits eine Entdeckungsreise, bei der Frauen als Neuland nicht nur ihren eigenen Körper kennenlernten, sondern bewusst in der Gruppe mit anderen Frauen diese Erfahrung teilten, sich gegenseitig anschauten und sich über ihre Empfindungen dabei austauschten. Diese Form der Selbsterfahrung stellte einen radikalen Bruch mit der schambesetzten Vergangenheit dar, eine Art Mutprobe, die die beteiligten Frauen im Überschwang der Erfahrung schliesslich zu der kühnen Feststellung veranlasste: „Die Scham ist vorbei" (Meulenbelt, 1976). Durch den Austausch untereinander kamen die Selbsthilfegruppen auch zu der bewegenden Erkenntnis, dass private Angelegenheiten wie das weibliche Körpererleben auf gesellschaftlichen Verhältnissen basierten.

Das veränderte Körperbewusstsein und die Konfrontation mit der ähnlichen Erfahrung anderer Frauen wurde als zentral angesehen für die Veränderung des eigenen tief verwurzelten Rollenverhaltens und darüber hinaus der Gesellschaft.

„Die Arbeit von Selbsthilfegruppen geht über den eigenen Körper hinaus. Was mit unserem Körper und unserer Sexualität geschieht, steht in engem Zusammenhang mit Gesellschaftspolitik, wie Familien-, Gesundheits- und Bevölkerungspolitik" (Hexengeflüster, 1975, S. 19).

Zum anderen wurde mit der Selbstuntersuchung und dem Austausch über Erfahrungen mit der medizinischen Behandlung auch der praktische Widerstand gegen die männliche Dominanz in der Medizin eingeleitet, deren Frauenfeindlichkeit in feministischen Schriften, vorwiegend aus den USA, analysiert worden war. Der Gynäkologie wurde ein wichtiger Beitrag bei der gesellschaftlichen Unterdrückung von Frauen zugeschrieben, indem sie Frauen per se als krank definierte, ihren Körper normierte und mit eingreifenden und schädlichen Methoden ihrer Kontrolle unterwarf. Ihre Eingriffe zielten demnach besonders auf die Kontrolle der Gebärfähigkeit ab (Ehrenreich & English, 1976; Boston Women's Health Book Collective 1971, 1980; Hexengeflüster, 1975). Diese kritischen Analysen sollten darüber hinaus auch zur Grundlage für die Frauengesundheitsforschung werden, die einen diskriminierenden Umgang mit Frauen in Medizin und Forschung im Sinne von Unter- oder Überbehandlung später auch wissenschaftlich nachwies.

Die meisten der zahllosen Selbsthilfegruppen lösten sich nach einer begrenzten Zeit wieder auf, nachdem das Bedürfnis ihrer Mitglieder nach Selbsterfahrung und Austausch befriedigt worden war. Unter den zahllos entstandenen Gruppen gab es einige, die es nicht bei der Selbsterfahrung bewenden lassen wollten. Eine davon war die Berliner Gruppe „Brot und Rosen". Sie führte politische Aktionen gegen den Abtreibungsparagraphen durch, veröffentlichte Flugblätter und ein Frauenhandbuch und setzte es sich zur Aufgabe, ihre eigenen Erfahrungen z.b. in Selbsthilfekursen an Volkshochschulen an andere weiter zu geben. Aus dieser Gruppe ging Mitte der siebziger Jahre das Feministische Frauengesundheits-Zentrum (FFGZ) Berlin hervor, das erste seiner Art in Deutschland (Schmidt, 1988).

Das von den Gründerinnen des FFGZ 1975 veröffentlichte Buch *Hexengeflüster* knüpfte an der Geschichte der „weisen Frauen" an und verband die Kritik an der Frauenfeindlichkeit der Gynäkologie mit der Vermittlung von Kenntnissen über den eigenen Körper und der Wiederentdeckung verloren gegangenen Heilwissens. Das *Hexengeflüster* wie auch andere in dieser Zeit entstehende Selbsthilfebücher verbreiteten ein breites Spektrum von Themen unter ihrer Leserinnenschaft: anatomische Kenntnisse, Informationen über Selbstbeobachtung und Selbstuntersuchung, Auseinandersetzung mit körperlichen Phasen und Veränderungen, mit Sexualität, Schwangerschaft, Geburt, gesundheitlichen Störungen und Erkrankungen, Ernährung, Massage, Körpertherapien, weibliches Rollenverhalten, Gewalt gegen Frauen sowie die Vermittlung von alternativen Behandlungsmethoden, medizinischem Wissen und medizinischen Forschungsergebnissen.

Das neue an diesem Ansatz war, dass er sich einerseits als ganzheitlich verstand, indem er das körperliche und psychische Erleben von Frauen in Zusammenhang mit ihrer gesellschaftlichen Position und ihren gesellschaftlichen Möglichkeiten brachte. Andererseits begründete er das Prinzip der Selbsthilfe, das eine doppelte Grenzüberschreitung darstellte: Zum einen wurde entsprechend der politischen Maxime, dass das Private politisch sei, das individuelle Erleben der einzelnen Frau aus der Privatheit des Einzelschicksals auf die öffentliche Bühne gehoben. Zum anderen wurden die bis dahin bestehenden Grenzen zum Expertentum der Medizin überwunden, indem die Gesundheitsaktivistinnen sich das Wissen aus medizinischen Fachbüchern und anderen Quellen aneigneten und für ihre Arbeit verfügbar machten. Spätere soziale Bewegungen wie die Gesundheits- und Selbsthilfebewegung, die AIDS-Bewegung und die Brustkrebsbewegung haben diese Prinzipien aufgegriffen und weitergetragen und damit zu dem kulturellen Wandel beigetragen.

Die Forderung nach Selbstbestimmung war sowohl für die FGZ als auch für die Geburtshäuser das konstituierende und motivierende Element. Danach trennten sich ihre Wege. Das Verdienst der seit Mitte der siebziger Jahre in der alten Bundesrepublik entstehenden FGZ war es, diese Prinzipien der Selbsthilfe und der Ganzheitlichkeit als erste formuliert und ihnen eine organisatorische Grundlage gegeben zu haben. Die Geburtshausbewegung brauchte bis zu ihrem Entstehen noch einige weitere Jahre.

Die Entwicklung der Frauengesundheitszentren: Frauengesundheit in eigener Hand

Politische Fragen der Auseinandersetzung und Abgrenzung zur Schulmedizin standen zu Beginn der Arbeit der ersten Frauengesundheitszentren im Vordergrund, da die Konzepte der Selbstuntersuchung und gesundheitlichen Selbsthilfe starken Anfeindungen von seiten der Medizin und der allgemeinen Öffentlichkeit ausgesetzt waren. Einstellungen, die die Arbeit der Zentren in die Nähe des Terrorismus rückten oder als „jugendgefährdend" ansahen, waren nicht selten. In Übereinstimmung damit nahmen die Zentren eine Frontstellung gegen Medizin und Pharmaindustrie ein. Frauenfeindliches Verhalten von Gynäkologen wurde in der Zeitschrift *CLIO* des FFGZ Berlin gebrandmarkt und Kampagnen gegen verschiedene Hormonpräparate geführt, die Frauen zur Abtreibung oder in der Schwangerschaft gegeben wurden.

Die später entstehenden FGZ wie die in Bremen, Göttingen und Köln und vor allem die zu Beginn der neunziger Jahre in den neuen Bundesländern entstehenden Zentren machten die politischen Entwicklungsphasen nicht mehr in der gleichen Weise mit, sondern knüpften direkt an dem Stand an, den die alten FGZ in der Zwischenzeit erreicht hatten. Neben ihren politischen Aktivitäten entwickelten diese von Anfang an Beratungs- und Dienstleistungsangebote, die v.a. die Bereiche Zyklus, Menstruation, Sexualität, Verhütung und gynäkologische Erkrankungen umfassten. So führte die Kritik an Pille und Spirale zur Wiederentdeckung der mechanischen Verhütungsmittel Diaphragma und Portiokappe. Ein wesentliches Element dieser Angebote war die körperliche Selbsterfahrung, die Propagierung natürlicher Heilmethoden und gesunder Ernährung. Methoden der Arbeit waren und sind Beobachtung und Austausch über körperliche Abläufe und Gegebenheiten, die Selbstuntersuchung sowie Körperübungen und -reisen. Von zentraler Bedeutung blieb das Gespräch und der Austausch von Frauen in der Gruppe.

Unter dem Leitmotiv „Frauengesundheit in eigener Hand" lag der Fokus der Arbeit auf gesundheitlicher Selbsthilfe und der individuellen Stärkung von Frauen. Die Mitarbeiterinnen gingen dabei von dem grundsätzlichen Ansatz der eigenen Betroffenheit aus, der sie befähigte, Verständnis und Hilfestellung für die Problematik anderer Frauen zu entwickeln. Sie verstanden sich als Vermittlerinnen sowohl eigener Erfahrungen als auch der anderer Frauen. Dem Informationsdefizit vieler Frauen über ihren Körper wurde mit der Vermittlung anatomischen und physiologischen Wissens begegnet. Ausgehend von feministischen Analysen wurde dieses Wissen auf seine frauendiskriminierenden und männlich geprägten Inhalte hin überprüft und gefiltert (Duden, 1987; Martin, 1989).

Kennzeichnend für alle deutschen Zentren ist bis heute, dass sie ohne praktizierende Ärztinnen arbeiten. Damit heben sie sich von Zentren in der Schweiz und Österreich ab, die von vorneherein durch Ärztinnen erbrachte medizinische Leistungen anboten bzw. sogar in den Mittelpunkt ihrer Angebote stellten. Zwar erwog das FFGZ Berlin mehrmals, auch medizinische Behandlung anzubieten und damit sowohl eine Finanzierungsgrundlage als auch ein Modell einer frauenfreundlichen Alternative zur Schulmedizin zu schaffen. Diese Variante wurde aber immer wieder aus politischen und pragmatischen Gründen verworfen. Sowohl die Beibehaltung einer kritische Unabhängigkeit vom System als auch die Schwierigkeit, engagierte Ärztinnen zu finden und die Problematik des ärztlichen Abrechnungssystems mit seiner Fokussierung auf technische Leistungen wurde als Hinderungsgrund gesehen.

In den mehr als 20 Frauengesundheitszentren in der Bundesrepublik bildeten sich in den 80er Jahren unterschiedliche Profile und Schwerpunktsetzungen heraus. Ein Teil der Zentren verstand sich hauptsächlich als Beratungs- und Informationszentren und entwickelte ein auf einem modifizierten Prinzip der Selbsthilfe basierendes gesundheitspädagogisches Konzept. Die FGZ mit dieser Ausrichtung verstehen sich einerseits als Vermittlungsinstanz zwischen Gesundheitssystem und Gesundheitsmarkt, indem sie sowohl über schulmedizinische Methoden als auch über Alternativen dazu informieren. Gleichzeitig haben sie den Anspruch, eine kritische Stimme im Gesundheitssystem und Interessenvertretung gesundheitlicher Belange von Frauen zu sein. Ihre Angebote sehen sie sowohl als Ergänzung zum Gesundheitssystem als auch als kritisches Gegengewicht zu diesem an. Diese Zentren befinden sich meist in grösseren Städten, die über ein entwickeltes Angebot im Bereich Naturheilkunde und Körpertherapien verfügen.

Andere Zentren haben sich auf konkrete Behandlungsangebote für Frauen im Rahmen von Naturheilkunde, Körper- oder Psychotherapie spezialisiert und führen entsprechende Behandlungen durch. Ihre Arbeit ersetzt zwar nicht die schulmedizinsche Diagnostik, versteht sich aber stärker als Gegenmodell im Sinne eines alternativen Umgangs mit Gesundheitsproblemen. Zentren dieser Art befinden sich überwiegend in kleineren Städten oder in den neuen Bundesländern.

Auch in der Wahl der Themen gibt es Unterschiede zwischen den Zentren. Allen gemeinsam ist, dass weiterhin der Schwerpunkt auf der reproduktiven Gesundheit und der Gynäkologie liegt. Darüberhinaus gibt es aber Schwerpunktsetzungen auf unterschiedliche Zielgruppen - z.B. Schwangere, Migrantinnen, lesbische oder alte Frauen -, die von den personellen und örtlichen Gegebenheiten bestimmt werden. Neuere Zentren wie das Wiesbadener, das 1994 entstand, haben von vorneherein eine breitere Angebotspalette entwickelt, die von der fast ausschliesslichen Fixierung auf die Gynäkologie abgekommen ist. Diesem Trend sind inzwischen auch die älteren Zentren gefolgt. Beispiele für neue Bereiche sind Krisenberatung, Rauchentwöhnung, Rückenprobleme oder Multiple Sklerose. Traditionelle Themen Frauenbewegung wie Sucht, Essen oder Gewalt sind ebenfalls in unterschiedlichem Masse Bestandteil der Angebote der Zentren.

In der Form der Vermittlung sind die meisten Zentren inzwischen abgekommen von der klassischen Selbsthilfegruppe. Im Vordergrund stehen heute Einzel- und Gruppenberatungen neben Vorträgen, Kursen, Informationsabenden, Behandlungen und Veröffentlichungen. Besonders durch die Publikationen ist es ihnen gelungen, ihre Ratschläge und Anschauungen weit über die Zahl der unmittelbaren Nutzerinnen hinaus zu streuen. So haben mehrere Zentren Informationsbroschüren zu verschiedenen Themen wie Vaginalinfektionen, Myomen oder Wechseljahre herausgegeben, die zum Teil relativ weite Verbreitung gefunden haben (Auflage der Wechseljahresbroschüre aus Berlin: 55.000). Mit der Zeitschrift *CLIO*, weiterhin herausgegeben vom FFGZ Berlin, haben die Frauengesundheitszentren ein Sprachrohr, in dem sie sowohl ihre Selbsthilfeansätze als auch ihre Positionen zu medizinischen und politischen Fragen in Umlauf bringen können.

Trotz ihrer unterschiedlichen Schwerpunkte haben die FGZ im Laufe der Zeit - sicher nicht zuletzt durch den Zwang zur Marktorientierung - in ihren Zielsetzungen ein gemeinsames Profil entwickelt. Ein Merkmal der meisten Angebote ist es, dass sie im psychosozialen Bereich angesiedelt sind und versuchen, gesundheitlichen Problemen, die im Gesundheitssystem fast immer medikalisiert werden, mit sozialer und Selbsthilfe-Kompetenz zu begegnen. Ein Prinzip dabei ist nach wie vor, den Austausch von Frauen untereinander trotz gegenläufiger Tendenzen zur Individualisierung zu fördern. Die Angebote werden basisnah gestaltet durch das Nutzen anderer Foren wie Volkshochschulen oder Nachbarschaftsheimen. Das Hierarchiegefälle zwischen der Einrichtung und ihren Nutzerinnen ist geringer als im regulären System, da die Beraterinnen durch ihren Bezug und ihre Identifikation mit den Nutzerinnen einen direkteren Zugang zu ihnen haben (Götze, 1997; Gutmann & Herzog, 1998; Stolzenberg, 1998a). Mit diesem Profil, das die Herkunft aus dem Bereich der feministischen Selbsthilfe erkennen lässt, haben die Zentren ihren Anspruch auf eine neue Form von Professionalität angemeldet und durch ihre Arbeit erfolgreich bestätigt.

Organisatorische Entwicklung und Probleme

Mit ihrem Konzept und seiner praktischen Durchsetzung haben die FGZ ein Modell für Gesundheitsförderung und Prävention geschaffen, wie es bisher einzigartig in der Bundesrepublik ist. Mit seinen Charakteristika der Basisnähe, demokratischen Struk-

tur und der Betonung der Salutogenese im Gegensatz zur Patho-
genese befindet es sich sowohl in Übereinstimmung mit neueren
Theorien der Gesundheitsforschung (Antonovsky, 1997) als auch
mit den Forderungen der Weltgesundheitsorganisation (WHO).
In ihrer Ottawa-Charta hat diese bereits 1986 die Bedeutung von
Selbstbestimmung und der strukturellen Lebensbedingungen für
die Gesundheitsförderung hervorgehoben (Sonntag, 1998). Die
Frauengesundheitsforschung, die auf die Bedeutung der Ge-
schlechtsspezifik von Gesundheit hingewiesen hat, hat eine weitere theoretische Untermauerung dieser Art von frauengerechter
Gesundheitsversorgung geliefert (Maschewsky-Schneider, 1997).
Trotz dieser günstigen Voraussetzungen, die die innovative Kraft
der Arbeit der Zentren dokumentieren, haben die FGZ für sich
daraus bisher noch wenig Vorteile ziehen können. Die Arbeit der
rund 20 Zentren kann keinesfalls als gesichert gelten, immer
wieder kommt es zu Schliessungen auch älterer Einrichtungen.
Ihre Arbeit wird vom offiziellen Gesundheitssystem weitgehend
ignoriert. Die Gründe dafür sind vielfältig und liegen unter anderem in der bisher unzureichenden bundesweiten Vereinheitli-
chung und damit geringen politischen Durchsetzungskraft, in der
fehlenden Erarbeitung eines anerkannten Berufsbildes und in finanziellen und strukturellen Gegebenheiten.

Die Organisation der FGZ in wenig hierarchischen bis gleichberechtigten Strukturen, die überwiegende Arbeit im Team auf der
Grundlage von Konsensentscheidungen stellt „ein Gegenmodell
zu den hierarchischen Arbeitsstrukturen anderer Einrichtungen
dar" (Gutmann & Herzog, 1998, S. 130). Diese Form der Arbeit,
die sehr produktiv sein kann und von modernen Organisations-
theorien als zukunftsweisend angesehen wird, ist aber auch kon-
fliktträchtig oder kann Entscheidungsprozesse behindern. Fast
alle Zentren haben sich deshalb Unterstützung durch Supervision
oder Organisationsberatung geholt, welche in der Regel Impulse
für eine weitere Verbesserung der Arbeit gegeben haben.

Die meisten FGZ haben inzwischen eine Teilfinanzierung über
öffentliche Mittel der städtischen und/oder Landeshaushalte erreicht, die eine faktische Anerkennung der öffentlichen Relevanz
der frauenspezifischen Gesundheitsangebote darstellen. Von ihrem Umfang her ist diese Förderung sehr unterschiedlich, in keinem Fall aber ausreichend. Sie ist zudem abhängig von den poli-

tischen Kräfteverhältnissen und dem Wohlwollen der jeweiligen örtlichen Autoritäten. Selbst bei den Zentren, die in den Genuss von Regelfinanzierung kommen, ist deren Höhe von Verhandlungsgeschick und haushaltspolitischen Gegebenheiten abhängig.

Die Zentren haben sich stets zwangsläufig auf ein vielgestaltiges Finanzierungskonzept stützen müssen, das auf der Nutzung von Arbeitsförderungsmassnahmen, ehrenamtlicher Arbeit, der Beantragung von Personal- und Sachmitteln über Stiftungen, auf Spenden und nicht zuletzt auf Eigeneinnahmen beruht. Die Tatsache, dass sie Gebühren für ihre Angebote erheben müssen, führte zu einer marktwirtschaftlichen Orientierung auf einem sich ständig verändernden Gesundheitsmarkt, die für die Nutzerinnen einerseits Vorteile bringt im Sinne einer besseren Bedarfsgerechtigkeit, aber andererseits auch Nachteile durch den Ausschluss sozial benachteiligter Gruppen. Insgesamt muss sie als kontraproduktiv für das Ziel der Gesundheitsförderung angesehen werden.

Die meisten FGZ arbeiten mit einer kleinen Zahl fest angestellter Mitarbeiterinnen, die durch eine grosse Zahl von Honorar-, ABM- und ehrenamtliche Kräften und Praktikantinnen unterstützt werden. Dadurch kann die Kontinuität der Arbeit immer wieder gefährdet sein (Schultz & Langenheder, 1996).

Die Zielgruppe der FGZ hat sich seit den Anfängen sehr verändert. Kamen die Frauen zu Anfang aus dem studentischen und frauenbewegten Milieu, so stammen sie inzwischen aus der breiten städtischen Mittelschicht. Ihr besonderes Kennzeichen scheint zu sein, über einen überdurchschnittlich hohen Bildungsgrad bei eher unterdurchschnittlichem Einkommen zu verfügen (Stolzenberg, 1999). Dabei handelt es sich wahrscheinlich um ein Klientel, das bereits über gute Bewältigungskompetenzen verfügt. Sozial benachteiligte Gruppen wie Sozialhilfeempfängerinnen und Migrantinnen scheinen hingegen kaum über die regulären Angebote, sondern nur über spezielle Projekte erreichbar zu sein.

Als Vertretungsorgan der FGZ nach aussen wurde der *Dachverband der Frauengesundheitszentren Deutschlands* 1985 gegründet. Der Dachverband konnte auf mehreren Anhörungen des Bundestags Stellung nehmen und mit dem Bundesministerium für Familie, Senioren, Frauen und Jugend in Verhandlung treten.

Ein von diesem in Auftrag gegebener Forschungsbericht gibt einen ersten Überblick über den Stand der Arbeit und die Potentiale der Zentren (Schultz & Langenheder, 1996). Auf der Grundlage dieses Berichts wurde erstmals die Bedeutung ihrer Arbeit in einer politischen Stellungnahme von seiten des Ministeriums gewürdigt. Die Ergebnisse der Studie weisen aber auch auf einen bedeutenden Mangel hin: Die Wirkung der Arbeit der FGZ auf die Gesundheit von Frauen wurde bisher noch nie qualitativ erfasst. Ihre Qualität wird zwar dokumentiert durch die bei den Nutzerinnenbefragungen sich zeigenden hohen Raten an Zufriedenheit (93 bis 95 %) sowie dem hohen Prozentsatz von 20 bis 25 % Besucherinnen, die auf Empfehlung ehemaliger Nutzerinnen kommen. Welcher Art der Gewinn an Gesundheit und Lebensqualität aber für das Klientel der FGZ ist und worin sich deren Bewältigungskompetenz von der von Patientinnen unterscheidet, die ausschliesslich zu ÄrztInnen gehen, könnte nur durch vergleichende Studien ermittelt werden, deren Durchführung nach mehr als zwanzigjähriger Arbeit der Zentren überfällig ist.

In einem ersten Schritt zur Qualitätssicherung haben Berliner Frauenprojekte, die im Gesundheitsbereich tätig sind, Qualitätsrichtlinien erstellt. Als wesentlich wird darin das innovative Potential der Projekte herausgestellt, das durch die Erarbeitung von Spezialkenntnissen, verbunden mit Kundinnenorientierung und Flexibilität charakterisiert ist (Barbian et al., 1997).

Fazit und Ausblick

Die Krise, verbunden mit einem Verlust an Glaubwürdigkeit, die das offizielle Gesundheitssystem verzeichnet, die wachsende Undurchschaubarkeit seiner Angebote, die gestiegenen Anforderungen an die Entscheidungskompetenz der PatientInnen sowie eine verbreitete Suche nach alternativen Behandlungsformen haben einen verstärkten Bedarf nach Angeboten wie denen der FGZ geschaffen. Bisher konnten die Zentren diese Situation nicht ausreichend für sich nutzen, um eine grössere gesellschaftlichen Anerkennung zu erlangen. Sie befinden sich vielmehr immer noch in einer Nische zwischen politischer Alibifunktion und Ignoranz. Ihre Unterschiedlichkeit, die auch ein Ausdruck von Kundinnenorientierung und Flexibilität ist, hat bisher ein einheitliches

Auftreten nach aussen behindert. Daran ernsthaft zu arbeiten statt es als schicksalsgegeben zu betrachten, könnte ein erster Schritt der Veränderung sein. Ein anderer könnte die Ausnutzung marktwirtschaftlicher Mechanismen als politisches Druckmittel sein wie sie etwa die Ärztekarteien darstellen, die viele FGZ bisher als reines Dienstleistungsangebot führen. Offensiver angewandt, könnten sie sowohl die Kooperation mit ÄrztInnen als auch ihre Konkurrenz untereinander verstärken, damit zu einer besseren Medizin beitragen und gleichzeitig die Bedeutung der FGZ als Interessenvertretung der Patientinnen stärken.

Eine gezielte Zusammenarbeit mit Frauengesundheitsforscherinnen und GesundheitspolitikerInnen, wie sie in Österreich erfolgreich praktiziert wird und durch die Theorie und Praxis der Frauengesundheit sich sinnvoll ergänzen könnten, ist ebenfalls erstrebenswert (Sonntag 1994; Rásky, 1998). Durch die Mitarbeit im bundesweiten *Netzwerk Frauengesundheit* wurde sie bereits eingeleitet, könnte aber durchaus intensiviert werden.

Um ihre Angebote mehr Frauen zugänglich zu machen, müssten die FGZ ihr Verhältnis zum Gesundheitssystem neu definieren, da ohne Akzeptanz durch bzw. Einbindung in dieses die Mehrheit der Frauen kaum erreichbar sein wird. Mögliche, zu diskutierende Modelle könnten das FGZ *FEM* in Wien, das einer Klinik angeschlossen ist oder das vom *Arbeitskreis Frauengesundheit* (AKF) geplante Projekt *Internationales Zentrum für Frauengesundheit* sein, die Schulmedizin und frauenspezifische Gesundheitsangebote integrieren (Thaller, 1997; Niehues, 1998). Darüber hinaus besteht ein dringender Bedarf, dass die FGZ die emanzipatorischen Inhalte ihres Konzeptes, mit denen sie in Übereinstimmung mit den Zielen internationaler Gesundheitspolitik ein empowerment von Frauen erreichen wollen, beibehalten, konkretisieren und argumentativ nach aussen tragen (Schmidt, 1994).

Geburtshäuser

Die Kritik an der Medikalisierung von Schwangerschaft und Geburt war zwar von Anfang an Bestandteil der Frauengesundheitsbewegung, hatte aber eher eine randständige Bedeutung, da von der Entstehungsgeschichte her die Fragen von Abtreibung, Verhütung und Sexualität im Vordergrund standen. Auf diesem Hintergrund entwickelte sich ab Mitte der 70er Jahre eine eigenständige Bewegung, die sich in der Kritik an der Klinikgeburt begründete, die zu diesem Zeitpunkt die Hausgeburten fast völlig verdrängt hatte und zu einen Höhepunkt in der Medikalisierung und Technisierung des Geburtsablaufs geführt hatten. Kaum eine Geburt fand ohne Schmerzmittel und Dammschnitt statt, mit der Peridural-Anästhesie waren sehr eingreifende und riskante Verfahren der Schmerzlinderung in Verwendung, die euphorisch verbreitet wurden. Als einzig mögliche Geburtsposition galt die Rückenlage. Der Ablauf selber wurde technisch überwacht, was für die Frauen den routinemässigen Anschluss an den Wehenschreiber und damit Zwang zur Unbeweglichkeit bedeutete. Die programmierte Geburt hatte ihren Siegeszug angetreten, bei der die Wehentätigkeit eingeleitet wurde. Dabei ging es häufig weniger um medizinsche Indikationen als vielmehr um die Einpassung des Geburtsverlaufs in die Klinikroutine.

Demgegenüber entwickelte sich eine starke Bewegung, die die Geburt als natürlichen Vorgang betrachtete und die Hausgeburt als Möglichkeit zur selbstbestimmten Geburt propagierte. Ihre theoretische Fundierung bekam sie von Autorinnen, die das Geburtserlebnis in seiner emotionalen und kulturellen Bedeutung euphorisch beschrieben und Kritik an der Gewalt formulierten, die in der Klinikgeburt gegen Frauen ausgeübt wurde (Stark, 1976; Amato-Duex, 1977; Wilberg, 1979; Kitzinger, 1980). Unterstützung bekamen die Kritikerinnen durch engagierte Mediziner wie Michel Odent, der sich in Veröffentlichung ebenfalls für eine Humanisierung der Geburt einsetzte (Odent, 1978).

Dieses Engagement rief scharfe Reaktionen von Seiten der Schulmedizin hervor, die mit der ganzen Autorität der naturwissenschaftlicher Argumentation unter Verweis auf die angeblich erhöhte Säuglings- und Müttersterblichkeit alle ausserklinischen Geburten zu dämonisieren versuchte. Dies hat die Bewegung von Anfang an in eine defensive Position gedrängt, die sie trotz der letztendlichen Haltlosigkeit der Vorwürfe stark prägte.

Ihren Aufschwung erhielt die Bewegung zu Beginn der 80er Jahre durch eine Vielzahl von Basisaktivitäten, zu denen Frauen sich zusammenfanden, die meist aufgrund eigener, oft traumatischer Geburtserlebnisse mit dem bestehenden System unzufrieden waren und auf eine Änderung drängten. Schwangerengruppen, Still-gruppen, Krabbelgruppen, Müttergruppen, die es auch schon früher gegeben hatte, nicht selten von kirchlichen oder sozialen Einrichtungen organisiert, um junge Mütter aus ihrer häuslichen Isolation zu befreien, politisierten sich zusehends. Zu den Betroffenen kamen Professionelle wie Hebammen, Hebammenschülerinnen, Ärztinnen und Psychologinnen hinzu.

Von einer derartigen Gruppe wurde 1982 in Berlin ein Verein gegründet, der sich programmatisch *Geburtshaus für eine selbstbestimmte Geburt* nannte. Neben der Gründung eines Geburtshauses sah er sein Ziel auch in der Aufklärungs- und Öffentlichkeitsarbeit und der Beratung von Frauen allgemein. Dabei sollte es nicht nur um diejenigen gehen, die sich für eine alternative Geburt entschieden, sondern auch darum, das Wissen über Schwangerschaft und Geburt auch und gerade für diejenigen zu erweitern, für die nur eine Klinikgeburt in Frage kam (Beittel, 1995).

Zur gleichen Zeit kam es aus einer anderen Gruppierung heraus zur Gründung der *Gesellschaft für Geburtsvorbereitung* (GfG). Die Gründerinnen hatten aus eigener Erfahrung die Mängel in der Unterstützung und Betreuung während Schwangerschaft, Geburt und der ersten Zeit mit dem Kind kennengelernt und wollten durch die Schaffung des neuen Berufs der Geburtsvorbereiterin Abhilfe schaffen.

Eine wichtige Bedeutung für den Erfolg der Bewegung hatte eine Initiative, die es sich zum Ziel gesetzt hatte, den Informationsmangel durch eine Publikation zu beheben. Nach eingehender Recherche veröffentlichte sie 1981 die erste Ausgabe von „Schwanger in Berlin", ein Buch, das in vielen weiteren Auflagen und in anderen Städten erscheinen sollte. Es enthält neben detaillierten Informationen über das Thema auch Erfahrungsberichte von Frauen und vor allem eine Aufstellung aller Geburtseinrichtungen in der Stadt mit einer Bewertung ihrer Angebote und Mängel. Auf dem Hintergrund allgemein zurückgehender Geburtszahlen und einer damit zunehmenden Konkurrenz der Kliniken untereinander hatte das Buch einen nicht zu unterschätzenden Einfluss auf das medizinische Angebot. Es war das erste Mal, dass sich Frauen als Nutzerinnen medizinischer Leistungen zu Wort meldeten, die Qualität dieser Angebote einem vergleichenden Test unterzogen und die Ergebnisse veröffentlichten. Damit wurde der Bereich der Geburtsmedizin der erste, der von seiten seiner Nutzerinnen einer Art öffentlichen Qualitätskontrolle unterzogen wurde - mit deutlichen Auswirkungen auf die Qualität des untersuchten Gegenstandes. Vergleicht man das, was die einzelnen Kliniken Frauen zu Beginn der 80er Jahre offerierten mit dem, was heute angeboten wird, so ist der Unterschied gross. Die Kliniken konkurrieren um die Gebärenden mit den verschiedensten medizinischen und psychozialen Angeboten wie Informationsabenden, Kreisssälen mit Wohnzimmeratmosphäre und der Wahl zwischen verschiedenen Gebärvorrichtungen und -positionen. Der Einsatz von Wehenschreibern und Schmerzmitteln hat abgenommen und selbst bei den früher routinemässig ausgeführten Dammschnitten ist ein deutlicher Rückgang zu verzeichnen (Voget, 1997).

Während die Basisbewegung mit ihren selbstorganisierten Gruppen abflaute, entstanden die ersten Geburtshäuser in Deutschland. Sie sorgten dafür, dass die Kritik nicht verstummte, erreichte Verbesserungen nicht verwässert wurden und der Klinikroutine zum Opfer fielen.

Geburt in Frauenhand

Die Eröffnung des ersten deutschen Geburtshauses erfolgte1987 in Berlin in enger Anlehnung an die US amerikanischen *birth centers* und ging aus dem Verein *Geburtshaus für eine selbstbestimmte Geburt* hervor. Mit ihm wurde das erste Mal für Frauen eine wirkliche Alternative geschaffen als „goldener Mittelweg zwischen Haus- und Klinikgeburt" (Zimmermann, 1998, S. 7). Ihre Tätigkeit definieren die Geburtshäuser heute folgendermassen:

„Sie verstehen sich als frauen- und familienorientierte Zentren und fördern die Selbstbestimmung der Frau vor, während und nach der Geburt. Eigenverantwortlichkeit und Gesundheitsbewusstsein stehen dabei im Vordergrund. Schwangerschaft, Geburt und Wochenbett werden als natürlicher und physiologischer Vorgang im Leben einer Frau begriffen und in vertrauensschaffender Atmosphäre umfassend begleitet. Geburtshäuser sind ausgestattet für die Betreuung einer normalen Geburt, die Einleitung von Notfallmassnahmen ist jedoch stets gewährleistet. Die Geburtshilfe liegt in der Verantwortung von Hebammen" (Netzwerk zur Förderung der Idee der Geburtshäuser in Europa e.V., zit. n. Zimmermann, 1998, S. 24).

Dem Berliner Beispiel folgten sehr schnell andere in anderen Teilen der alten Bundesrepublik und nach dem Fall der Mauer auch in den neuen Bundesländern. Die meisten der inzwischen rd. 30 in der BRD bestehenden Geburtshäuser werden von Hebammen geleitet und stellen damit sicher, dass die Geburt unter weiblicher Regie stattfindet. Deren Prinzip ist es, als Expertinnen möglichst wenig in den natürlich ablaufenden Prozess einzugreifen und die Hauptrolle der Gebärenden zu überlassen. Als Voraussetzung für einen „möglichst natürlichen und schmerzfreien Verlauf der Geburt wird das Vertrauen der Frau in ihre eigene Kraft, ausreichend Zeit und Raum für die eigenen Bedürfnisse und die Unterstützung durch vertraute Personen" gesehen (Flyer Geburtshaus Berlin). Frau und Kind stehen im Zentrum der Aufmerksamkeit. Freie Wahl der Gebärhaltung, Verzicht auf Routinemassnahmen wie Rasieren, Einlauf und Dammschnitt sind weitere Merkmale der Geburten in Geburtshäusern. Hervorgehoben wird, dass Hebammen in einem Geburtshaus besonders qualifiziert sein müssen, „sie müssen viel wissen, um wenig zu tun", wie es die Expertin Beittel 1997 auf einem Vortrag in Berlin formulierte. Nur in vertrauensvoller Atmosphäre kann sich eine Frau der Geburt öffnen. Diese wird im Geburtshaus durch die personelle Kontinuität der Betreuung während Schwangerschaft, Geburt und Wochenbett gewährleistet.

Kontroversen

Obwohl trotz ihrer Verdoppelung die Zahlen für ausserklinische Geburten absolut gesehen sehr niedrig sind (1986: 1,7 %, 1990: 3,3 %; Neumeyer & Korporal, 1996), fürchteten viele Klinikärztlnnen offenbar die Anziehungskraft der neu geschaffenen Modelle alternativen Gebärens. Die Reaktion der Schulmedizin auf die Geburtshäuser war teilweise heftig. Kritik wurde geäussert, dass durch die ausserklinisch stattfindenden Geburten die gerade erreichte niedrige Rate perinataler Mortalität wieder ansteigen würde. Mit dem Vorwurf, das Leben des Kindes zu gefährden, wurden massive Argumente aufgefahren, um die neuen Einrichtungen in den Augen schwangerer Frauen zu diskreditieren. Eine 1994 veröffentlichte vergleichende Untersuchung von Berg und Süss errechnet unter Verwendung internationaler Zahlen eine statistische Erhöhung der kindlichen Mortalitätsraten bei Hausgeburten um den Faktor 3 bis 23 gegenüber Klinikgeburten (Berg & Süss, 1994). In einer Stellungnahme weisen Neumeyer und Korporal nach, dass viele methodische Fehler in dieser Untersuchung enthalten sind, die das Resultat nicht stichhaltig erscheinen lassen und rufen zu einer Standortbestimmung und Versachlichung der Diskussion auf (Neumeyer & Korporal, 1996). Trotzdem ist die Nachwirkung dieser auf ungenauen Zahlen gründenden Behauptungen nach wie vor spürbar: Bei den Verhandlungen mit den Krankenkassen über die Finanzierung der Leistungen der Geburtshäuser werden sie immer noch gegen die Alternativeinrichtungen ins Feld geführt. Der Medizinische Dienst der Spitzenverbände der Krankenkassen (MDS) warnte seine Mitgliedsorganisationen noch 1997 in aller Form vor der Institution Geburtshaus (zitiert nach Zimmermann, 1998, S. 81). Auch in den Medien fanden sie einen entsprechenden Widerhall, der bei der Öffentlichkeit bestehende Vorbehalte verstärkt haben dürfte. Die fortgesetzten Angriffe aus der Ärzteschaft, die z.B. auch dazu führten, dass lange Zeit nur wenige niedergelassene ÄrztInnen mit den Geburtshäusern kooperierten, hatten allerdings auch einen positiven Nebeneffekt: Sie zwangen die Geburtshäuser zu einer sorgfältigen Evaluation ihrer Arbeit, die sich in mehreren Studien und schliesslich auch in der Erarbeitung von Leitlinien niederschlug, die eine wichtige Grundlage für die Institutionalisierung und öffentliche Anerkennung schufen.

Mit dem Dokumentationssystem, das die Geburtshäuser sich schufen sowie durch mehrere Studien gelang es ihnen, die gegen sie erhobenen Vorwürfe durch Zahlen zu entkräften. Neumeyer kommt in ihrer Erhebung aller ausserklinischer Geburten im Jahr 1989 in Berlin zusammenfassend zu dem Ergebnis,

„... dass sich die geburtshilflichen Ergebnisse in der vorliegenden Untersuchung zu ausserklinischen Geburten durchaus mit klinischen Daten messen lassen können" (Neumeyer, 1993, S. 91).

Diese und weitere Studien belegen, dass entgegen schulmedizinischer Behauptungen keine gefährlichen Zeitverzögerungen durch

Verlegungen entstehen, dass keine Komplikationen verschleppt würden, nicht häufiger schwere Dammverletzungen durch Verzicht auf den Dammschnitt oder starke Blutverluste durch aufrechte Gebärhaltungen zu verzeichnen seien. Dagegen wird in den Geburtshäusern ein signifikant niedrigerer Schmerz- und Wehenmittelgebrauch sowie weniger vaginal-operative Eingriffe wie Saugglocke oder Zange im Vergleich zu Klinikgeburten nachgewiesen (Kraker v. Schwarzenfeld, 1998; Drangel-Vogelsang et al., 1997). Eine höhere Zufriedenheit von Frauen durch die selbstgewählte Gebärhaltung wird ebenfalls belegt (Beittel & Bettge, 1993). Mittlerweile haben sich Standards der Hausgeburtshilfe herausgebildet, die von den verschiedenen Verbänden in Form von Leitlinien verbindlich formuliert wurden (Bund Deutscher Hebammen et al., 1998).

1998 wurde vom Bund Deutscher Hebammen und vom Bund Freiberuflicher Hebammmen Deutschlands eine bundesweite Erhebung ausserklinischer Geburten veröffentlicht, die ein Gesamtkollektiv von 4.820 Frauen im Zeitraum 1996 bis 1997 erfasste. Untersucht wurden Geburten in Geburtshäusern, Hebammen- und Arztpraxen und in der Hausgeburtshilfe. Sie bestätigt die bereits erhobenen Daten und gibt weitere Aufschlüssen über die Qualität der Geburtshaus-Betreuung. In 96 % der Schwangerschaften ist die Hebamme der Frau bekannt. In 33 % aller Fälle wird eine zweite Hebamme zur fachlichen Reflexion und Unterstützung hinzugezogen. Nur in 14 % der Geburten ist ein Arzt/eine Ärztin dabei, davon in nur 28 % der Fälle wegen einer Komplikation. Das heisst, dass die übergrosse Mehrheit der Geburten von Hebammen geleitet wurde. Die geringere Zahl der Geburtsrisiken im Klinikvergleich spricht nach Ansicht der Autorinnen „für eine wirksame Risikoauswahl im Vorfeld der Geburt". Dabei konnte nicht erforscht werden, inwiefern dies

„... nicht auch Resultat einer präventiv ausgerichteten, die Normalität von Schwangerschaft und Geburt betonenden Betreuung in der SS einerseits und einer eher abwartenden und interventionsarmen geburtshilflichen Betreuung in den Einrichtungen der ausserklinischen Geburtshilfe andererseits sein kann" (Neumeyer, 1998, S. 16).

In der Gesamtübersicht schneiden die Formen ausserklinischer Geburtshilfe noch besser ab als in den Einzelstudien. Die Zahl der Dammschnitte mit unter 10 % liegt gemessen an den Kliniken mit mehr als 60 % extrem niedrig, ohne dass die Zahl schwerer Rissverletzungen höher liegt als in der Klinik. Weitere Ergebnisse sind: Die Pressphasen sind länger als in der Klinik, was darauf hindeutet, dass Frauen tatsächlich mehr Eigenarbeit leisten, anstatt „entbunden" zu werden. Nur 7 % der Frauen wählen freiwillig die Rückenlage, die in den Kliniken lange Zeit und häufig immer noch als die einzig akzeptierte Position gilt. Auftretende mütterliche oder kindliche Komplikationen sind ebenso dokumentiert wie die Art und Dauer der vor- und nachgeburtlichen Betreuung durch Hebammen bzw. ÄrztInnen. Für diese Phasen als auch für die Geburt selbst gilt, dass der Medikamenteneinsatz bei einer von Hebammen betreuten Schwangerschaft, Geburt und Wochenbett deutlich geringer ist als in der ärztlichen Betreuung. Zudem werden vorwiegend Naturheil-, homöopathische oder manuelle Verfahren angewandt.

In der Erhebung sind auch die Sozialdaten ausserhalb einer Klinik Gebärenden bundesweit erstmals dokumentiert. Mit einem Durchschnittsalter von 31,8 Jahren sind sie älter als der Durchschnitt. Sie stammen überwiegend aus der oberen und mittleren Mittelschicht, wie auch alle anderen Studien belegen und haben mit 30 % Hochschulausbildung einen deutlich höheren Bildungsstand als der Bevölkerungsdurchschnitt.

Bilanz

Mit dieser überaus positiven Bilanz haben die Geburtshäuser und freiberuflichen Hebammen die Qualität ihrer Arbeit überzeugend dargestellt. Damit sind sie den Kliniken inzwischen einen grossen Schritt voraus. Da diese nicht länger mit Sicherheitsrisiken ihre Ablehnung der ausserklinischen Geburtshilfe belegen können, ist es nun an ihnen, die Qualität von Klinikgeburten auch im Hinblick auf das körperliche und psychische Wohlbefinden der Frauen und der Verhältnismässigkeit von technischem Aufwand und Nutzen zu beweisen.

Dass der Erfolg der Geburtshäuser deutlicher sicht- und messbar ist als im Fall der Frauengesundheitszentren, hat einerseits mit ihrem klarer umrissenen Aufgabenbereich zu tun und andererseits mit der Tatsache, dass sie von einem Berufsstand betrieben werden, der sozial anerkannt und etabliert ist. Die Hebammen sind es auch, die bisher am meisten von der Bewegung profitiert haben. Durch die kontinuierliche und organisierte soziale Aktivität rund um das Thema Geburt gelang es, den männlichen Einfluss in der Geburtshilfe erfolgreich zurückzudrängen. In der Neuauflage des Hebammengesetzes von 1985 wurde nicht nur die sog. Hinzuziehungspflicht gegen das Ansinnen der Ärzteschaft verteidigt, diese abzuschaffen. Es gelang vielmehr auch, die Leitung einer risikolosen Regelgeburt als eine „den Hebammen vorbehaltene Tätigkeit" gesetzlich festzuschreiben (Gesetz über den Beruf der Hebamme, 1985, S. 902). Dadurch wurde nicht nur in der ausserklinischen Geburtshilfe die Rolle des weiblichen Beistands für die Betreuung von Schwangerschaft und Geburt erhalten, sondern auch in der klinischen Geburtshilfe die Position der Hebammen gestärkt. Dies schlägt sich nicht zuletzt auch in den seit 1997 deutlich angehobenen Honorarsätzen nieder.

Mit der Evaluation der eigenen Arbeit, der Gründung eines europäischen Vereins und der Erarbeitung von Richtlinien ist der Bewegung für die natürliche Geburt ein beträchtlicher Schritt auf dem Weg zur institutionellen Anerkennung gelungen. Der nächste Schritt wird sein, von den Trägern der Krankenversicherung die volle Anerkennung einschliesslich kostendeckender Bezahlung zu erhalten und gesetzlich zu verankern. Bisher stellt die unklare Formulierung in der Reichsversicherungsordnung (RVO) die Entscheidung über eine Finanzierung in das Ermessen der Krankenkassen. Die letztendlich höhere Kosteneffizienz der Geburtshäuser könnte hier ein Argument sein. Diese bemisst sich nicht nur an den Betriebskosten, sondern auch an der Qualität der Arbeit, die sie „durch die ganzheitliche Betreuung vom Beginn der SS an bis zum Wochenbett sowie die Unterstützung eines gesundheitsförderndes Verhaltens während dieser Zeit" leisten (Zimmermann, 1998, S. 83).

Ein grosses Problem sind allerdings z.Zt. noch die relativ hohen Betriebskosten, die durch die zu geringe Auslastung begründet sind und teilweise eine Zuzahlung der Frauen erforderlich machen. Hier befinden sich die Geburtshäuser in einem Teufelskreis, da diese Tatsache eine Ausweitung ihrer Leistungen auf grössere Bevölkerungskreise erschwert, die sowohl von ihrer politischen Zielsetzung her als auch aus ökonomischen Gründen notwendig und wünschenswert wäre und die inzwischen sogar von politischer Seite an sie heran getragen wird (Senatsverwaltung für Gesundheit und Soziales, 1999).

Neben den Kosten, die zu einer sozialen Auslese führen, dürfte auch die Frage des Zugangs eine grosse Rolle für die geringe Nutzung spielen. Obwohl die Geburtshäuser als Institutionen bekannt sind, ist über die Art und professionelle Qualität ihrer Leistungen in der breiten Öffentlichkeit noch zu wenig bekannt. Es ist zu vermuten, dass ihnen weiterhin das Image des Alternativen anhaftet, das sie als unprofessionell und unsicher erscheinen lässt. Hier könnte eine repräsentative Befragung innerhalb der Bevölkerung mehr Klarheit bringen.

Als Schwachpunkt in der Aussendarstellung der Geburtshäuser erscheint mir, dass es ihnen noch zu wenig gelungen ist, die Perspektive der Selbstbestimmung für die gesamte Schwangerschaft glaubwürdig zu vermitteln. Dies zeigt sich darin, dass selbst die Schwangeren, die sich gegen eine Klinikgeburt entscheiden, im Durchschnitt neun von zwölf Schwangerschafts-Vorsorgeuntersuchung von ÄrztInnen durchführen lassen. Obwohl Hebammen in vollem Umfang dazu in der Lage und berechtigt sind, vertrauen Frauen ihnen offenbar nur eingeschränkt und nicht ohne die vorherige Unbedenklichkeitserklärung durch eine Ärztin/einen Arzt. Dies scheint mir das Haupthindernis zu sein, um das zu erreichen, was in der Geburtshausbewegung als auch der Frauengesundheitsforschung gefordert wird: Eine Trennung von Geburtshilfe und Geburtsmedizin, wie sie für Holland und die Skandinavischen Länder kennzeichnend ist (Schücking, 1997). Für die Geburtshäuser könnte es deshalb sinnvoll sein, mit ihrer Aufklärungsarbeit kritischer als bisher bereits in der Schwangerschaft anzusetzen, eine Domäne, die bisher eher bei den FGZ angesiedelt war. Diese haben die pränatale Diagnostik zu einem politischen Thema gemacht, ohne aber jemals die Zielgruppe der schwangeren Frauen in grösserem Umfang zu erreichen. Hier könnten die Geburtshäuser von der Vorarbeit der Zentren profitieren und eine gemeinsame Kooperation aufbauen.

Schlussbemerkung

Was Niemeyer zusammenfassend über die FGZ sagt, gilt auch für die Geburtshäuser: dass sie „eine wichtige Alternative bzw. Ergänzung zur Schulmedizin darstellen" (zitiert in Sonntag, 1994, S. 11). Durch ihre Kritik und vor allem ihre praktische Tätigkeit haben sie wie ein Stachel im Fleisch der Gynäkologie gewirkt und dazu beigetragen, Veränderungsprozesse anzustossen, die vieles für Frauen als Patientinnen verbessert und eine Klimaveränderung bewirkt haben. Ihre gegenwärtigen Bemühungen gehen in die Richtung, als Regeleinrichtung einer bedürfnisgerechten Gesundheitsversorgung für Frauen anerkannt zu werden. Um die Kräfteverhältnisse zu ihren Gunsten zu beeinflussen, wird es allerdings nicht ausreichend sein, sich auf die Überzeugungskraft ihrer Modelle zu verlassen. Die Aktivierung von und Mitarbeit in breiteren Bündnissen und Netzwerken für Frauengesundheit, wie sie bereits begonnen wurde, könnte ein Weg sein (Hauffe, 1998). Ein weiterer könnte die Mobilisierung ihres eigenen, in besonderer Weise politisch wachen und aktiven Klientels für ihre Belange sein, demgegenüber sie bisher in der einseitigen Erbringung von Dienstleistungen *für* sie eher eine „top down" Politik verfolgt haben (vgl. dazu auch Groth, 1999).

Bei diesen politischen Aktivitäten und Zusammenschlüssen geht es aber keineswegs nur um die Durchsetzung einer besseren Versorgung, sondern auch um Fragen wie den „Abbau von sozialen Unterschieden und die Herstellung von gleichen Gesundheitschancen, die gesundheitsgerechte Gestaltung der Erwerbs- und Hausarbeit" (Groth, 1999, S. 90), letztlich also um die Frage der gleichberechtigten gesellschaftlichen Teilhabe von Frauen. Die Geburtshäuser und FGZ stehen in Gefahr, die Sprengkraft ihrer Ideen im Projektealltag zu verlieren. Kritikerinnen konstatieren eine „Entpolitisierungstendenz und Konzentration auf die individuelle Ebene" (Sonntag, 1994, S. 11). Auch der politisch wichtige Ansatz von Ganzheitlichkeit steht in Gefahr, zu einem uneinlösbaren Anspruch auf Ganzheit zu verkommen und dazu beizutragen, dass Frauen sich wieder in ihrer eigenen Biologie verfangen (Stolzenberg, 1998b). Dies steht im krassen Gegensatz zu der Tatsache, dass das System selber heute in vielerlei Hinsicht nach Veränderung drängt und der innovative und systemkritische Ansatz, von dem die Frauengesundheitsbewegung ausgegangen ist, zum anerkannten Bestandteil internationaler Gesundheitspolitik geworden ist. Wenn es den Gesundheitsprojekten gelingt, ihre Ideen wieder stärker in die öffentliche Arena einzubringen statt sich auf ihre finanzielle Absicherung zu beschränken, könnten sie erneut Impulsgeberinnen werden statt blosses Versorgungsinstrument zu sein (Sonntag, 1994) und damit die Hoffnung einlösen, wie Angelika Zollmann (1994, S. 30) sie formulierte:

„Manchmal, wenn die einfachsten Forderungen nicht durchsetzbar scheinen, droht uns der Sinn für Utopien verloren zu gehen. - Aber nie lange - !"

Literatur

Ahner, R. et al. (1996). Ansprüche an die Geburtshilfe in der Grossstadt: Präpartale Erhebung. *Geburtshilfe und Frauenheilkunde, 56,* 50-54.

Albrecht-Engel, I. & Albrecht, M. (1995). *Kaiserschnittgeburt. Vorbereitung, Eingriff, Nachsorge.* Reinbek: Rowohlt.

Alpern, K.D. (1992). Genetic puzzles and stork stories: On the meaning and significance of having children. In K.D. Alpern (Ed.), *The ethics of reproductive technology* (pp. 147-169). Oxford: Oxford University Press.

Amato-Duex, S. (1977). *Bewusst fruchtbar sein. Fruchtbarkeitsbewusstsein, Schwangerschaft und natürliche Geburt.* Haldenwang: Irisiana.

Anonyma (1976). *Körperbewusstsein. Erfahrungen einer Selbsthilfegruppe. Frauenjahrbuch '76.* München: Frauenoffensive.

Antonovsky, A. (1997). *Salutogenese. Zur Entmystifizierung der Gesundheit.* Tübingen: dgvt-Verlag.

Arnaud, C.D. & Sanchez, S.D. (1990). The role of calcium in osteoporosis. *Annual Review of Nutrition, 10,* 397-414.

Arnim-Baas, A. v. (1995). *Befindlichkeit von Frauen im Klimakterium. Persönlichkeit, Berufstätigkeit und Beschwerdebild.* Berlin: Quintessenz.

Autiero, A. (1996). In sich erlaubt, weil „naturwidrig"? Moraltheologische Argumente zur „künstlichen" Befruchtung. *Zeitschrift für Medizinische Ethik, 42,* 267-270.

Ayanian, J.Z. & Epstein, A.M. (1991). Differences in the use of procedures between women and men hospitalized for coronary heart disease. *New England Journal of Medicine, 325,* 221-225.

Ballance, R., Pogany, J. & Forstner, H. (1992). *The world's pharmaceutical industries: an international perspective of innovation, competition and policy.* Elgar: Aldershot.

Baltzer, J. & Mickan, H. (1994). *Gynäkologie. Ein kurz gefasstes Lehrbuch.* Stuttgart: Thieme.

Barbian, E., Berg, G. & Werth, I. (1997). *Qualitätskriterien und Evaluationsschema frauenspezifischer Arbeit in Gesundheitsprojekten. Abschlussbericht der AG Qualitätskriterien für Frauengesundheitsprojekte.* Berlin: Parität.

Barrett-Connor, E. (1998). Hormone replacement therapy. *British Medical Journal, 317,* 457-461.

Bauer, A. (1996). Ist das medizinisch Machbare auch psychologisch vertretbar? *Zeitschrift für Medizinische Ethik, 42,* 277-286.

Baulieu, E.E. (1994). *RU 486. Die Abtreibungspille.* Berlin: Springer.

Beaulieu, A. & Lippman A. (1995). „Everything you need to know": how women's magazines structure prenatal diagnosis for women over 35. *Women and Health, 23,* 59-74.

Becker, H.E. (1992). *Kommunikations-Strategien im Pharma-Markt.* Heidelberg: Physica-Verlag.

Beer, S. (1996). *Informationsbedürfnis und Informationsstand von Patientinnen, Ärztinnen und Ärzten zur Frage der Hormonsubstitution im Klimakterium.* Medizinische Fakultät der Universität Zürich: Unveröffentlichte Dissertation.

Begley, S., Hager, M. & Glick, D. (1993). Cures from the womb. *Newsweek,* Vol. 2/1993, 44-47.

Beier, H.M. (1990). Forschung in der Reproduktionsmedizin. *Gynäkologie, 23,* 237-248.

Beittel, H. (1995). Aufklärungsarbeit und Informationsvernetzung zur Durchsetzung der selbstbestimmten Geburt. In W. Schiefenhövel et. al. (Hg.), *Gebären - Ethnomedizinische Perspektiven und neue Wege* (S. 377-380). Berlin: Curare Sonderheft.

Beittel, H. & Bettke, S. (1993). *Einfluss von Bewegungsfreiheit unter den Wehen und selbstgewählten Gebärhaltungen auf Geburtsverlauf und Geburtserleben der Frau. Kurzbericht über das Forschungsprojekt im Geburtshaus für eine selbstbestimmte Geburt e.V.* Berlin: Selbstverlag.

Benthaus, H., Griep, M. & Wegener, H. (1997). *Vorgeburtliche Diagnosen: Der Traum vom perfekten Kind.* Darmstadt: Arbeitsstelle für Erwachsenenbildung der Evangelischen Kirchen in Hessen und Nassau.

Berg, D. & Süss, J. (1994). Die erhöhte Mortalität in der Hausgeburtshilfe. *Geburtshilfe und Frauenheilkunde, 54,* 131-138.

Bergmann, K.E., Wildner, W. & Casper, W. (1994). Epidemiologie der Osteoporose. In R. Grossklaus (Hg.), *Osteoporose - Prävention in Gegenwart und Zukunft* (S. 8-12). München: bga-Schriften.

Berthold, D. (1996). Voll am Leben vorbei. *Pro Familia Magazin,* Heft 6/1996, 6-7.

Betta, M. (1995). *Embryonenforschung und Familie. Zur Politik der Reproduktion in Grossbritannien, Italien und der Bundesrepublik Deutschland.* Frankfurt/M.: Peter Lang.

Birkhäuser, M.H. & Hänggi, W. (1994). Benefits of different routes of administration. In P.G. Crosignani et al. (Eds.), *Women's health in menopause. Behaviour, cancer, cardiovascular disease, hormone replacement therapy* (pp. 75-79). Dordrecht: Kluwer Academic Publishers.

Bitzer, J. (1998). Sexual- und Kontrazeptionsberatung bei Jugendlichen. *Gynäkologe, 31,* 507-517.

Blanken, I. (1992). Reproduktionsmedizin. In R. Bauer (Hg.), *Lexikon des Sozial- und Gesundheitswesens* (S. 1642-1645). München: R. Oldenbourg Verlag.

Blatt, R.J.R. (1991). *Bekomme ich ein gesundes Kind? Chancen und Risiken der vorgeburtlichen Diagnostik.* Reinbek: Rowohlt.

Bode, M. (1989). Adoption - Die Alternative zur Reproduktionstechnologie? In P. Bradish, E. Feyerabend & U. Winkler (Hg.), *Frauen gegen Gen- und Reproduktionstechnologien. Beiträge vom 2. Bundesweiten Kongress* (S. 151-159). München: Verlag Frauenoffensive.

Böddeker, K. (1997). Schwerer Eingriff an Leib und Seele. *Welt am Sonntag,* Ausgabe vom 9.11.1997.

Boer, G.J. (1996). Ethical guidelines for the use of human embryonic or fetal tissue for experimental and clinical neurotransplantation and research. http://www.bm.lu.se/~nectar/eth.1.html

Boston Women's Health Book Collective (1971). *Our bodies, ourselves. A book by and for women.* New York: Simon and Schuster.

Boston Women's Health Book Collective (1980). *Unser Körper - Unser Leben 1 und 2. Ein Handbuch von Frauen für Frauen.* Reinbek: Rowohlt.

Brähler, E., Felder, H. & Strauss, B. (1998). Psychologie der Sterilität. *Fertilität, 13,* 258-266.

Broer, K.H. & Turanli, I. (Eds.). (1996). *New trends in reproductive medicine.* Berlin: Springer.

Browner, D.H. & Press, N. (1996). The production of authoritarian knowledge in American prenatal care. *Medical Anthropology Quarterly, 10,* 141-156.

Buck, G. (1997). Jugendgynäkologische Fragestellungen in der kinderärztlichen Praxis. *Kinderarzt, 28,* 1095-1104.

Bund Deutscher Hebammen e.V., Bund freiberuflicher Hebammen Deutschlands e.V., Netzwerk zur Förderung der Idee der Geburtshäuser in Europa e.V. (Hg.). (1998). *Leitlinien für Geburtshäuser.* Bonn: MedCom international.

Bundesverband der Pharmazeutischen Industrie e.V. (1997). *Pharma Daten '96*. Hemsbach: Beltz.

Clement, C. (1983). The case for lay abortion. *Healthsharing*, Winter 1983, 9-14.

Col, N.F. et al. (1997). Patient-specific decisions about hormone replacement therapy in postmenopausal women. *Journal of the American Medical Association*, *277*, 1140-1147.

Collaborative Group on Hormonal Factors in Breast Cancer (1997). Breast cancer and hormone replacement therapy: collaborative reanalysis of data from 51 epidemiological studies of 52.705 women with breast cancer and 108.411 women without breast cancer. *Lancet*, *350*, 1047-1059.

Coney, S. (1994). *The menopause industry: how medical establishment exploits women*. Alameda: Hunter House.

Cutler, W.B. & Minker, M. (1997). *Hysterektomie ja oder nein? Vollständig überarbeitete und aktualisierte Ausgabe*. München: dtv.

Dalheimer, H. (1990). *Die Leistungen der gesetzlichen Krankenversicherung bei Schwangerschaft und Mutterschaft*. Sankt Augustin: Asgard.

Demmer, K. (1996). Ethische Aspekte der Reproduktionsmedizin. In E. Nieschlag & H.H. Behre (Hg.), *Andrologie: Grundlagen und Klinik der reproduktiven Gesundheit des Mannes* (S. 445-451). Berlin: Springer.

Der Spiegel (1998). Handfeste Interessen. Heft 14/1998, 200-202.

Der Spiegel (1998). Mord im Namen Gottes, Heft 45/1998, 206-209.

Deutsche Gesellschaft für Endokrinologie. (1988). Östrogen/Gestagen-Substitution während und nach den Wechseljahren. *Deutsches Ärzteblatt*, *85*, C1145-1147.

Deutsches IVF Register - Jahrbuch 1996. Arbeitsgemeinschaft gynäkologische Endokrinologie und Fortpflanzungsmedizin & Deutsche Gesellschaft für Gynäkologie und Geburtshilfe.

Die ZEIT (1999). Verfehlte Debatte. Die Abtreibungspille RU 486 muss kommen. Ausgabe Nr. 2, S. 23.

Distler, W. (1994a). Einführung. In W. Distler & V. Pelzer (Hg.), *Praxis der Kinder- und Jugendgynäkologie* (S. 1-2). Stuttgart: Enke.

Distler, W. (1994b). Die normale und gestörte Entwicklung der weiblichen Genitalorgane. In W. Distler & V. Pelzer (Hg.), *Praxis der Kinder- und Jugendgynäkologie* (S. 3-12). Stuttgart: Enke.

Distler, W. (1994c). Zyklusstörungen während Pubertät und Adoleszenz. In W. Distler & V. Pelzer (Hg.), *Praxis der Kinder- und Jugendgynäkologie* (S. 68-80). Stuttgart: Enke.

Dixon-Mueller, R. (1994). Abortion policy and women's health in developing countries. In E. Fee & N. Krieger (Eds.), *Women's health, politics and power: essays on sex/gender, medicine, and public health* (pp. 191-210). New York: Baywood Press.

Dören, M. & Schneider, H.P.G. (1994): Östrogen-Gestagensubstitution - Wirkung und Compliance. In R. Grossklaus (Hg.), *Osteoporose - Prävention in Gegenwart und Zukunft* (S. 33-41). München: bga-Schriften.

Domenighetti, G. et al. (1988). Effect of information campaign by the mass media on hysterectomy rates. *Lancet, 341,* 1470-1473.

Domenighetti, G. & Casabianca, A. (1997). Rate of hysterectomy is lower among female doctors and lawyer's wives. *British Medical Journal, 314,* 160-161.

Drangel-Vogelsang, B. et al. (1997). *Ausserklinische Geburtshilfe in Hessen. Wie modern ist die Hebammengeburtshilfe?* Hamburg: E.B.-Verlag.

Duden, B. (1987). *Geschichte unter der Haut. Ein Eisenacher Arzt und seine Patientinnen um 1730.* Stuttgart: Klett-Cotta.

Duden, B. (1990). „Keine Nachsicht mit dem schönen Geschlecht". Wie sich Ärzte die Kontrolle über die Gebärmutter aneignen. In S. v. Paczensky & R. Sadrozinski (Hg.), *§ 218: Zu Lasten der Frauen* (S. 114-133). Reinbek: Rowohlt.

Duden, B. (1993). Von der Kindsregung zum Fötenfernsehen. Historische Bemerkungen zum Paradigmenwechsel vom subjektiven Schwangerschaftserlebnis des frühen 18. Jahrhunderts zum kollektiven Eigentum „Fötus" in unserer Zeit. In M. Enigl & S. Perthold (Hg.), *Der weibliche Körper als Schlachtfeld. Neue Beiträge zur Abtreibungsdiskussion* (S. 29-33). Wien: Promedia.

Duden, B. (1994). *Der Frauenleib als öffentlicher Ort.* München: dtv.

Duden, B. (1997). Pränatales genetisches Screening - moderne Wahrsagerei? In Bremische Zentralstelle für die Verwirklichung der Gleichberechtigung der Frau (Hg.), *Unter anderen Umständen - Mutter werden in dieser Gesellschaft* (S. 144-148). Bremen: ZFG.

Eberhardt, I., Rabe, T. & Runnebaum, B. (1997). Kryokonservierung - Indikation, Technik und juristische Aspekte. In *169. Tagung der Mittelrheinischen Gesellschaft für Geburtshilfe und Gynäkologie vom 6. bis 8. Juni 1997. Tagungsband* (S. 39-44). Homburg/Saar: Alete Wissenschaftlicher Dienst.

Ehrenreich, B. & English, D. (1976). *Zur Krankheit gezwungen.* München: Frauenoffensive.

Ehret-Wagener, B. (1994). Frauen, Alltag, Operationen. In B. Ehret-Wagener, I. Stratenwerth & K. Richter (Hg.), *Gebärmutter - das überflüssige Organ?* (S. 47-58). Reinbek: Rowohlt.

Engelhardt, H.T. jr. (1988). Ethische Akzeptanz menschlicher Fertilisationstechniken. In H.-M. Sass (Hg.), *Bioethik in den USA. Methoden - Themen - Positionen. Mit besonderer Berücksichtigung der Problemstellungen in der Bundesrepublik Deutschland* (S. 109-119, 168-177). Berlin: Springer.

Esser Mittag J. (1990). Präventivmedizinische Aspekte der Kinder- und Jugendgynäkologie. *Zeitschrift für Präventivmedizin und Gesundheitsförderung, 2,* 75-78.

Esser Mittag, J. (1994). Psychosexuelle Entwicklung in Kindheit und Jugend. In M. Heinz (Hg.), *Kinder- und Jugendgynäkologie in Sprechstunde und Klinik* (S. 148-154). Köln: Deutscher Ärzte Verlag.

Esser Mittag J. (1995). Entwicklungsbegleitende Gesundheitserziehung - eine Aufgabe des öffentlichen Gesundheitsdienstes. *Gesundheitswesen, 57,* 734-737.

Feige, A. et al. (1997). *Frauenheilkunde.* München: Urban & Schwarzenberg.

FFFGZ - Föderation der feministischen Frauen-Gesundheits-Zentren (Hg.). (1987*). Frauenkörper neu gesehen. Handbuch.* Berlin: Orlanda Frauenverlag.

FFGZ - Feministisches Frauen Gesundheitszentrum Berlin (1997). Ergebnisse von Chefarztinterviews zum Thema Gebärmutterentfernung an Berliner Krankenhäusern. Unveröffentlicht.

Foster, P. (1995). *Women and the health care industry. An unhealthy relationship?* Buckingham: Open University Press.

Fränznick, M. & Wieners, K. (1996). *Ungewollte Kinderlosigkeit: psychosoziale Folgen, Bewältigungsversuche und die Dominanz der Medizin.* Weinheim: Juventa.

Frommel, M. (1990). Zum Gebären verpflichtet? Zur aktuellen Diskussion des § 218. In Deutsches Hygiene-Museum (Hg.), *Unter anderen Umständen. Zur Geschichte der Abtreibung* (S. 114-119). Berlin: Argon.

Gagel, D.E. et al. (1998). IVF-Paare und IVF-Kinder. *Reproduktionsmedizin, 14,* 31-40.

244

Gannon, L. (1990). Endocrinoloy of menopause. In R. Formanek (Ed.), *The meanings of menopause: historical, medical and clinical perspectives* (pp. 179-238). Hillsdale: The Analytic Press.

Gerhard, I. & Runnebaum, B. (1992). Grenzen der Hormonsubstitution bei Schadstoffbelastung und Fertilitätsstörungen. *Zentralblatt für Gynäkologie, 114,* 593-602.

Gilbert, E.S. & Harmon J.S. (1993). *Manual of high risk pregnancy and delivery.* St. Louis: Mosby.

Gille, G. (1990). Angst vorm Frauenarzt - Interview. *Sexualmedizin, 14,* 458-464.

Glaeske, G. (1995). Arzneimittel 1994. In Deutsche Hauptstelle gegen die Suchtgefahren (Hg.), *Jahrbuch Sucht 1996* (S. 193-123). Geesthacht: Neuland.

Göckenjan, G. (1985). *Kurieren und Staat machen. Gesundheit und Medizin in der bürgerlichen Welt.* Frankfurt/M.: Suhrkamp.

Goede, G. & Gadomski, M. (1998). Physikalische Therapie - effektiv und ohne Nebenwirkungen. *Geriatrie Praxis, 6,* 24-32.

Götze, R. (1998). 20 Jahre Frauengesundheitszentren - 20 Jahre feministische Beratungsarbeit. In Sozialwissenschaftliche Forschung und Praxis für Frauen (Hg.), *Gesundheitsnormen und Heilsversprechen. Beiträge zur feministischen Theorie und Praxis 49/50* (S. 159-164). Köln: Eigenverlag.

Goodman, M.J. (1990). The biomedical study of menopause. In R. Formanek (Ed.), *The meanings of menopause: historical, medical and clinical perspectives* (pp. 133-156). Hillsdale: The Analytic Press.

Gorodeski, G.I. & Utian, W.H. (1994). Epidemiology and risk factors of cardiovascular disease in postmenopausal women. In R.A. Lobo (Ed.), *Treatment of the postmenopausal woman: basic and clinical aspects* (pp. 199-221). New York: Raven Press.

Grodstein, F. et al. (1997). Postmenopausal hormone therapy and mortality. *New England Journal of Medicine, 336,* 1769-1775.

Groth, S. (1994). Die Medikalisierung der Wechseljahre. Argumente gegen eine generelle Hormonbehandlung. *Zeitschrift für Allgemeine Medizin, 70,* 421-424.

Groth, S. (1999). Bewegte Frauengesundheit. Die österreichische Frauengesundheitsbewegung und die frauenspezifische Gesundheitsförderung des Frauengesundheitszentrums Graz. In S. Groth & É. Rásky (Hg.), *Frauengesundheiten* (S. 84-97). Innsbruck: Studien Verlag.

Groth, S. & Luger, L. (1993). Abtreibungspille: Zweifelhafte Lösung für ein staatlich verordnetes Dilemma. *Clio, 36,* 13-17.

Grünberger, W. (1998). Kinder- und Jugendgynäkologie. *Pädiatrie und Pädologie, 33,* 14-20.

Grünberger, W. & Fischl, F. (1994). Die kindergynäkologische Spezialambulanz - Bericht über 600 Patientinnen. *Wiener klinische Wochenschrift, 94,* 614-618.

Grunwald, K. et al. (1995). Behandlung von Androgenisierungserscheinungen der Frau - eine Übersicht. *Fertilität, 11,* 82-89.

Gutmann, C. & Herzog, B. (1998). Feministische Frauengesundheitsarbeit von den Anfängen bis heute - Arbeitsfelder, Organisationsstrukturen und Konzeption. In M. Knoche & G. Hungeling (Hg.), *Soziale und ökologische Gesundheitspolitik. Standorte und Grundlagen einer grünen Gesundheitspolitik* (S. 128-138). Frankfurt/M.: Mabuse.

Hakemeyer, U. & Keding, G. (1986). Zum Aufbau der Hebammenschulen in Deutschland im 18. und frühen 19. Jahrhundert. In L. Beck (Hg.), *Zur Geschichte der Gynäkologie und Geburtshilfe. Aus Anlass des 100jährigen Bestehens der Deutschen Gesellschaft für Gynäkologie und Geburtshilfe* (S. 63-88). Berlin: Springer.

Häusler, M. & Holzhauer, B. (1988). Beratung nach dem § 218: Hürdenlauf oder Hilfestellung? *Pro Familia Magazin,* Heft 6/1988, 22-26.

Hauffe, U. (1998). Frauen brauchen eine andere Medizin. Zukunftsperspektiven. In Internationales Zentrum für Frauengesundheit (Hg.), *„Frauen brauchen eine andere Medizin". Dokumentation der Auftaktveranstaltung am 27.4.1998 in Bad Salzuflen* (S. 13-17). Bad Salzuflen.

Heald, F.P. (1992). The history of adolescent medicine. In E.R. McAnarney et al. (Eds.), *Textbook of adolescent medicine* (pp. 1-6). Philadelphia: Saunders.

Heinz, M. (1994a). Was ist Kinder- und Jugendgynäkologie? In M. Heinz (Hg.), *Kinder- und Jugendgynäkologie in Sprechstunde und Klinik* (S. 15-20). Köln: Deutscher Ärzte Verlag.

Heinz, M. (1994b). Veränderungen und Erkrankungen der Brustdrüse. In M. Heinz (Hg.), *Kinder- und Jugendgynäkologie in Sprechstunde und Klinik* (S. 119-126). Köln: Deutscher Ärzte Verlag.

Heinz, M. (1998). Die kinder- und jugendgynäkologische Sprechstunde. *Gynäkologe, 31,* 497-506.

Heinz, M. & Hoyme, S. (1974). *Gynäkologie des Kindes- und Jugendalters.* Stuttgart: Enke.

Hennies, D.G. (1998). Schwangerschaftsabbruch bei schweren embryonalen Schäden? *Arztrecht, 5,* 127-130.

Hexengeflüster - Frauen greifen zur Selbsthilfe (1975). Berlin: Frauenselbstverlag.

Hollister, A. (1992). Who gets to play God? *Life,* Vol. 2/1992, 50-56.

Huerkamp, C. (1980). Ärzte und Professionalisierung in Deutschland. Überlegungen zum Wandel des Arztberufes im 19. Jahrhundert. *Geschichte und Gesellschaft, 8,* 349-382.

Hufnagel, V.G. (1987). The conspiracy against the uterus. *Journal of Psychosomatic Obstetrics and Gynaecology, 9,* 51-58.

Hulley, S. et al. (1998). Randomized trial of estrogen plus progestin for secondary prevention of coronary heart disease in postmenopausal women. *Journal of the American Medical Association, 280,* 605-613.

Illich, I. (1995). *Die Nemesis der Medizin: die Kritik der Medikalisierung des Lebens. 4. überarbeitete und ergänzte Auflage.* München: Beck.

Jacobs, H.S. (1996). Not for everybody. *British Medical Journal, 313,* 351-352.

Johnson, S.R. (1996). Risiken und Vorteile der hormonellen Substitutionstherapie. In U. Maschewsky-Schneider (Hg.), *Frauen - das kranke Geschlecht? Mythos und Wirklichkeit* (S. 43-50). Opladen: Leske + Budrich.

Kaiser, R. & Pfleiderer, A. (1989). *Lehrbuch der Gynäkologie.* Stuttgart: Thieme.

Katzorke, T. (1997). Neue Verfahren erhöhen die Befruchtungsrate. *Ärztezeitung, 6,* 12-13.

Kaufert, P.A. (1982). Myth and the menopause. *Sociology of Health and Illness, 4,* 141-166.

Kentenich, H., Pastor, V.-S. & Gagel, D.E. (1996). Counselling the infertile couple. In K.H. Broer & I. Turanli (Eds.), *New trends in reproductive medicine* (pp. 325-335). Berlin: Springer.

Kirchner-Asbrock, E. & Kurmann, M. (1998). *Schwanger sein - ein Risiko? Informationen und Entscheidungshilfen zur vorgeburtlichen Diagnostik.* Hrsg. von Sichtwechsel e.V. Verein zur Förderung der Ziele des Netzwerkes gegen Selektion durch Pränataldiagnostik. Düsseldorf: Verlag Selbstbestimmtes Leben.

Kitzinger, S. (1980). *Natürliche Geburt.* München: Kösel.

Klein, R., Raymond, J.G. & Dumble, L.J. (1992). *Die Abtreibungspille RU 486. Wundermittel oder Gefahr?* Hamburg: Konkret Literatur Verlag.

Körner, U. (1991). Schwangerschaftsabbruch - Ärztliche Kompetenzen, Pflichten und Konflikte. *Zeitschrift für klinische Medizin, 46*, 1311-1316.

Kolip, P. (1997). *Geschlecht und Gesundheit im Jugendalter. Die Konstruktion von Geschlechtlichkeit über somatische Kulturen.* Opladen: Leske + Budrich.

Kraker von Schwarzenfeld, H. (1998). *Ausserklinische Geburtshilfe im Vergleich: Perinataldaten von Hausgeburten vs. Klinikgeburten in Berlin.* Hamburg: Verlag für wissenschaftliche Publikationen.

Kuhlmann, A. (1996). *Abtreibung und Selbstbestimmung. Die Intervention der Medizin.* Frankfurt/M.: Fischer.

Kuhn, W. & Teichmann, A.T. (1986). Zur Entstehung der ältesten Gebärklinik Deutschlands an der Universität Göttingen (1751). In L. Beck (Hg.), *Zur Geschichte der Gynäkologie und Geburtshilfe. Aus Anlass des 100jährigen Bestehens der Deutschen Gesellschaft für Gynäkologie und Geburtshilfe* (S. 365-370). Berlin: Springer.

Kunisch, J.R. (1989). Electronic fetal monitors: marketing forces and the resulting controversy. In K.S. Ratcliff (Ed.), *Healing technology: Feminist perspectives.* Michigan: The University of Michigan Press.

Kuntner, L. (1991). *Die Gebärhaltung der Frau.* München: Hans Marseille Verlag.

Kurmann, M. (1997). „Wer will schon ein behindertes Kind?" - Eugenische Tendenzen als Zwang zum gesunden Kind. In Bremische Zentralstelle für die Verwirklichung der Gleichberechtigung der Frau (Hg.), *Unter anderen Umständen - Mutter werden in dieser Gesellschaft* (S. 75-87). Bremen: ZGF.

Kurmann, M. (1998). Frauenspezifische psychosoziale Beratung vor, während und nach vorgeburtlicher Diagnostik: Kriterien und Standards. *Rundbrief 5 des Netzwerk gegen Selektion durch Pränataldiagnostik.* Düsseldorf.

Lagrange, M. (1992). Schulkinder in der kinder- und jugendgynäkologischen Praxis. *Kinderarzt, 23*, 871-877.

Langbein, K. et al. (1983). *Gesunde Geschäfte. Die Praktiken der Pharmaindustrie.* Köln: Kiepenheuer und Witsch.

Lange, S., Richter, K. & Köbberling, J. (1994). Der Nutzen der Knochendichtemessung bei der Osteoporose-Früherkennung. *Zeitschrift für Allgemeine Medizin, 70*, 425-430.

Langenbucher, H. (1991). *Sprache des Körpers - Sprache der Seele.* Freiburg: Herder.

Laqueur, T. (1992). *Auf den Leib geschrieben. Die Inszenierung der Geschlechter von der Antike bis Freud.* Frankfurt/M.: Campus.

Lauritzen, C. (1994). Zyklusstörungen in Pubertät und Adoleszenz. In M. Heinz (Hg.), *Kinder- und Jugendgynäkologie in Sprechstunde und Klinik* (S. 57-81). Köln: Deutscher Ärzte Verlag.

Lauritzen C. (1996). Vorwort - Kinder- und Jugendgynäkologie: In J. Esser Mittag & A.S. Wolf (Hg.), *Kinder- und Jugendgynäkologie* (o.S.) Stuttgart: Schattauer.

Lauritzen, C. (1998). Altersgynäkologie. *Psychomed, 10,* 21-26.

Lauritzen, P. (1990). What price parenthood. *Hastings Center Report,* March/April, 38-46.

Lecomt, T., Mizrahi, A. & Mizrahi, A. (1995). *Impact des variables démographiques et socio-économiques sur quelques interventions chirurgicales.* Paris: CREDES.

Lenzen, D. (1991). *Krankheit als Erfindung. Medizinische Eingriffe in die Natur.* Frankfurt/M.: Fischer.

Lepine, L.A. et al. (1997). Hysterectomy surveillance - United States, 1980-1993. *Morbidity and Mortality Weekly Report, 46 (4),* 1-15.

Linder, R. (Hg.). (1994). *Haus - und Praxisgeburten. Dokumentation der 1. Tagung für Haus- und Praxisgeburtshilfe.* Frankfurt/M.: Mabuse.

Link, G. & Künzel, W. (1989). Häufigkeit von Risikoschwangerschaften. Eine Analyse der Perinatalstatistiken der Bundesländer. *Gynäkologe, 22,* 140-144.

Loch, E.-G. (1998). Hormonbehandlung des alternden Menschen. *Deutsches Ärzteblatt, 95,* B943-945.

Loetz, F. (1993). *Vom Kranken zum Patienten. „Medikalisierung" und medizinische Vergesellschaftung am Beispiel Badens 1750-1850.* Stuttgart: Steiner.

Love, S. (1997). *Das Hormonbuch. Was Frauen wissen sollten.* Frankfurt/M.: Krüger.

Lucius-Hoene, G. (1991). Psychologische Aspekte der Hysterektomie. In S. Davies-Osterkamp (Hg.), *Psychologie und Gynäkologie* (S. 127-135). Weinheim: VCH.

Ludwig, H. (1996). The history of infertility treatment. In K.H. Broer & I. Turanli (Eds.), *New trends in reproductive medicine* (pp. 12-24). Berlin: Springer.

Mall-Haefeli, M. (1994). Kontrazeption bei Jugendlichen. In W. Distler & V. Pelzer (Hg.), *Praxis der Kinder- und Jugendgynäkologie* (S. 89-97). Stuttgart: Enke.

Martin, E. (1989). *Die Frau im Körper. Weibliches Bewusstsein, Gynäkologie und die Reproduktion des Lebens*. Frankfurt/M.: Campus.

Maschewsky-Schneider, U. (1997). *Frauen sind anders krank. Zur gesundheitlichen Lage der Frauen in Deutschland*. Weinheim: Juventa.

Maschewsky-Schneider, U., Sonntag, U. & Klesse, R. (1992). Das Frauenbild in der Prävention - Psychologisierung der weiblichen Gesundheit? In E. Brähler & H. Felder (Hg.), *Weiblichkeit, Männlichkeit und Gesundheit* (S. 111-136). Opladen: Westdeutscher Verlag.

Matthiesen, H. v., Deeb, A. & Lauwers, M. (1994). Fehlbildungen der adoleszenten Mamma und ihre operativen Korrekturen. In W. Distler & V. Pelzer (Hg.), *Praxis der Kinder- und Jugendgynäkologie* (S. 81-88). Stuttgart: Enke.

Maurer, M. & Voegeli, T. (1996). Hausgeburt versus Spitalgeburt. In R. Linder et al. (Hg.), *Hausgeburten, Praxisgeburten, Geburtshäuser, Entbindungshäuser*. (S. 35-53). Frankfurt: Mabuse.

Mazade, L. (Ed.). (1993). *The menopause, hormone therapy, and women's health*. Washington: Government Printing Office.

McAnarney, E.R. et al. (Eds.). (1992). *Textbook of adolescent medicine*. Philadelphia: Saunders.

Meschede, D., Nieschlag, E. & Horst, J. (1998). Genetische Aspekte assistierter Reproduktion. *Medizinische Genetik, 10*, 4-10.

Meulenbelt, A. (1976). *Die Scham ist vorbei*. München: Frauenoffensive.

Meyer, T. et al. (1996). Psychosomatische Prädiktoren für den Ausgang einer IVF/ET-Behandlung. *Fertilität, 12*, 109-116.

Murphy, J. (1992). Gebärmutter in der Überflussgesellschaft. *CLIO, 35*, 20-22.

NECTAR (1994). NECTAR Ethical Guidelines. *Journal of Neurology, 242*, 1-13.

Neinstein, L.S. (Ed.). (1996). *Adolescent health care*. Baltimore: Williams & Wilkins.

Neinstein, L.S. & Ratner Kaufman, F. (1996). Normal physical growth and development. In L.S. Neinstein (Ed.), *Adolescent health care* (pp. 3-39). Baltimore: Williams & Wilkins.

Neumeyer, E. (1993). *Ausserklinische Geburten in Berlin. Eine quantitative Erhebung der ausserklinischen Geburten im Jahre 1989*. Berlin: Unveröffentlichte Diplomarbeit im Fach Soziologie, Freie Universität Berlin.

Neumeyer, E. (1998). *Qualitätssicherung in der ausserklinischen Geburtshilfe. Kommentierung der bundesweiten Erhebung ausserklinischer Geburten 1996-1997.* Bund Deutscher Hebammen e.V., Bund freiberuflicher Hebammen e.V. (Hg.). Berlin: Selbstverlag.

Neumeyer, E. & Korporal, J. (1996). Anmerkungen zur Kontroverse um die „Mortalität in der Geburtshilfe". In R. Lindner & S. Klarck (Hg.), *Hausgeburten, Praxisgeburten, Geburtshäuser, Entbindungsheime: Dokumentation der 2. deutschen Arbeitstagung Haus- und Praxisgeburten* (S. 281-299). Frankfurt/M.: Mabuse.

Nissim, R. (1995). *Wechseljahre - Wechselzeit. Ein naturheilkundliches Handbuch.* Berlin: Orlanda.

Northrup, C. (1997). *Frauenkörper, Frauenweisheit. Bewusst leben - ganzheitlich heilen. 5. Auflage.* München: Verlag Zabert Sandmann.

Odent, M. (1978). *Die sanfte Geburt. Die Leboyer-Methode in der Praxis.* München: Kösel.

OECD-Health-Data (1995*). Gesundheitsdatenbank der OECD, CD-Rom.* Paris: OECD.

OECD-Health-Data (1998*). Gesundheitsdatenbank der OECD, CD-Rom.* Paris: OECD.

Ojeda, L. (1993). *Wechseljahre. Der andere Weg.* München: Kunstmann.

Paganini-Hill, A. (1994). Morbidity and mortality changes with estrogen replacement therapy. In R.A. Lobo (Ed.), *Treatment of the postmenopausal woman: basic and clinical aspects* (pp. 399-404). New York: Raven Press.

Panke-Kochinke, B. (1998). *Die Wechseljahre der Frau. Aktualität und Geschichte 1772-1996.* Opladen: Leske + Budrich.

Payer, L. (1989). *Andere Länder, andere Leiden.* Frankfurt/M.: Campus.

Peters, F. (1998). Entwicklungsstörungen der Mamma und deren Behandlung. *Gynäkologe, 31,* 549-557.

Piippo, S.H., Lenko, H.L. & Laippala, P.J. (1998). Experiences of special gynecological services for children and adolescents. *Acta Paediatrica, 87,* 805-808.

Poettgen, H. (1995). Der Schwangerschaftsabbruch im Erleben des ausführenden Arztes - Positionen im Konfliktfeld des Schwangerschaftsabbruchs. *Archives of Gynecology and Obstetrics, 257,* 499-510.

Polomeno, V. (1997). Brief historical overview of high-risk pregnancy. *International Journal of Childbirth Education, 12,* 4-7.

Postneek, F. (1995). *Ohrakupunktur bei weiblichen Fertilitätsstörungen.* Stuttgart: Hippokrates Verlag.

Presse- und Informationsamt der Bundesregierung (1997). *§ 218 - Informationen für Frauen, Familien, Beratungsstellen und Ärzte über das Schwangeren- und Familienhilfeänderungsgesetz 1995. 3. aktualisierte Auflage.* Bonn.

Psalti, I. (1996). Treatment of male factor infertility by in vitro fertilization and microinsemination. In K.H. Broer & I. Turanli (Eds.), *New trends in reproductive medicine* (pp. 265-273). Berlin: Springer.

Rabe, T. et al. (1996). In vitro fertilization and related techniques. In K.H. Broer & I. Turanli (Eds.), *New trends in reproductive medicine* (pp. 240-264). Berlin: Springer.

Rásky, É. (1998). *Frauen- und Mädchengesundheitsbericht Graz und Steiermark.* Graz.

Rauchfuss, M. (1996). Psychosomatische Aspekte von Schwangerschaftskomplikationen. In M. Rauchfuss, A. Kuhlmey & P. Rosemeier (Hg.), *Frauen in Gesundheit und Krankheit: Die neue Frauenheilkundliche Perspektive* (S. 65-96). Berlin: Trafo-Verlag.

Reimers, G. (1997). *Homöopathie bei weiblicher Sterilität. Vergleich zwischen homöopathischer und konventioneller Behandlung.* Stuttgart: Hippokrates Verlag.

Reiter, E.O. & Kulin, H.E. (1992). Neuroendocrine regulation of puberty. In E.R. McAnarney et al. (Eds.), *Textbook of adolescent medicine* (pp. 36-43). Philadelphia: Saunders.

Remschmidt, H. (1992). *Adoleszenz. Entwicklung und Entwicklungskrisen im Jugendalter.* Stuttgart: Thieme.

Richtlinien zur Durchführung der assistierten Reproduktion (1998). *Deutsches Ärzteblatt, 95,* A3166-3171.

Ries, R. (1994). Quelle von tausend Übeln. In B. Ehret-Wagener, I. Stratenwerth & K. Richter (Hg.), *Gebärmutter - das überflüssige Organ?* (S. 65-77). Reinbek: Rowohlt.

Riewenherm, S. (1998). Rasante zehn Jahre. *Genet(h)ischer Informationsdienst, 127,* 32-33.

Rifkind, B.M. & Rossouw, J.E. (1998). Of designer drugs, magic bullets, and gold standards. *Journal of the American Medical Association, 279,* 1483-1485.

Röring, R. (1993). Muss es die Wechseljahre bald nicht mehr geben? Über die Hormonbehandlung in den Wechseljahren und ihre Folgen. *Jahrbuch für Kritische Medizin, Band 19. Gesundheitsmärkte* (S. 86-102). Hamburg: Argument.

Röring, R. (1994). Die Wechseljahre - ein Kulturphänomen. *Zeitschrift für Allgemeine Medizin, 70,* 417-420.

Röring, R. (1998). Die neue französische Abtreibungspille - eine Errungenschaft für die Frauen? *Clio, 29,* 10-12.

Rosemeier, H.P. & Schultz-Zehden, B. (1995). Psychologische Aspekte des Klimakteriums. In F.H. Fischl & J.C. Huber (Hg.), *Menopause* (S. 3-11). Wien-Purkersdorf: Krause & Pachernegg.

Roth, K.H. (1986). Schöner neuer Mensch. In H. Kaupen-Haas (Hg.), *Der Griff nach der Bevölkerung - Aktualität und Kontinuität nazistischer Bevölkerungspolitik* (S. 11-63). Nördlingen: Franz Greno.

Rothe, K. (1993). Ist die Kinder- und Jugendgynäkologie nur eine Frauenheilkunde en miniature? *Archives of Gynecology and Obstetrics, 254,* 79-81.

Rühmkorf, E. (1990). „Wie sich die Bilder gleichen ..." Der Feldzug der Lebensretter in den USA und bei uns. In S. v. Paczensky & R. Sadrozinski (Hg.), *§ 218: Zu Lasten der Frauen* (S. 92-102). Hamburg: Rowohlt.

Salstrom, R. (1993). Menstruelle Extraktion. Erlebt die Selbsthilfe ein Comeback? *Clio, 36,* 7-9.

Samsioe, G. (1995). The meonopause revisited. *International Journal of Gynaecology and Obstetrics, 10,* 1-13.

Sarrel, P.M. (1994). Vasoactive effects of estrogens. In P.G. Crosignani et al. (Eds.), *Women's health in menopause. Behaviour, cancer, cardiovascular disease, hormone replacement therapy* (pp. 149-157). Dordrecht: Kluwer Academic Publishers.

Schiebinger, L. (1993). *Schöne Geister. Frauen in den Anfängen der modernen Wissenschaft.* Stuttgart: Klett-Cotta.

Schindele, E. (1995). *Schwangerschaft. Zwischen guter Hoffnung und medizinischem Risiko.* Hamburg: Rasch und Röhring.

Schindele, E. (1996). *Pfusch an der Frau. Krankmachende Normen, überflüssige Operationen, lukrative Geschäfte.* Frankfurt/M.: Fischer.

Schindele, E. (1997). Schwangerschaft zwischen „guter Hoffnung" und der Angst vor dem Risiko. In Bremische Zentralstelle für die Verwirklichung der Gleichberechtigung der Frau (Hg.), *Unter anderen Umständen - Mutter werden in dieser Gesellschaft* (S. 36-47). Bremen: ZFG.

Schmidt, R. (1988). Frauengesundheit in eigener Hand. Die Feministische Frauengesundheitsbewegung. In K. v. Soden (Hg.), *Der grosse Unterschied. Die neue Frauenbewegung und die siebziger Jahre* (S. 39-47). Berlin: Elefanten Press.

Schmitt-Robe, B. et al. (1992). Subjektve Beschwerden und hormonelle Reaktionen in den ersten 6 Wochen nach Hysterektomie. *Zentralblatt für Gynäkologie, 114*, 579-586.

Schmitz, B. (1994). *Hebammen in Münster*. Münster: Waxmann.

Schneider, I. (1997). *Föten - der neue medizinische Rohstoff.* Frankfurt/M.: Campus.

Schreiber, M. (1981). *Die schöne Geburt. Protest gegen die Technik im Kreisssaal.* Reinbek: Rowohlt.

Schücking, B. (1995). Frauen in Europa - unterschiedliche und ähnliche Erfahrungen während der ersten Schwangerschaft und Geburt. In W. Schiefenhövel, D. Sich & C. Gottschalk-Batschkus (Hg.), *Gebären - ethnomedizinische Perspektiven und neue Wege* (S. 381-390). Berlin: Verlag für Wissenschaft und Bildung.

Schücking, B. (1997). Sind Hebammen die besseren Geburtshelferinnen? - Ein europäischer Vergleich. In Bremische Zentralstelle für die Verwirklichung der Gleichberechtigung der Frau (Hg.), *Unter anderen Umständen - Mutter werden in dieser Gesellschaft* (S. 88-94). Bremen: ZFG.

Schüssler, G. (1992). Psychosomatische und psychotherapeutische Aspekte der Unfruchtbarkeit. *Zeitschrift für Allgemeine Medizin, 68*, 15-19.

Schüssler, M. & Bode, K. (1992). *Geprüfte Mädchen - ganze Frauen. Zur Normierung der Mädchen in der Kindergynäkologie.* Zürich: eFeF.

Schütz, S. & Eichin, K.-H. (1989). Internationale Perspektiven der Pharmaindustrie. In H. Simon, K. Hilleke-Daniel & E. Kucher (Hg.), *Wettbewerbsstrategien im Pharmamarkt* (S. 186-226). Stuttgart: Schäffer.

Schuller, A. (1992). Die Vergesellschaftung des menschlichen Körpers durch die Medizin. *Medizin, Mensch, Gesellschaft, 17*, 24-31.

Schultz, D. & Langenheder, S. (1996). *Die Entwicklung der Frauengesundheitszentren in der Bundesrepublik Deutschland und ihre Bedeutung für die Gesundheitsversorgung von Frauen.* Unveröffentl. Forschungsbericht, Alice-Salomon-Fachhochschule Berlin.

Schwabe, U. & Pfaffrath, D. (Hg.). (1996). *Arzneiverordnungsreport 1996.* Stuttgart: Fischer.

Schwabe, U. & Rabe, T. (1997). Sexualhormone. In U. Schwabe (Hg.), *Arzneiverordnungsreport 1997* (S. 45-52). Stuttgart: Fischer.

Schweitzer, H. (1998). Osteoporose. Strittige Diagnosen, über-höhte Krankheitsziffern, risikoreiche Vorbeugung. *Pro Alter, 2*, 48-52.

Schwinger, E. (1995). Genetische Beratung vor der Schwanger-schaft. In J.W. Dudenhausen (Hg.), *Prägravide Risiken: Früherkennung und Beratung vor der Schwangerschaft* (S. 9-12). Frankfurt/M.: Umwelt & Medizin.

Seidel, H.-C. (1998). *Eine neue „Kultur des Gebärens". Die Medikalisierung der Geburt im 18. und 19. Jahrhundert in Deutschland.* Stuttgart: Franz Steiner Verlag.

Seitzer, D. (1996). Die Entwicklung der Brust und ihre Störun-gen. In J. Esser Mittag & A.S. Wolf (Hg.), *Kinder und Jugendgynäkologie* (S. 167-191). Stuttgart: Schattauer.

Senatsverwaltung für Gesundheit und Soziales (1999). Antwort vom 4. Februar 1999 auf die Kleine Anfrage Nr. 4459 vom 15. Dezember 1998 über Klinische und ausserklinische Entbin-dungen in Berlin. Berlin: Senatsverwaltung für Gesundheit und Soziales.

Shaw, C.R. (1997). The perimenopausal hot flash: Epidemiology, physiology, and treatment. *The Nurse Practitioner, 3,* 55-66.

Shorter, E. (1984). *Der weibliche Körper als Schicksal.* München: Piper.

Sismondi, P. et al. (1994). Hormone replacement therapy and gynecologic cancers. In P.G. Crosignani et al. (Eds.), *Women's health in menopause. Behaviour, cancer, cardiovascular disease, hormone replacement therapy* (pp. 197-206). Dordrecht: Kluwer Academic Publishers.

Slemenda, C.W. & Johnston, C.C. (1994). Epidemiology of osteoporosis. In R.A. Lobo (Ed.), *Treatment of the postmenopausal woman: basic and clinical aspects* (pp. 161-168). New York: Raven Press.

Sonntag, U. (1994). Impuls oder alter Wein in neuen Schläuchen. In Feministisches Frauengesundheitszentrum Frankfurt/M. (Hg.), *Dokumentation der Tagung „Frauengesundheit in Bewegung" vom 7.12.1994* (S. 9-16). Frankfurt/M.

Sonntag, U. (1998). Gesundheitsförderung mit Frauen und Mäd-chen. In M. Knoche & G. Hungeling (Hg.), *Soziale und ökologische Gesundheitspolitik. Standorte und Grundlagen einer grünen Gesundheitspolitik* (S. 139-152). Frankfurt/M.: Mabuse.

Sperling, U. (1994). Schwangerschaft und Medizin. Zur Genese und Geschichte der Medikalisierung des weiblichen Gebär-vermögens. *Jahrbuch Kritische Medizin, Band 23: Gesund-*

heitskult und Krankheitswirklichkeit (S. 7-21). Hamburg: Argument.

Stampfer, M. J. & Colditz, G. A. (1991). Estrogen replacement therapy and coronary heart disease: A quantitative assessment of the epidemiologic evidence. *Preventive Medicine, 20,* 47-63.

Stark, E.-M. (1976). *Geboren werden und gebären. Eine Streitschrift für die Neugestaltung von Schwangerschaft, Geburt und Mutterschaft.* München: Frauenoffensive.

Statistisches Bundesamt (1998). *Statistisches Jahrbuch für die Bundesrepublik Deutschland 1998.* Stuttgart: Metzler Poeschel.

Stevens-Simon, C. & McAnarney, E.R. (1992). Adolescent pregnancy. In E.R. McAnarney et al. (Eds.), *Textbook of adolescent medicine* (pp. 689-695). Philadelphia: Saunders.

Stolla, R. (1998). Gametenselektion und Gametenkonkurrenz - greift ICSI in ein natürliches Schutzsystem ein? *Medizinische Genetik, 10,* 11.

Stolzenberg, R. (1998a). Frauengesundheitszentren in Deutschland - Zukunftsperspektiven. In Internationales Zentrum für Frauengesundheit (Hg.), *„Frauen brauchen eine andere Medizin."* Dokumentation der Auftaktveranstaltung am 27.4.1998 in Bad Salzuflen (S. 24-27). Bad Salzuflen.

Stolzenberg, R. (1998b). Die Sehnsucht nach Ganzheit und Gleichheit. Einige Fragen und Antworten zur Standortbestimmung der Frauengesundheitsbewegung. In Sozialwissenschaftliche Forschung und Praxis für Frauen (Hg.), *Gesundheitsnormen und Heilsversprechen. Beiträge zur feministischen Theorie und Praxis 49/50* (S. 159-164). Köln.

Stolzenberg, R. (1999). *Auswertung einer Nutzerinnenbefragung der FFGZ Berlin und Köln, Stichproben April und Juni 1998.* Unveröffentl. Bericht. FFGZ Berlin

Stratenwerth, I. (1994).Verschwiegene Operationen. In B. Ehret-Wagener, I. Stratenwerth & K. Richter (Hg.), *Gebärmutter - das überflüssige Organ?* (S. 19-45). Reinbek: Rowohlt.

Strauss, B. et al. (1996). Psychische und sexuelle Folgen der Gebärmutterentfernung - ein Vergleich unterschiedlicher Operationsmethoden. *Geburtshilfe und Frauenheilkunde, 56,* 473-481.

Strowitzki, T. & Hepp, H. (1996). In-vitro-Fertilisation und neue Verfahren der assistierten Reproduktionsmedizin. *Zeitschrift für Medizinische Ethik, 42,* 253-260.

Struben, F. (1995). *Die Wechseljahre im Leben einer Frau. 3. aktualisierte Auflage.* München: Südwest-Verlag.

Terrhun, V. (1990). Entwicklung des Mädchens bis zur Adoleszenz. *Sexualmedizin, 19*, 127-134.

Thaller, C. (1997). WHO-Modellprojekt „Frauengesundheitszentrum FEM" an der Semmelweis-Frauenklinik. In W. Dür & J.M. Pelikan (Hg.), *Gesundheitsförderung regional* (S. 150-153). Wien: Facultas.

The Writing Group for the PEPI Trial (1995). Effects of estrogen or estrogen/progestin regimens on heart disease risk factors in postmenopausal women. *Journal of the American Medical Association, 273,* 199-208.

Uhlmann, A., Teutsch, G. & Philibert, D. (1990). RU 486. *Scientific American, 262*, 18-24.

Usborne, C. (1988). „Wir bleiben doch auch als Ärztinnen Frauen!!" § 218 StGB und Verhütungsberatung in der Weimarer Republik. *Pro Familia Magazin,* Heft 3/1988, 11-13.

VFA - Verband der forschenden Arzneimittelhersteller (1998). *Jahresbericht 1997.* Bonn: VFA.

Voget, H. (1997). *Schwanger in Berlin. Informationen, Adressen, Berichte.* Berlin: Lia.

Von der Würde werdenden Lebens. Extrakorporale Befruchtung, Fremdschwangerschaft und genetische Beratung - Eine Handreichung der Evangelischen Kirche Deutschland zur ethischen Urteilsbildung (1985). *EKD Texte 11.* Herausgegeben vom Kirchenamt im Auftrage des Rates der Evangelischen Kirche in Deutschland (EKD). Hannover.

Wagner, M. (1994). Alternative Geburten in Deutschland - Wissenschaft und Politik, Stand und Ausblick. In R. Linder (Hg.), *Haus - und Praxisgeburten. Dokumentation der 1. Tagung für Haus- und Praxisgeburtshilfe* (S. 49-56). Frankfurt/M.: Mabuse.

Weissenrieder, N. (1995). Jugendsprechstunde. *Sexualmedizin, 17*, 14-16.

Wenderlein, J.M. (1988). Wie beraten Sie Ihre junge Patientin? Wenn Mädchen nach Kontrazeption fragen. *Sexualmedizin, 12*, 225-233.

Wenger, N.K., Speroff, L. & Packard, B. (1993). Cardiovascular health and disease in women. *New England Journal of Medicine, 329*, 247-256.

WHO (1995). *Complications of abortion. Technical and managerial guidelines for prevention and treatment.* Genf: WHO.

Wijma, K., Kauer, F.M. & Janssens, J. (1984). Indications for, prevalence and implications of hysterectomy: a discussion. *Journal of Psychosomatic Obstetrics and Gynaecology, 3*, 69-77.

257

Wilberg, G.M. (1979). *Zeit für uns. Ein Buch über Schwanger-schaft, Geburt und Kind.* München: Frauenbuchverlag.

Wildfeuer, A.G. (1997). Chancen und Risiken der Anwendung humangenetischer Methoden in der pränatalen Diagnostik: ein Überblick über die öffentliche Diskussion in Deutschland. *Zeitschrift für Medizinische Ethik, 43*, 113-145.

Wilson, R.A. (1966). *Feminine forever.* New York: Evans.

Winkler, U. (1992). Wunschkinder über Züchtung? Reprodukti-onstechnologien. In A.-D. Stein (Hg.), *Lebensqualität statt Qualitätskontrolle menschlichen Lebens* (S. 162-172). Berlin: Wissenschaftsverlag Volker Spriess.

Wülfing, U. (1998). Zum Sinn und Unsinn geschlechtsspezifi-scher Gesundheitsarbeit. In GesundheitsAkademie/Landes-institut für Schule und Weiterbildung (Hg.), *Die Gesundheit der Männer ist das Glück der Frauen? Chancen und Grenzen geschlechtsspezifischer Gesundheitsarbeit* (S. 113-120). Frankfurt/M.: Mabuse.

Würfel, W. et al. (1997). Sterilitätsmedizin in Deutschland: Im Spannungsfeld von Recht und Politik. *Deutsches Ärzteblatt, 94*, A3254-3256.

Yordan, E.E. & Yordan, R.A. (1997). The early historical roots of pediatric and adolescent gynecology. *Journal of Pediatric and Adolescent Gynecology, 10*, 183-191.

Zander, (1986). Meilensteine in der Gynäkologie und Geburtshil-fe. In L. Beck (Hg.), *Zur Geschichte der Gynäkologie und Ge-burtshilfe. Aus Anlass des 100jährigen Bestehens der Deut-schen Gesellschaft für Gynäkologie und Geburtshilfe* (S. 27-62). Berlin: Springer.

Zimmermann, D. (1998). *Geburtshäuser. Ganzheitliche Geburt als Alternative.* München: Beck..

Zollmann, A. (1994). Statement. In Feministisches Frauenge-sundheitszentrum Frankfurt/M. (Hg.), *Dokumentation der Ta-gung „Frauengesundheit in Bewegung" vom 7.12.1994* (S. 29-30). Frankfurt/M.

Über die AutorInnen

Annette Bornhäuser, Jg. 1969, Diplom-Psychologin und Diplom-Gesundheitswissenschaftlerin. Arbeits- und Interessenschwerpunkte: Gesundheit und Umwelt, partizipative Ansätze in Gesundheitsförderung und Selbsthilfe, Frauengesundheit, Suchtprävention.

Antje Brockman, Jg. 1968, Dipl.-Soz.-Wiss. und Diplom-Gesundheitswissenschaftlerin, ist wissenschaftliche Mitarbeiterin an der Fakultät für Gesundheitswissenschaften an der Universität Bielefeld. Arbeitsschwerpunkte: Versorgungsstrukturanalyse, Suchtprävention.

Petra Kolip, Jg. 1961, PD Dr. phil., Diplom-Psychologin, ist Abteilungsleiterin am Institut für Sozial- und Präventivmedizin der Universität Zürich. Arbeitsschwerpunkte: Jugendgesundheitsforschung, Frauengesundheitsforschung.

Julia Lademann, Jg. 1963, Diplom-Biologin, Diplom-Gesundheitswissenschaftlerin und examinierte Pflegekraft, seit vielen Jahren im Gesundheitswesen beschäftigt. Arbeitsschwerpunkte: Pflegewissenschaft, Feministische Naturwissenschaftskritik.

Sabine Maria List, Jg. 1964, Ärztin für Innere Medizin und Gesundheitswissenschaftlerin, ist wissenschaftliche Mitarbeiterin am Institut für Rehabilitationsforschung an der Klinik Norderney. Arbeitsschwerpunkte: Gesundheitsökonomie und Gesundheitssystemgestaltung im Zusammenhang mit Rehabilitation.

Klaus Müller, Jg. 1966, Krankenpfleger, Pädagoge (Gesundheit und Sozialwissenschaften) und Gesundheitswissenschaftler (MPH), ist Mitarbeiter des Ev. Johannes-Krankenhauses im Ev. Johannes-Werk, Bielefeld. Arbeitsschwerpunkte: Pflegewissenschaft, Pflegeentwicklung, Unterricht.

Daria Reichard, Jg. 1972, Diplom-Psychologin, ist an der Dahn Children's Clinic tätig. Arbeits- und Interessenschwerpunkte:

Kinder- und Familientherapie, Frauengesundheitsforschung, Alternativmedizin.

Christine von Reibnitz, Jg. 1961, Agrarökonomin Dr. sc. agr. und Diplom-Gesundheitswissenschaftlerin, ist wissenschaftliche Assistentin an der Fakultät für Gesundheitswissenschaften der Universität Bielefeld. Arbeitsschwerpunkte: Strategisches Management und Organisationsentwicklung des Gesundheitswesens, Fort- und Weiterbildung im Gesundheitswesen.

Mechtild Schmedders, Jg. 1970, Diplom-Biologin, ist Studentin und Promovendin der Gesundheitswissenschaften an der Universität Bielefeld. Arbeitsschwerpunkt: Psychosoziale Aspekte prädiktiver Gendiagnosen.

Bettina Schmidt, Jg. 1967, Diplom-Sozialwissenschaftlerin, Dr. PH, ist wissenschaftliche Angestellte an der Fakultät für Gesundheitswissenschaften der Universität Bielefeld. Arbeitsschwerpunkte: Geschlecht und Gesundheit, Suchtprävention, Rehabilitationsforschung.

Regina Stolzenberg, Jg. 1951, Medizinsoziologin, war bis 1998 langjährige Mitarbeiterin im Feministischen Frauengesundheits-Zentrum Berlin und Vorstandsmitglied im Dachverband der Frauengesundheitszentren in Deutschland. Seit 1997 aktiv in der deutschen und internationalen Brustkrebsbewegung. Arbeitsschwerpunkte: Wechseljahre, Reproduktionsmedizin, Brustkrebsbewegung, Gesundheitspolitk.

Karin Wlotzka, Jg. 1962, Studium der Humanmedizin und des Lehramts an Berufsbildenden Schulen mit der Fachrichtung Gesundheit, ist wissenschaftliche Mitarbeiterin an der Fakultät für Gesundheitswissenschaften der Universität Bielefeld. Arbeitsschwerpunkte: Qualifizierung und Professionalisierung im Gesundheitswesen und Versorgungsforschung für ältere und psychisch kranke Menschen.